精神科护士一本通

主 编　王书芬　李 洁　许冬梅

中国健康传媒集团
中国医药科技出版社

内 容 提 要

本书是精神科护理专业用书，包括精神科护士核心能力篇、精神科疾病篇、精神科诊疗篇、精神障碍患者家庭护理及社区管理篇。全书以精神科护理核心能力为引领，以护理工作理论为底色，以精神科护理工作任务为脉络进行阐述。本书适用于精神科护理从业者及管理者，还适合社区及家庭照护者参考阅读。

图书在版编目（CIP）数据

精神科护士一本通/王书芬，李洁，许冬梅主编.—北京：中国医药科技出版社，2024.4

ISBN 978 – 7 – 5214 – 4564 – 0

Ⅰ.①精…　Ⅱ.①王…②李…③许…　Ⅲ.①精神病—护理　Ⅳ.①R473.74

中国国家版本馆 CIP 数据核字（2024）第 071370 号

美术编辑　陈君杞
版式设计　诚达誉高

出版　**中国健康传媒集团** | 中国医药科技出版社

地址　北京市海淀区文慧园北路甲 22 号

邮编　100082

电话　发行：010 – 62227427　邮购：010 – 62236938

网址　www.cmstp.com

规格　710×1000mm ¹⁄₁₆

印张　19¾

字数　321 千字

版次　2024 年 4 月第 1 版

印次　2024 年 4 月第 1 次印刷

印刷　北京盛通印刷股份有限公司

经销　全国各地新华书店

书号　ISBN 978 – 7 – 5214 – 4564 – 0

定价　**69.00** 元

获取新书信息、投稿、为图书纠错，请扫码联系我们。

编 委 会

前　言

随着社会环境的变化和人们日益增长的健康需求，精神科护理组织及个人亟待提升与护理要求及发展相匹配的能力。本书正是应日益增长的精神科护理发展的需要而撰写，不仅适用于精神科护理从业者及管理者，为精神科护理组织及个人提供专业理论及技能的支持；还将照护技巧从院内延展到社区及家庭，满足不同照护者的需要。

本书共有 4 篇，分别是：精神科护士核心能力篇、疾病篇、诊疗篇、精神障碍患者家庭护理及社区管理篇。本书以精神科护理核心能力为引领，以护理工作理论为底色，以精神科护理工作任务为脉络进行阐述，不仅就当下护理应具备的核心能力进行分析，还就护理个人成长、护理组织管理及发展前景进行展望。本书采用通俗易懂的语言阐述什么是精神疾病、精神疾病的临床检查及诊疗方法、精神疾病的康复与转归，从患者入院到社区再到家庭，涵盖整个疾病周期，融入护理工作的方方面面。为了突出精神科临床护理专业用书的实用性，本书以健康教育为实证，纳入健康教育案例，以彰显护理健康维护与促进工作在健康中国、全民健康理念大背景下的重要意义，同时为临床护理组织及护理人员提供多通道健康教育的思路。

编者深谙精神科护理需求，本书在充分鉴纳精神科护理组织及护理人员需求的前提下撰写而成，并结合当前护理工作现状，着眼精神科护理未来，经过多方研讨、论证，由国内知名精神科护理专家担纲，为精雕细琢之作。希望本书能更好地为精神科护理人员提供专业的帮助，更好地服务广大精神障碍患者。

由于编者水平和时间所限，本书难免存在不足或疏漏之处，敬请广大专家学者批评指正，以便进一步修订完善。

编　者
2024 年 1 月

目 录

第一篇 精神科护士核心能力篇

第一章 临床护理能力

依据国家卫生健康委员会在《全国护理事业发展规划（2021—2025年)》中提出的以人民健康为中心、以群众需求为导向、以高质量发展为主题、以改革创新为动力的宗旨，进一步加强护士队伍和核心能力建设，丰富护理内涵建设，提升护理同仁为患者提供专业、安全、人文、全程的精神专科护理服务和整体水平，为人民群众提供全方位全周期的护理服务，提升人民群众的就医体验和获得感，加快推动我国精神科护理高质量发展。

第一节 临床护理概述

临床护理是现代医疗服务中不可或缺的一部分，对于提高患者的治疗效果和满意度具有重要作用。

一、什么是临床护理

临床护理（clinical care）是指在医疗机构或社区卫生服务机构中，护士根据患者的具体病情和医嘱，运用护理学、医学、心理学、社会学等知识和技能，为患者提供全面、个性化的护理服务。临床护理的主要目标是维护患者的健康、促进康复，同时关注患者的身心健康和生命质量。临床护理过程包括对患者进行评估、制定护理计划、实施护理、评价护理效果等环节，需要护士具备丰富的专业知识和技能，以及良好的沟通能力和团队合作精神。临床护理是现代医疗服务中不可或缺的一部分，对于提高患者的治疗效果和满意度具有重要作用。

二、临床护理的目的

随着临床护理的发展，护理对象的群体构成发生了转变，护理工作的范围也超越了疾病的护理，扩展到生命的全过程。1978年世界卫生组织（WHO）指出："护士作为护理的专业工作者，其唯一的任务就是帮助患者恢复健康，帮助健康人促进健康。"护士通过护理工作，保护全人类的健康，提高整个人类社会的健康水平。因此，临床护理的目的主要包括以下几方面。

（一）促进健康

护士通过健康教育，帮助人们树立正确的健康观念，帮助个体、家庭和社区获得有关维持或增进健康所需的知识及资源，如宣传健康的饮食习惯、保证良好睡眠等。

（二）预防疾病

护士引导和激励人们产生促进健康的行为，如释放压力、增强免疫力的方法等；改变危害健康的行为如吸烟等，以达到预防疾病的目的。

（三）恢复健康

帮助护理对象在患病或有影响健康的问题后，改善其健康状况，提高健康水平。

1. 生理方面　要做好日常生活护理，避免外界不良刺激，保证患者生理上的舒适。

2. 心理方面　护士应密切观察患者的心理变化，运用沟通、倾听、支持等心理技术，进行心理护理，鼓励患者宣泄不良情绪，帮助其树立正确的生死观。

3. 社会方面　有力的社会支持是患者战胜疾病的重要支撑。护士应鼓励患者家属及重要关系人经常探望和陪伴患者，给予患者更多的关怀和鼓励，使其获得安全感和满足感。

（四）减轻痛苦

护士掌握并运用护理知识和技能在临床护理实践中，有计划地开展一系列的护理活动，如运用松弛疗法减轻疾病给患者带来的痛苦，协助术后患者实施早期功能锻炼等，帮助处于疾病状态的个体解除身心痛苦战胜疾病。

三、临床护理应具备的能力

临床护理能力是运用知识和技能解决临床护理问题的能力。临床护理能力涵盖护士的专业技术能力、评判性思维能力、沟通协调能力、整体护理能力、临床决策能力和健康教育能力等。这些能力体现在以下几方面：

1. 专业技术能力　临床护理工作需要护士具有系统完善的知识储备和良好的护理技能。在面对临床复杂的患者问题时，从护理的角度做出判断，提出科学的解决方法，及时解决患者的问题。与此同时，护理学的知识体系并非固定不变，而是随着科学技术的发展及护理科研的深入而不断地调整、发展、丰富及完善的，需要护士具备不断学习的能力及判断能力，在遇到具体的护理疑难问题时，能主动查阅有关资料，或请教有关专家予以解决。

2. 评判性思维能力　评判性思维是指个体在复杂的情境中，灵活应用已有知识和经验进行分析、推理并做出合理的判断及相关的解决方案，对问题的解决方法进行正确的选择和取舍。护理评判性思维的目的是帮助护士在面临各种护理现象和护理问题时，进行正确反思与选择，做出符合服务对象利益的决策，为患者提供高质量的护理服务。

3. 沟通协调能力　语言及非语言的交流不仅是建立良好护患关系的基础，而且是心理护理的基本技能。护患沟通的内容与患者的康复有直接或间接的关系，因此，护患沟通过程中，护士不但要注意训练自己的语言及非言语沟通能力，还要充分发挥共情、倾听以及肢体语言并察觉双方的思想、感情、要求及愿望，进行有针对性的沟通。

4. 整体护理能力　整体护理是以现代护理观念为指导，以护理程序为核心，以独立地为服务对象解决健康问题为目标的一种工作方法。所谓护理程序是为了达到护理目的，即增进或维持患者的健康而制定的一系列护理活动，包括五个步骤，即护理评估、护理诊断、护理计划、护理实施、护理评价。整体护理使护士能够在理论和实践相结合的过程中，创造性地开展护理工作，在实践中不断地丰富和完善自己。

5. 临床决策能力　临床护理决策是指在临床护理实践过程中，由护士利用专业理论知识结合临床实践经验做出专业决策的复杂过程。它是护理专业决策的一个重要组成部分，在护理临床实践中做出的专业决断，实现理论与实践相结合，以便能更好地根据患者情况和首优问题选择最佳方案。

6. 健康教育能力　健康教育是一切影响个人、社会、种族的健康习惯、态度及知识的经验总和。主要是通过教育的途径，帮助人们利用生活各方面的经验建立有系统的程序，以增进个人及社会有关的健康知识。我国《护士注册法》中明确规定，健康教育是护士应尽的义务。护士通过健康教育为服务对象提供有关健康的信息，帮助服务对象确定存在的健康问题，指导服务对象采纳健康的行为，更好地增进健康，提高生活质量。

第二节　精神科临床护理能力的内容

一、精神科护士应具备的临床护理能力

精神科护理对象是患有各类精神障碍的患者，由于受到疾病的影响，他们的思维活动异常、行为紊乱、生活自理能力和人际交往能力均受到了不同影响，另外精神障碍患者大多数不承认患病，无自知力，其精神症状与患者的文化背景、个人经历、社会因素、职业因素等相关，给护理工作带来了很大的难度。因此，作为一名合格的精神科护士须具备良好的心理素质、高尚的职业道德、扎实的理论知识、娴熟的护理技术、熟练的沟通技巧、严谨的工作态度，并应用心理护理技能更好地为广大精神疾病患者服务，保证护理工作的顺利开展。精神科护理人员的临床护理能力要求具体体现在职业道德素质、专业能力及心理素质三个方面。

（一）精神科护士的职业道德素质

精神科护士常面临患者的暴力行为以及其他行为所带来的困扰，因此，作为一名专业的精神科护士，除具备良好的心理素质外，还应具备以下职业道德。

1. 全心全意为患者服务　精神科护士应具有全心全意为患者服务的职业思想，为患者提供优质的身心护理，以顽强的毅力克服工作中遇到的各种困难，以饱满的工作热情对待患者。

2. 尊重患者人格　精神科护士应尊重患者的人格，无论患者的言行多么令人不愉快，护士都要态度温和、自然，不嘲笑和愚弄患者，尊重患者平等就医的权利，使之获得与正常人一样的受尊重的权力。

3. 保护患者的隐私　禁止在护理过程中出现任何有损患者利益的行为，不向无关人员透漏患者的病情和隐私。

4. 团结协作　精神科护士应与其他工作人员建立良好的人际关系，团结协作，提高工作质量与效率。与社会工作者保持合作，利用现有资源，发展理想的精神卫生服务系统。

（二）精神科护士的专业能力

1. 完整的知识结构　精神科护士在具备良好的精神病学理论基础和临床经验的同时，还应具备心理学、社会学、行为学、伦理学、法学等知识，掌握护理各类精神障碍患者的技巧和方法，有效处理患者的各种问题。

2. 敏锐的观察能力　精神科护士应具备敏锐的观察能力。精神障碍患者常不能主动叙述病情，有的患者甚至故意隐瞒病情，在护理过程中，稍有疏忽，则极易发生意外。此外，一些有自杀想法的精神障碍患者并不流露内心的真实感受，甚至外在表现与内心活动相反。因此，护士要善于利用与患者接触的机会，从患者的言行举止、表情神态等方面发现问题，防患于未然。

3. 良好的沟通能力　精神科护士应具备良好的沟通能力，巧妙地运用沟通技巧与患者建立和谐的护患关系。同时还应掌握与特殊患者沟通的技巧，如避免对偏执性人格障碍者过于热情，对边缘型人格障碍者保持中立，对反社会人格障碍者的挑拨和不合理要求加以限制，对有幻觉的患者给予客观解释等。

4. 较强的科研教学能力　精神科护士应具备开展科研工作的能力，刻苦钻研业务，努力探寻有利于患者康复的护理方法和措施。同时还应具备一定的教学能力，能有效地向患者及家属宣传精神卫生知识，能承担本专业教学任务并为精神科护理培养后备力量。

（三）精神科护士的心理素质

1. 成熟的人格　护士的人格是护患互动关系的重要影响因素之一。精神科护士应具有坚强的意志，较强的心理承受能力，善于调控自己的情绪和行为，不受精神障碍患者的干扰，友好地对待患者，唤起他们战胜疾病的信心。

2. 健康的心态　护士应用积极、健康的心态去感染患者，从而缓解患者的各种不良情绪，以平和的心境对待患者难以理解的言行，做到激情不露，纠缠不怒，受到侮辱不生气。

二、如何培养精神科护士临床护理能力

随着医学科学和精神疾病研究的不断进展，为了提供最优质的护理，精神科护士需要具备不断学习和提升的意识，并付诸实践不断去丰富和完善自己，保持专业与时俱进。为了培养和提高精神科护士的临床护理能力，可以采取以下措施。

1. 培养护士病情观察的责任心和职业情感 责任心是成就事业的基础，是做好护理工作的前提。护士责任心是对患者所负责任的认知。责任心来自于救死扶伤的责任，来自于对护理事业的热爱，来自于崇高的医德。患者来院治疗，以生命相托，无疑是对护士的最大信任，护士必须以对生命高度负责的精神服务于患者，不能有任何的松懈。护士长作为护士团队的领头人，应以身作则并努力营造尊护重护的氛围，对本职业持积极的态度，对工作有高度的热情，关心患者、热爱专业，爱护和支持下属，对护士要以引导、关心、激励、培训为主，引导其形成正确的专业观，促进人格的成熟与平稳，这样有利于发挥自身潜能，增强自信心，培养护士的职业认同感。

2. 合理搭配人力资源，为护士进行护理观察创造条件 护士长在排班上要合理调配人力资源，减轻护士超负荷工作，低年资护士与高年资护士搭配值班，同时兼顾临床护理观察能力强弱的搭配，使每个班次护士人力资源配置尽量合理、均等。保证每班次护士有充沛的精力和充足的时间巡视病房，进行临床护理观察。

3. 重视临床基础理论和专业技能的培训 积极开展培训是临床护士提升护理能力的最有效路径之一，用时最短，信息直达，内容聚焦，特别是在临床开展针对问题的培训能够更有效地解决临床高频发、高风险的问题，同时提升护理人员解决问题的能力。临床培训可以采取不同的方法，如针对问题改进的培训、针对新知识新理论新技能的培训、针对核心或重点制度落实的培训等，可以采取查房、讲课、知识分享、经验介绍等多种方式。培训内容应满足不同层级的护士需求，包括培训需求，也包括护士个人成长需求；应满足临床的工作需要，包括临床护理、专业知识及急救、应急处置等。如精神病专科护理知识，精神科护理操作、急救技能，精神科心理护理、危机干预技术、精神科药物治疗与其他治疗处置模式等。开展培训应注意：有计划、有培训目标及培训重点，应注意检验培训目标实现情况，同时注意培训的有效性并进行总结。培训的核心目的是为了促进临床护理工作的开展，应不断总结经验，了解培训与工作结合情况，循序渐进地深入，使护士逐渐提升临床护理能力，提高临床护理的质量。

4. 明确临床护理观察目的，细化护理观察内容，引导护士掌握临床护理观察的技巧和方法

（1）临床护理观察的目的是及时发现患者的病情变化，为病情的积极处置、突发情况的紧急应对提供时间上的保障。护理观察不仅是护理技术，更是护理责任。临床中应使护士了解护理观察的重要意义，明确护理观察的重点项目，还需要掌握观察技术。应观察患者的躯体情况，还需要观察精神症状，防止不良事件的发生，为患者提供有效的防治措施赢得时机，降低意外伤害及病死率。

（2）护理观察的内容有环境安全的观察、患者一般情况的观察，包括患者的心理状况、病情变化、治疗效果的观察。护理观察的重点对象是新入院患者、危重患者、特殊治疗/检查的患者、随时有病情变化的患者等，如果要获得更客观、更全面的资料，还需采用观察和护理体检的方法。如对新入院患者晨间查房时通过与患者交流，倾听其诉说，并观察患者的面色、表情、情绪变化以便了解其心理、情绪、饮食、大小便及生命体征，还要观察患者对住院环境、医护人员的熟悉情况。

（3）引导护士以动态的视角去观察患者，护士长定期选择一例典型病例，根据疾病的典型症状、体征、治疗用药、潜在并发症、潜在护理问题及需采取的护理措施，组织全科护理人员进行护理查房，从不同层面引导护士进行观察。采用病例导入式、以问题为基础的学习方法，先由管床护士提出护理问题，制订护理计划。在落实护理计划中，充分讨论，对临床问题进行评判性分析，明确护理观察的目的，提出护理观察的内容，寻找解决问题的最佳途径，充分调动护士的工作积极性，培养其创造性思维，并提出平时工作中的疑惑与经验，与大家交流分享。护士长根据病情的变化，从疾病的病因、病理、治疗、转归等方面有针对性地、由浅入深地引导护士进行观察，培养护士分析问题和解决问题的能力，有效提高护士的综合能力。

（4）加强用药知识的学习和观察，患者使用的新药及常用的药物，包括药物成分、药理作用、使用途径、不良反应、药物间的相互作用及配伍禁忌，提高护士的临床用药观察能力，以便能正确观察和反馈病情。

（高淑敏）

第三节 专科技能

患者安全是临床护理的重中之重。护理评估作为护理程序中的第一步，其关键性和重要性不言而喻。精神科护理评估是精神科护士通过与患者及家属沟通交流，评估患者的认知、情感及意志行为等精神活动，结合身体检查及实验室检查对患者的精神活动进行全面了解，评估出患者现存及潜在的护理问题，为及时、准确地制定护理措施提供依据。护理评估与精神科医生所做的精神检查内容上虽然基本一致，但侧重点却大不相同，在这一点上新入职的护士要注意区别。精神检查的主要目的在于诊断和治疗，而护理评估的核心在于建立信赖的护患关系，在此基础上关注患者对精神症状的应对方式，不同的应对方式将产生不同的护理风险。患者的应对方式可受多种因素影响，比如精神症状的类型和内容、患者的病前性格、自知力等。

一、暴力攻击行为风险评估与防范

精神障碍患者的暴力攻击行为是最常出现的外显行为之一，常具有暴发性和破坏性强的特点。在精神卫生领域，暴力攻击行为的发生不仅造成了财产损失，导致了受害者的多种身心创伤，还加重了社会对精神疾病患者的误解、歧视，是导致精神疾病患者社会污名化的重要原因之一。

（一）暴力攻击行为发生的危险因素

（1）有语言攻击或行为攻击等攻击行为史。

（2）精神病性症状及自知力缺失。

（3）家庭和社会支持系统不完善。

（二）暴力攻击行为发生的预警信号

1. 躯体表现 因情绪激动导致的面色潮红或苍白、大汗、呼吸及心率加快、颤抖。

2. 行为表现 踱步；不安或重复性运动；攥拳、咬牙、夸张或暴力性手势；阻挡逃生通道；再现此前发生紊乱或攻击行为之前的行为。

3. 言语和思维表现 语速加快，声调变高；对环境表现出明显不满，拒绝沟通；妄想或幻觉流露出攻击内容。

4. 表情与接触 表情紧张或愤怒；怒目而视或避免目光接触；注意力不集中。

（三）暴力攻击行为发生的评估

1. 临床经验性评估 临床医护人员根据自身知识储备及临床经验，通过观察，综合考虑患者的临床表现及周围环境因素，对患者可能发生暴力行为进行预测。该方法具有及时、个性化、灵活性较强等优点，但存在评定者偏倚、主观性较强等问题。

2. 精细评估 是指评估者将一系列已知的、明确的危险因素按影响程度的大小划分出等级或分值，并形成评估工具，以供临床医护人员在实践中加以应用，如布罗塞特攻击行为量表（BrØset Violence Checklist，BVC，表1–1）、简明精神病评定量表（Brief Psychiatric Rating Scale，BPRS）、外显攻击行为量表（Modified Overt Aggression Scales，MOAS）、临床风险量表（Historical Clinical Risk–20，HCR–20）等。该方法对特定人群某时段内发生暴力行为的风险预测效果较好，但在不同情景中的预测结果仍有待探讨。

3. 结构化评估 是指评估者根据评估工具中列出的影响因素进行具体分析，以确定各个因素是否会对患者的暴力行为产生影响，最后从专业的角度出发对患者的暴力风险做出总体评价，如暴力风险评定指南（Violence Risk Appraisal Guide，VRAG）、复合分级系统（Multiple Iterative Classification Tree，MICT）。该评估方法具有动态、连续的特点，需要根据环境的改变而不断调整。

表1–1 中文版布罗塞特攻击行为量表（中文版BVC）*

项目	有	无
混乱：出现明显的混乱和定向力丧失。如分不清时间、地点、人物等	1	0
易怒：容易生气或恼怒，无法容忍别人的存在等	1	0
喧闹：行为明显大声或吵闹。如摔门、说话时大声喊叫等	1	0
肢体攻击：有明显用肢体威胁他人的意图。如摆出攻击的姿势、拽别人衣服、挥动手臂、抬腿、握紧拳头或做出要用头顶人的样子等	1	0
语言攻击：说话声音突然提高并有恐吓和威胁他人的明确意图。如语言攻击、说粗话、漫骂，以咆哮、攻击的方式表达中立看法等	1	0

续表

项目	有	无
物品攻击：攻击对象为物品但不是人。如乱扔物品、砰砰地敲打或砸窗户、踢、敲打或用头撞击物品、砸家具等	1	0
总分		

* 中华护理学会团体标准《住院精神疾病患者攻击行为预防（T/CNAS 30 – 2023）》中推荐使用的评估工具。

（四）暴力行为发生的预防措施

1. 高风险患者

（1）应设立攻击风险警示标识。

（2）应有专人24小时看护，保持患者在照护者的视线范围内。

（3）当患者出现攻击行为时，应站在患者侧面，保持至少一臂距离，采用语言劝告其终止行为。

（4）应与患者制订规则并提供多种选择，暂时与患者达成共识。

（5）在降级技术无效时，宜按照规定实施保护性约束，并做好患者护理。

（6）在需要人力支援时，宜启动紧急呼救设施。

2. 中风险患者

（1）应将患者安置于易于观察的病室。

（2）应与其他兴奋患者分开安置。

（3）应采取与患者共同寻求倾诉方法、离开愤怒的环境、记录感受等其他可替代措施。

（4）应观察攻击预警信号，识别攻击行为的先兆表现，采取防范措施。

3. 低风险患者

（1）应开展攻击防范知识及疾病认识的宣教。

（2）应帮助患者辨别病态的体验，区分症状与现实，增进现实感。

（3）应按医嘱完成患者服药等治疗，观察治疗效果。

（4）应尊重患者的个人空间，提供温馨安静的环境。

（5）应明确患者的需求和感受，不激惹患者。

（6）宜采取运动、音乐、静观减压、康复活动等方式转移患者的注意力，改善其情绪。

（7）宜为患者提供通讯条件，促进患者与家庭成员之间的交流。

二、自杀风险评估与防范

自杀（suicide）是指有意识地伤害自己的身体，以达到结束生命的目的。自杀行为按照程度的不同，可以分为自杀意念、自杀威胁、作态性自杀、自杀未遂和自杀死亡。根据世界卫生组织 2019 年统计数据，全球每年有超过 70 万人死于自杀，自杀是 15～29 岁人群的第四位死亡原因。每出现一例自杀死亡的案例，就可能有超过 20 倍的自杀未遂事件发生。我国的自杀率为 8.1/10 万。自杀本身不是疾病，但精神疾病是与自杀相关的重要因素。据估计，以自杀方式结束自己生命的人中，约 90% 患有精神障碍，而 60% 的人自杀时都处于抑郁状态。事实上，所有类型的情绪问题（例如悲伤、萎靡、焦虑、易怒、寝食不安等）都与自杀行为明显相关。因此，采取适当的措施预防自杀是精神科护理尤其是住院精神障碍患者护理的一个重要任务。

（一）自杀发生的危险因素

1. 精神疾病 抑郁症、使用酒精所致的精神和行为障碍、精神分裂症。

2. 个性特征 内向、孤独、偏执、过分认真、责任感过强、缺乏兴趣爱好、情绪不稳定、心情多变。

3. 心理学因素 重大的负性生活事件、不良认知模式（即非此即彼）、易走极端等。

（二）自杀发生的预警信号

1. 心理反应 心情紧张、焦虑不安、平时爱说爱笑的人，突然郁郁寡欢、愁眉苦脸；平时抑郁、少言寡语的人，突然和周围的人同乐起来等。

2. 躯体反应 头痛、手脚发麻、出汗、呼吸短促、全身紧张发抖等。

3. 动作行为 准备最喜欢的衣物、净身、注意打扮、突然变得活泼可爱、主动与打过架的人和好、给亲人朋友送礼品留念、处理遗产、准备自杀工具等。

4. 发出求助信号 问"人生为了什么？""人活着真没有意思""做人真难呀""活着没意思，不如死了""我们的缘分已尽"、向亲人和朋友写信或口头说些祝福的话。

（三）自杀风险评估

WHO 发布的预防自杀指南对自杀风险进行 5 分制评级方式，将自杀风险分为"不存在""轻微""中等""严重"和"极高"5 个等级。此外，护士还可借助于一些量表来评估患者的自杀风险和预测自杀的危险性。依据不同的理念假设，可以使用不同的量表从不同角度进行危险性的评估，如护士用自杀风险评估量表（NGASR，表 1-2）、贝克抑郁自评问卷、肖水源等编制的自杀态度问卷、夏朝云等编制的自杀意念量表、Barbee 和 Bricker 编制的自杀评估量表、季建林等编制的自杀危险性评估量表等。

表 1-2　护士用自杀风险评估量表（NGASR）中文版 *

条目	赋分	得分
1. 绝望感	3	
2. 近期负性生活事件（如失业，经济困难，面临诉讼）	1	
3. 被害妄想或有被害内容的幻听	1	
4. 情绪低落/兴趣丧失或愉快感缺乏	3	
5. 人际和社会功能退缩	1	
6. 言语流露自杀意图	1	
7. 计划采取自杀行动	3	
8. 严重精神问题和/或自杀的家族史	1	
9. 近亲人死亡或重要亲密关系丧失	3	
10. 精神病史	1	
11. 丧偶	1	
12. 自杀未遂史	3	
13. 社会经济地位低下	1	
14. 酒瘾或物质滥用史	1	
15. 罹患晚期疾病	1	
总分		

* 中华护理学会团体标准《住院精神疾病患者自杀风险护理（T/CNAS 38—2023）》中推荐使用的评估工具。

（四）自杀发生的预防措施

1. 高风险患者

（1）对于自杀高风险及以上的患者，应在患者床头卡、护士站设红色警示标识。

（2）应将患者安置于 24 小时有专人看护的房间或在工作人员视线范围内，床位远离窗户。

（3）应重点关注凌晨、交接班、节假日等自杀的高发时间段，以及卫生间、洗漱室、单间病室等高发地点。

（4）应关注患者情绪突然改变时的行为变化。

（5）针对自杀未遂患者，宜采取认知行为治疗，改变患者负性认知。

（6）对有自杀自伤行为的患者，可按照规定实施保护性约束。

（7）对存在自杀先兆表现的患者，应遵医嘱及时采取药物或心理治疗。

（8）应接纳、鼓励、疏导患者，允许患者发怒、哭泣，宣泄负性情绪。

（9）应与患者共同探讨自杀观念的诱因，并制订应对策略。

（10）宜帮助患者分析面临的问题，寻找生存下去的特定理由及患者在乎或曾经在乎的事。

2. 中风险患者

（1）对于自杀中风险的患者，应在患者床头卡、护士站设粉色警示标识。

（2）可与患者共同制订住院期间的安全计划，包括识别警告信号、寻求护士帮助等。

（3）应与患者及照顾者进行一对一访谈，寻找患者内、外部资源，内部资源包括自信、优势、能力、知识储备、性格等，外部资源包括家庭社会支持系统、社交能力等，与患者共同制订情感宣泄的方法。

（4）宜指导患者列出可在自杀危机期间提供支持的人、机构或场所。

（5）宜为患者提供行为治疗和/或个别、团体心理治疗。

（6）宜鼓励患者写出预防自杀的方案并经常复习。

（7）宜鼓励患者进行不少于 12 周的有氧运动，每周不少于 3 次，每次运动时间不少于 30 分钟。

3. 低风险患者

（1）应指导患者拟定适合自己的作息时间表，包括生活起居、社交活动等。

（2）应指导患者进行放松训练。

（3）应指导患者进行生活技能训练，包括人际交往训练、解决问题及应急技能训练等。

三、外走风险评估与防范

外走行为是患者在住院期间，未经医生批准，擅自离开医院的行为。由于精神疾病患者自我防护能力较差，外走可能会给患者或他人造成严重后果。

（一）外走的原因及危险因素

1. 精神症状的影响　患者缺乏自知力，否认有精神疾病，不愿接受治疗；患者在幻觉、被害妄想的支配下认为住院是一种迫害而设法离开医院；嫉妒妄想的患者怀疑配偶不忠，为外出监视或证实而设法离开医院；有严重自杀观念的患者也会为达到自杀目的而寻找机会离开医院。

2. 社会心理因素　强制住院的患者难以忍受封闭式管理而设法脱离环境；患者对住院和治疗存在恐惧心理，如害怕被约束，对无抽搐电休克治疗等存在误解；病情好转的患者急于出院工作；患者对工作人员的态度不满而想离开医院。

（二）外走患者的预警信号

1. 意识清楚的患者　多采用隐蔽的方法，平时积极地创造条件，遇到有机会时便会出走。如与工作人员建立良好关系，取得工作人员的信任；常在门口附近活动，窥探情况；观察病房的结构设施，寻找可以出走的途径。有些患者会与其他患者一起合作，在工作人员缺少防备时，伺机共同出走。这一过程中患者常伴有焦虑、坐卧不安、失眠等表现。

2. 意识不清的患者　出走时无目的、无计划，也不讲究方式。他们不知避讳，旁若无人地从门口出去。一旦出走成功，危险性较大。这一情况在老年科病房较常见。

（三）外走的预防措施

1. 护士要有防护意识　要严格交接班，掌握有出走风险患者的情况，密切观察患者的病情变化，做好相应防范。

2. 严格执行安全制度　安排患者活动于护士可控范围内，必要时专人看护。做好巡视工作，巡视时间不固定，避免患者掌握规律发生外逃。患者外出治疗及检查时，严格实施安全措施，专人陪护，注意交接，禁止单独外出。

3. 与患者建立治疗性信任关系　主动接触患者，了解其外走的原因和想法，耐心细致地做好疏导工作，结合病情向患者讲解精神卫生知识，指导患者正确解决生活中的矛盾和问题，引导正性行为，增强患者战胜疾病的信心。

4. 为患者创造良好住院环境 尽力增强环境的舒适性，督促和组织患者参加娱乐活动，使其心情愉快，消除恐惧和疑虑的心理，促使其主动配合治疗。保证患者按医嘱服药，严防藏药。加强与家属的联系，鼓励家属探视，减少患者的孤独感。

四、噎食风险评估与防范

噎食又称急性食管堵塞，是指食物堵塞咽喉部或卡在食管的第一狭窄处，甚至误入气管，引起窒息。精神疾病患者发生噎食窒息者较多，其原因主要是服用抗精神病药物发生锥体外系副作用时，出现吞咽肌肉运动不协调所致。表现为患者在进食时突然发生严重的呛咳、呼吸困难、面色苍白或青紫等危象，甚至窒息死亡，应立即处理。

（一）噎食的危险因素

（1）长期服用抗精神病药物，出现锥体外系反应致吞咽肌肉运动不协调，抑制吞咽反射，易出现噎食。

（2）因病抢食、暴食。

（3）癫痫患者在进食时抽搐发作导致咽喉肌运动失调，可能出现噎食。

（4）患有脑器质性疾病如帕金森综合征的患者，吞咽反射迟钝，如果抢食或进食过急会发生噎食。

（二）噎食的评估

积极开展精神病患者的噎食风险评估，识别患者的风险，判断发生噎食风险的概率，为临床护理提供依据，临床常结合噎食危险因素予患者评估，需关注以下几类患者。

（1）既往发生过噎食现象者。

（2）牙齿缺如影响进食者。

（3）药物副反应：唾液分泌减少、口干者，锥体外系反应者。

（4）躯体因素：脑血管意外后遗症者，有癫痫发作史者，中、重度痴呆者。

（5）抢食、大口仓促进食者，极度兴奋、言语过多者，躁狂饥饿感增加者。

（6）各种原因导致咳嗽、吞咽反射减退甚至吞咽障碍者。

标准吞咽功能评定（SSA）见表1-3。

表1-3　标准吞咽功能评定（SSA）

	项目	得分
第一步：临床检查（8项）（各项评分均达1分进行下一步）	意识	□1＝清醒； □2＝嗜睡，可唤醒并做出言语应答； □3＝呼唤有反应，但闭目不语； □4＝仅对疼痛刺激有反应
	头与躯干的控制	□1＝能正常维持坐位平衡； □2＝能维持坐位平衡但不能持久； □3＝不能维持坐位平衡，但能部分控制头部平衡； □4＝不能控制头部平衡
	呼吸方式	□1＝正常；□2＝异常
	唇控制（唇闭合）	□1＝正常，□2＝异常
	软腭运动	□1＝对称；□2＝不对称
	喉功能［声音强弱（发a、i音）]	□1＝正常；□2＝减弱；□3＝消失
	咽反射	□1＝存在；□2＝缺乏
	自主咳嗽	□1＝正常；□2＝减弱；□3＝缺乏
第二步：饮一匙水（量约5ml）重复3次（6项）（各项评分均达1分进行下一步）	①口角流水	□1＝无/1次；□2≥1次
	②吞咽时有喉部运动	□1＝有；□2＝没有
	③吞咽时有反复的喉部运动（重复吞咽）	□1＝无/1次；□2≥1次
	④咳嗽	□1＝无/1次；□2≥1次
	⑤哽咽	□1＝无；□2＝有
	⑥声音质量（吞咽后喉功能）	□1＝正常；□2＝减弱或声音嘶哑；□3＝发音不能
第三步：饮一杯水（量约60ml）（4项）（各项评分均达1分进行下一步）	①能够全部饮完	□1＝是；□2＝否（饮完需要时间　　秒）
	②咳嗽	□1＝无/1次；□2≥1次
	③哽咽	□1＝无；□2＝有
	④声音质量（吞咽后喉功能）	□1＝正常；□2＝减弱或声音嘶哑；□3＝发音不能

注：SSA评定共18项，各因子得分越低说明患者的吞咽功能状况越好，该量表的最低分为18分，最高分为46分，分数越高，说明吞咽功能越差。各项评分均达1分（即总分达18分）即可为患者提供进食及服药。

（三）噎食的预防

（1）若集体用餐，开饭时医护人员应严密观察进食情况，防止噎食发生，力争做到早发现、早抢救。

（2）对存在明显锥体外系反应者可酌情给予拮抗剂，为其选用流食、半流食，必要时专人喂饭或给予鼻饲。可与医生沟通，减少抗精神病药物剂量或选用其他药物，预防再次发生噎食窒息。

（3）对暴食和抢食患者由专人护理，安排单独进食区域，控制进食速度。

（四）噎食的表现

患者进食时突然发生，轻者呼吸困难，不能发音，呼吸急促，严重者喘鸣，出现 Heimlich 征象，即有"窒息痛苦样表情"，手掐咽喉部呈"V"形手势。重者口唇、黏膜及皮肤发绀，意识丧失，抽搐，全身瘫痪，四肢发凉，二便失禁，呼吸停止，心率快弱。如抢救不及时或措施不当，死亡率极高。

（五）噎食的急救

（1）就地抢救，分秒必争，立即停止进食，清除口咽部食物，保持呼吸道通畅。

（2）迅速用手指掏出口咽部食团。若患者牙关紧闭，可用筷子或开口器等撬开口腔掏取食物。解开患者领口，尽快使其呼吸通畅，用 Heimlich 急救法抢救。其他护士应立即通知医生，同时维护好其他患者的进餐秩序。

Heimlich 急救法是指"膈下腹部冲击法"，适用于清醒的成人和儿童，步骤包括：①抢救者站在患者身后，用双臂环绕患者腰部，令患者弯腰，头部前倾；②一手握空心拳，拳眼顶住患者腹部正中线脐上方两横指处；③另一手紧握此拳，快速向内、向上冲击 5 次。挤压动作要迅速，压后随即放松；④患者应配合救护，低头张口，便于异物排出。针对昏迷者可实施"胸部冲击法"，患者仰卧，抢救者跪于一侧，将手掌部放于患者的胸骨下半段，单独、有力地进行冲击以促使异物排出，按 30 次冲击和 2 次呼吸的流程进行抢救。

（3）若使用以上急救法不能奏效，可采用环甲膜穿刺术，使患者取仰卧位，头后仰，颈部伸直，摸清甲状软骨下缘和环状软骨上缘之间的凹陷处，左手固定此部位，右手持环甲膜穿刺针刺入气管内，可有空气排出，暂缓通气。应尽早行气管插管术。

（4）如心脏停搏，应立即做胸外心脏按压。如自主呼吸恢复，应立即吸入氧气，专人持续监护，直至完全恢复。

（谷嘉宁　许冬梅）

第二章 人际沟通能力

第一节 人际沟通概述

沟通是思想和感情传递及反馈的过程，只有接收者感知的信息与发出者发出的信息相互吻合，才能构成沟通。沟通双方就所传递的信息与情感能否达成一致，与双方的世界观、人生观、价值观以及对具体事物的看法等因素有关。

一、人际沟通的定义

人际沟通是指人与人之间传递和交流信息的过程，是沟通的子系统。人际沟通的主体是人，核心是信息的传递，保障是沟通双方的双向互动，关键是准确表达和理解信息。在沟通过程中，信息在两个或更多的人之间发送或接收，需要沟通双方根据沟通内容进行信息的互动与反馈。

二、人际沟通的目的

按照沟通的目的，沟通可分为告知型沟通、征询型沟通和说服型沟通。

1. 告知型沟通 目的是告知对方自己的意见，可采取口头或书面方式进行，如作各种介绍。通常采用言语沟通的方式。

2. 征询型沟通 目的是获得期待的信息，一般采取提问方式进行，如资料的评估及收集过程，应注意态度及礼貌。

3. 说服型沟通 目的是改变对方的态度，主要采取说理的方式进行，因说服型沟通是以改变他人的观点、态度、思想、情感为目的，如进行教育、指导、批评、规劝等。

三、人际沟通的常用理论

（一）人际交往理论

1. 社会交换理论 霍曼斯提出的社会交换理论是所有解释人际交往动

机的理论中最有影响的理论。他认为人际间的交往活动具有社会性，当个体做出某种行为时，必会引起交往对方相应的行为反应；社会交换不仅是物质的交换，还包括赞许、荣誉、地位、声望等精神以及心理财富的交换。

2. 自我呈现理论　社会学家戈夫曼提出自我呈现理论，它属于社会相互作用理论的一种。其理论观点主要表现在三个方面：一是人际交往是交往者借助自己的语言行动向对方叙述有关自己的事情，即向他人表现自己；二是认为人在交往中可能有不同的动机和目的；三是强调自我呈现是影响社会的一种手段。

3. 社会实在理论　菲斯汀格提出了社会实在理论。社会实在理论是指为了维护和发展某一群体，其个体通过人际交往参照他人的标准，使自己的态度行为与他人保持一致，避免认知失调。

（二）人际认知理论

人际认知是个体在与他人交往时，根据他人的外显行为，理性分析与判断他人的心理状态、行为动机和意向的过程，包括感知、判断、推测和评价等心理活动过程。心理学家把人际认知方面具有一定规律性的相互作用称为人际认知效应，即人们在认识过程中，形成的一些对人或事所特有的反应。常见的人际认知效应如下所述。

1. 首因效应　指个体在与他人首次接触时，根据对方的表情、体态、言谈、举止等外显行为做出综合判断和评价而形成的初次印象，即人们在对他人总体印象的形成过程中，最初获得的信息比后来获得的信息影响更大的现象。

2. 近因效应　指在人际认知中，因最近或最后获得的信息而对总体印象产生了最大影响的效应，即喜新厌旧的现象。

3. 晕轮效应　指在人际交往中，对个体的某种特征形成固定看法后，会泛化到个体的其他特征，并推及个体的总体特征的现象。

4. 社会刻板效应　指某种社会文化环境对某一类人或事持有固定不变、概括笼统、简单评价的现象。

5. 投射效应　认为自己具有某种特性，他人也一定会有与自己相同的特性，即把自己的感情、意志、特性投射到他人身上并强加于人的一种认知倾向。

6. 移情效应　指对特定对象的情感迁移到与该对象相关的人或事物上

来的现象。"爱屋及乌"就是移情效应最好的例证。

7. 经验效应 指交际个体凭借以往的经验进行认识、判断、决策、行为的心理活动方式。

8. 仁慈效应 是指人们在对他人特性进行评价时，好的评价常多于不好的评价。

（三）人际吸引理论

人际吸引又称人际魅力，是人与人之间产生的彼此注意、欣赏、倾慕等心理上的好感，从而促进人与人之间的接近以建立感情的过程。人际吸引的规律如下所述。

1. 接近吸引律 指由于交往双方存在着接近点而导致相互之间的时空距离和心理距离缩小，因此彼此之间容易相互吸引，成为知己。

2. 互惠吸引律 在人际交往过程中，如果双方能够给对方带来收益、酬偿，就能增加相互之间的吸引。这种收益和酬偿包括知识、生理、心理（喜欢、尊重、信任、赞扬、认可）、政治（权力、地位）等需要的满足。

3. 对等吸引律 指人们都喜欢那些同样喜欢自己的人，即"敬人者，人恒敬之""爱人者，人恒爱之"。

4. 诱发吸引律 是由自然的或人为的某一因素而诱发的吸引力。在人际交往中，如果人们受到某种诱因的刺激，而这种刺激正是对方所关注和感兴趣的，就会彼此吸引。

5. 互补吸引律 是指交往双方在需求利益、能力特长、性格气质、思想观念等方面相辅相成而形成的人际吸引。

6. 光环吸引律 指一个人在能力、特长、品质等某些方面比较突出，或社会知名度较高，于是这些积极的特征就像光环一样使人产生晕轮效应，感到其一切品质特点都富有魅力，从而愿意与他交往。

7. 异性吸引律 男性与女性在一起会产生奇妙的轻松、愉快的感受，这种感受使异性间产生相互吸引，这就是异性吸引律。

第二节 人际沟通的常用技术及技巧

一、人际沟通能力包括的内容

人际沟通能力是指个体与他人进行交往和沟通的能力。这是一种十分重要的能力，对于个体的社交和人际关系的建立起着关键作用。其主要内容包括以下几个方面。

1. 亲和力　让人产生亲近、愿意接触的能力。

2. 反应力　对对方的话语和行为做出反应的能力。

3. 语境理解力　理解语言环境的能力。

4. 人际感受能力　对他人的感情、动机、需要、思想等内心活动和心理状态的感知能力。

5. 人事记忆力　记忆交往对象个体特征、交往情景、交往内容的能力。

6. 人际理解力　理解他人的思想、感情与行为的能力。

7. 风度和表达力　与人交际的举止、做派、谈吐、风度，以及真挚、友善、富于感染力的情感表达。

8. 合作能力与协调能力　人际交往能力的综合表现，是团队合作的必要能力。

二、护士应具备的人际沟通能力

护士人际沟通能力是指护士在与患者、家属、同事和其他医护人员之间进行有效的沟通，以促进患者康复和增进彼此之间的理解和信任。护士人际沟通能力是护理工作中不可或缺的一部分，对于提高护理质量、改善患者体验和促进团队合作至关重要。以下是护士应具备的人际沟通能力。

（一）积极主动引导能力

（1）营造舒适、安静的环境，轻松愉快的氛围。

（2）鼓励对方先开口，倾听对方说话。表示愿意客观地考虑别人的看法，是对说话者的一种尊重，有助于建立融洽的关系。

（3）及时用口头语言反馈给信息发出者。如轻声应答"嗯""哦""是""知道了"，以表示自己正在注意听。

（4）耐心倾听不要随意插嘴或打断对方的话题，一定要等信息发出者把话讲完以后再说。

（二）善用语言沟通技巧能力

（1）称呼语是护患沟通的起点。护士称呼患者的原则是：①因人而异，要根据患者年龄、性别、职业、身份等具体情况而定。②要有礼貌，避免直呼其名。③不可用床号或编号取代称谓。④适当用敬称，以示尊重。

（2）对不便直说的话题或内容用委婉方式表达，如眼盲或腿跛，可以用"失明""视力差""腿脚不方便"等代替。

（三）善用非语言沟通技巧能力

（1）表情专注，不要过于丰富，在恰当的时候可自然微笑，使对方有勇气继续表达。

（2）保持良好的目光接触，表示在认真倾听。

（3）倾听时，应面向对方，保持合适的距离和体姿。身体稍微向信息发出者方向前倾。

（四）学会核实信息

在倾听过程中，倾听者应通过复述、改述、澄清等方式验证核实自己与对方想要表达的内容是否一致，以确定信息的准确性。

（1）复述指将对方的话重复一遍，以证实自己的理解是否准确，但不能加任何判断。

（2）改述指用自己的语言将对方的话重新叙述，但要保持原意，重点突出，或将言外之意讲出来。

（3）澄清是将对方一些含糊不清、模棱两可或不完整的叙述整理后，表述出来，以求得到更真实、准确的信息。

（五）人际关系处理能力

护士需要与患者、家属、同事和其他医护人员建立良好的人际关系。在处理人际关系时，要尊重对方，注重沟通和协调，增进彼此之间的理解和信任。

（六）情绪管理能力

护士在面对患者和家属的情绪波动时，要能够保持冷静、理智的态度，并采取适当的措施进行情绪疏导和安抚。同时，护士也需要管理好自己的情绪，以便更好地为患者提供优质的护理服务。

（七）适应能力和灵活性

护士需要具备适应能力和灵活性，以便应对不同的情况和需求。在面对不同的患者、家属、同事和其他医护人员时，护士需要根据对方的特点和需求调整自己的沟通方式和策略。

（八）团队合作能力

护士需要具备团队合作能力，以便与同事和其他医护人员共同完成护理任务。在团队中，护士需要积极沟通、协作和支持队友，共同解决问题并提高整体护理质量。

总之，护士人际沟通能力是护理工作中不可或缺的一部分，对于提高护理质量、改善患者体验和促进团队合作至关重要。

三、护理人际沟通的场景

（一）与躁狂症患者的沟通

躁狂症患者具有情绪高涨、兴奋、话多、自我评价过高、要求多、易激惹、行为冲动等特点，往往会对医务人员尤其是护士提出过分的要求，甚至出现敌对状态。对躁狂患者的沟通应该遵循以下原则。

（1）理解患者的挑剔、冲动言语是受病态的思维影响，并非故意针对自己。

（2）保持耐心和冷静，不被患者的言辞和行为激怒而发生激烈的语言冲击。

（3）适时保持沉默、认真倾听，寻找患者敌对的真正原因。

（4）安抚患者，使其情绪尽量降温，使用十项降级技术，尽力满足患者的合理要求。

（5）发现患者的优点，恰当的赞美，拉近与患者的距离。

（6）患者具有注意力转移快的特点，在患者情绪激动时转移其注意力，减轻患者的敌对状态。

（二）与抑郁症患者的沟通

抑郁症患者常常表现为少言寡语、低自尊、自我封闭、悲观失望、愤怒、绝望甚至有自杀倾向，具有反应慢、说话慢、动作慢和注意力不集中的特点。护士应注意的沟通要点如下所述。

（1）理解和同情患者，让其感到温暖和被关注。沟通时语速要慢，句子要简短，必要时可多重复几次，对患者的反应及时给予回应。

（2）以和善、真诚、理解和支持的态度帮助患者，让患者体会到自己是被接纳的，不是自己想的那样没用。

（3）陪伴、鼓励患者多参加一些集体活动。

（4）多与患者家属和亲友沟通，告知其患者的心理需求。

（5）给予患者希望，积极暗示。

（6）患者对自己的缺点过分放大，在沟通中注意纠偏。很多患者不清楚自己的优点，往往认为自己不如他人，产生自卑心理，在沟通时应给予指出并鼓励。

（三）与精神分裂症患者的沟通

精神分裂症患者多伴有幻觉和妄想，受精神症状的影响，往往对别人不信任，严重的患者会对护士产生妄想，对这样的患者进行沟通要注意以下要点。

（1）理解患者的感受是真实的；对不能认同的观点，也不要反驳。

（2）不追究患者症状产生的原因，多沟通都存在什么症状。

（3）换位思考，如果自己有这种症状会怎么办？从而理解患者的思维及行为。

（4）尊重患者的隐私，患者不想暴露的想法不去探究。

（5）沟通时发现患者有敌对情绪要及时回避，寻求他人帮助，避免患者产生攻击行为。

（四）与焦虑症患者的沟通

焦虑症患者对自己的安全过分担心，对将来过分忧虑，自己明知道不正常，但无法掌控，接触此类患者时注意以下要点。

（1）弄清患者焦虑的主要原因，鼓励其倾诉内心的担忧。

（2）积极争取患者家属和亲友的配合与支持。

（3）适当地给予保证，减轻患者过度担心。

（五）与强迫症患者的沟通

强迫症患者表现自我强迫与反强迫同时共存，容易纠结一件小事，反复询问一句话，反复重复一个动作，深陷其中不能自拔，自己非常痛苦。对这样的患者沟通时注意以下要点。

（1）理解患者的苦恼，不能有厌烦情绪，更不要出现不耐烦的言语。

（2）适时阻断患者的强迫性思维及行为。

（3）多肯定患者的进步表现，鼓励患者树立战胜疾病的信心。

（六）与不断抱怨患者的沟通

（1）允许他们抱怨。

（2）认真倾听患者的意见。

（3）及时满足患者的合理要求。

（4）对不能满足的不合理要求，应耐心地给予解释，取得患者的理解和合作。

四、护理人际沟通的注意事项

在精神科护理工作中，沟通非常重要，良好的沟通不但能够获得患者及家属的信任，建立良好的治疗性关系，也可以避免一些医疗纠纷的发生，对促进患者的身心健康有着重要的意义。这就要求在沟通过程中注意以下几点。

1. 安排合适的环境 交谈环境应安静、舒适、不受干扰，并有适宜的光线、温度。患者在这样的环境下陈述自己的感受，可感觉放松，压力较小。

2. 说明交谈的目的和所需要的时间 护士在交谈开始前应先向患者说明交谈的目的、交谈所需要的时间，使患者有思想准备，同患者交往应守时和礼貌。

3. 事先了解患者的资料 准备交谈提纲，按顺序引导患者交谈，先从主诉、一般资料开始，再引向过去健康状况及心理、社会情况等，察言观色，应灵活机动，采用一定的沟通技巧获取信息。

4. 注意倾听 不要随意打断或提出新的话题，要有意识地引导患者抓住主题，对患者的陈述或提出的问题，应给予合理的解释和适当的反应，如点头、微笑等，不应该拒绝患者的合理要求。

5. 使用礼貌性、保护性、安慰性的语言 当患者提出各种问题时，要针对不同的问题给出恰如其分的解释，可以运用开放式提问方法。如"您认为医院饮食怎么样?""您今天感觉怎么样?"，让患者感受到护理人员的真诚，更好地明确患者的需求。

6. 调整好自己的情绪和言语方式 避免不良情绪影响患者。谈话时注意保持双方平等地位，应避免审讯式的提问、过多地发表自己的意见或观点，使患者产生被审问、被批评的感觉，或感到自己无知和无能力，从而阻碍与护理人员的交流，同时也要注意避免不切实际的保证和与事实不符的形容与赞美，避免与患者争论和对患者行说教。

7. 要有耐心　理解患者对周围环境做出的反应，不要一味说教或迫使他们改变。

8. 预防攻击行为　接触易激惹、冲动的患者时，应站在患者侧面，保持一米距离，避免背对患者，以防患者发生攻击行为。

（高淑敏）

第三章　专业发展能力

在专业发展中，"专业"是一个最基本的概念。"专业"一词源于欧洲，最初与"职业"作为同义词交互使用，并没有太多特殊的涵义。20世纪中期以后专业逐渐成为一个具有特殊涵义的专门术语，专门指具有某些特征的行业。专业是指一个人在特定领域内所掌握的知识、技能和经验，它是一个人在某个领域内的专业化职业能力，是通过系统学习、实践和培训所获得的知识和技能的集合体。

第一节　精神科护理专业能力概述

一、专业发展能力的定义

1. 专业化　专业化是指一个普通的职业群体在一定时期内，逐渐符合专业标准、成为专门职业并获得相应专业地位的过程，包括两层含义：一是指普通职业逐渐符合专业标准，成为专门职业并获得相应的专业地位的过程；二是指一个职业的专业性质和发展状态处于何种情况与水平及最终达到的目标。基于上述两种含义，本书中专业化更多地强调专业化的过程及达到的水平。

根据利伯曼对专业化的阐述，所谓"专业"，就应当满足以下基本条件：一是范围明确，垄断地从事社会不可缺少的工作；二是运用高度的理智性技术；三是需要长期的专业教育；四是从事者个人、集体均具有广泛自律性；五是专业自律性范围内，直接负有做出判断、采取行为的责任；六是非营利性，以服务为动机；七是拥有应用方式具体化的理论纲领。

2. 专业发展　专业发展是指个体作为专业人员，在职业道德、专业思想、专业知识、专业能力、专业品质等方面由不成熟到成熟的发展过程。专业发展与专业化就广义而言，两个概念是相通的，均指加强专业性的过程；当将它们对照使用时，主要可以从个体、群体与内在、外在两个维度上加以区分，专业化主要是强调群体的、外在的专业性提升，而专业发展则是个体的、内在的专业性提高。专业发展固然与时间有关，但又不仅仅是时间的累积，更是专业素养的不断提升、专业理想的日渐明晰、专业能力的逐步提高、专业自我的最终形成的过程。

3. 专业发展能力 专业发展能力建立在个体专业素质基础上，不仅是个体的核心竞争力，也是推动行业发展的动力；既能满足当前社会经济发展和专业发展的需要，也能不断促进行业的可持续发展。

二、精神科护理专业发展的目的及方向

专业发展是医院发展中永恒的主题，也是医院持续发展的核心竞争力。护理作为一级学科是医院各临床专科发展的重要组成部分，越来越受到社会各界的重视。精神科护理随着精神医学发展，以及政治、经济、宗教、社会文化等因素的转变，已发展成为一门独立的专业。近年来，我国精神科护理得到快速的进步和发展，随着社会对精神卫生需求的进一步增加，精神科护士面临着在一个复杂的系统中提供精神卫生保健的挑战。在新的形势下精神科护理专业发展的目的和方向也在不断调整。

（一）精神科护理专业发展的目的

（1）加强医疗机构的护士管理，稳定和发展精神科护士队伍，保证护士队伍素质，维护护士权益，规范护士执业行为，保障人民身心健康和生命安全。

（2）加强精神科护理专业化的培养，确定专科护理岗位，建立精神专科护士培养制度，提高专科护理技术水平，改善护理服务，提高护理质量。

（3）以精神科护理专业发展对人才的需求为导向，促进护理教育的改革与发展，调整护理教育的层次结构，发展高等护理教育，推进护理教育的教学改革，建立和完善包括岗前教育、毕业后教育和继续教育在内的终生教育制度，基本形成符合护理专业特点、适应精神科护理工作需求的人才培养模式。

（4）加强精神科护理服务，完善精神科护理工作标准和技术规范，制订和实施科学的护理质量评价标准和评价方法，围绕以身心健康为中心的工作宗旨，丰富精神科护理内涵。

（5）以人民心理健康需求为导向，大力发展社区护理、家庭护理、康复护理等，发挥精神科护士在预防心理问题，保持和促进心理健康中的作用。

（6）深化精神科护理服务，不断提升精神科护理服务能力和专业水平，推动精神科护理专业全面、协调、可持续发展。

（二）精神科护理专业发展的方向

1. 向综合性临床护理发展　从健康的定义上看，人是一个完整的个体，其生理、心理和社会的健康处在同等重要的位置。综合性临床护理有两方面的含义：①心理健康服务与躯体健康服务融为一体，精神科护士要有能力帮助患者解决躯体和心理上的护理问题；②精神科临床管理模式多样性，如开放化、家庭化、整体化等彼此结合的综合性临床护理。

2. 向开放型护理方向发展　随着社会的不断发展，医学模式发生了深刻的变化，传统的精神科病房封闭式护理管理模式不利于患者的身心健康和社会功能的恢复。精神科实行开放式病房管理，住院患者住院期间有家属陪伴，可在指定区域内活动，这样能减轻患者对住院生活的抵触情绪，有利于改善患者的病情，而且家属的陪伴既可以满足患者对家庭的需求和依赖，也可以缓解家属对患者病情的担心，更好地促进患者康复，早日回归正常的社会生活。

3. 向康复护理发展　2022 年 5 月 21 日，国务院印发《“十四五”国民健康规划》，标志着我国医疗卫生事业从“以疾病治疗为中心”向“以预防和人民健康为中心”的转变，在重点推进的专科项目中，精神康复被提升至战略性重要地位。精神康复可以通过社会、心理、生物的各种方法来恢复由精神障碍所引起的社会功能缺陷。在精神病医院，护士及康复师为住院精神病患者开展各种形式的康复训练，患者在生活、学习、工作、社会交往等方面的能力得以提升，为出院后更好地融入社会做准备。

4. 向社区 - 家庭护理发展　精神疾病是一种慢性病，有些患者长期住院治疗脱离社会，由于疾病及环境因素的综合影响，加重患者社会功能缺损及精神残疾，致使无法走出医院、走向社会，不利于患者的康复。因此，精神科住院患者在进行专业医学评估后，若符合出院条件，需从医院转移到社区进行康复。发展社区精神卫生，使精神障碍患者回归社会、回归家庭已成为必然趋势。

5. 向着智能化发展　随着人工智能技术的快速发展，护理智能化将成为未来的重要趋势。智能化设备和系统的运用，能够自动化执行例行工作，提高工作效率，减轻护理人员负担。同时智能化还能提供精准服务，为护理决策提供参考。目前智能化技术已在临床更多领域应用，相信不久的将来，智能化技术日臻成熟，定会更有效地助益于护理工作。

三、精神科护理专业发展的路径

精神科护理专业发展包含两方面的含义：一是如何促进精神科护士专业化，提高护士的职业素养过程；二是强调护士的自我觉醒意识，认识到护士作为心理健康服务的专职人员，有特定的行为准则和高度的自主性。结合精神科专业发展的含义及发展方向分析精神科护理专业发展的路径。

（一）提高精神科护理专业教育和培训的有效性，保障精神科护士专业化程度

拥有一支具备适当知识和技能的精神科护士队伍对改善精神卫生服务质量至关重要。在精神科护理学历教育阶段，涉及知识、态度和技能三个学习领域，并衡量具体的能力和教育成果。精神科护理学历教育课程应强调全面的健康评估、转诊和常见心理健康问题的管理，并持续关注护理教育成果，以满足不断更新的社会需求。

在精神科护理的实践方面，建议所有注册护士参加正规的教育课程，以了解精神科和心理健康知识和技能。教学内容必须有效、及时、规范、以患者为中心、以研究为基础，规范对精神卫生机构护士的专业培训。国家精神病学协会提供更多、更高质量的课程、会议和其他教育论坛，帮助护士不断更新专业知识和技能。

（二）建立激励系统，通过激励有效调动精神科护士工作的主动性、积极性和创造性，实现自我价值，从而稳定精神科护士队伍

护士队伍是医院人力资源的重要组成部分，保证护士队伍的稳定性能够增强医院的核心竞争力，促进医院护理事业的发展。然而护士离职现象在临床上非常普遍，造成严重的护士短缺问题，对护士队伍的稳定性带来很大的冲击。精神科护士因其服务对象的特殊性，往往面临紧张的工作氛围，使得护士离职现象更突出，导致精神科存在明显的护士短缺问题。

激励是常用的激发个体潜能的有效方法，通过激励，可以有效地提高护士工作的主动性、积极性、创造性。

1. 情感激励 管理者需充分了解护士及其家庭的需求，不断深化人性化的管理理念。通过对护士的情感、日常生活进行详细了解，定期相互交流，了解护理人员的需求，以人为本，领导与护士相互信任，创造一个良好的工作环境，适时鼓励护士，提升其创造力，帮助其实现自我价值。

2. 职位激励 基础护理工作繁杂，护士对护理工作的价值缺乏体会，导致离职率高。护理管理层需要定期对护士进行培训，或者去上级医院进修，学习先进的护理知识及操作技能，提升护士的工作能力，鼓励护士查阅资料，撰写论文，解决工作中的疑难问题，对学习、工作能力强的护士，予以升职，鼓励护士积极进取，实现自我价值。

3. 荣誉激励 认可和赞赏是使护士获得精神动力的源泉。每个人都希望自己被他人重视，希望得到社会、他人的承认，而这种承认就是一种自我价值得以实现的标志。管理的作用就是要设法满足人们精神层次的需求，促使人们去追求最高层次的需要，以提高工效。领导要对优秀护士提出表扬，表扬意味着对他人的肯定和承认，表扬使人心情愉快，可提高工作效率，工作效率提高又可使人得到社会、他人的尊重和赞赏，这样就形成了良性循环。每年评出"十佳护士""十佳护理技术操作能手"，用授予称号、颁发证书、开会表扬等激励措施调动护士的积极性。

4. 薪金激励 薪金作为护士自身价值及付出的直观评价，是护士生活稳定的基础。只有护士体会到个人的价值及付出的意义，才能以积极的状态处理面临的问题，全身心地投入到护理工作中。

激励系统可让护士在工作中感受到情感温暖，体会到专业价值。生活稳定可使护士更安心于精神科护理工作，才能全心全力为护理工作奋斗，从而稳定精神科护士队伍。

（三）扩大社区护理的作用，建立医院、社区、家庭康复系统，帮助患者回归社会

在中国，精神科医院不仅承担着急诊住院患者的救治工作，还承担着大量慢性精神科住院患者的康复服务。患者在精神病医院的住院时间较长，给个人、家庭和社会带来沉重的经济负担。随着精神医学的不断发展，社区机构不断得到健全，将符合出院条件的精神障碍患者从医院转移到社区，依靠社会相关方面的力量，实现开展药物治疗、工娱治疗和心理治疗相结合的综合治疗，这样可调动有关单位的积极因素，让患者参加有组织的生产劳动，培养训练他们的劳动技能，还能为社会创造财富，减轻家庭和国家的负担，并有利于患者的康复。因此，对精神病患者的社区护理和管理相当重要。社区精神卫生服务还应涉及职业需求、教育、社会化和家庭护理等内容，让患者回归家庭，进入社会，参加学习、工作和社会活动，发挥正常的家庭和社会功能，使出院后的精神病患者具备一定的情绪调试、职业能力，力争使患者的社会生活功能得到最大恢复。

四、精神科护理专业发展的实现

精神科护理专业发展无疑是一个长期的发展过程，护士作为护理专业发展的主体，在专业发展过程中发挥着主要作用，因此实现精神科护理专业发展首先要帮助护士个体明确护理职业发展的方向，帮助护士认识自己，选择、确定近期和中长期的职业规划；其次根据护士个体的需要和能力要求，为护士进行针对性的培训。

（一）通过职业规划明确护士职业发展的方向

护理职业具有高度的专业性、技术性、实践性，以不断提高护理质量、维护患者健康为目标，随着医疗水平的提高、人们日益增长的健康需求及社会需要而发展。清晰的职业发展方向能够提高护士对职业的认同感，达成护理人员个人成长目标的同时，也可推动护理能力的整体提升。护士构建职业发展的基础是对目前护理现状的了解：行业飞速发展，不仅体现在高新技术在临床的应用，还体现在现代医学、护理模式、健康理念的更新；在国家政策的指引下，护理工作不再局限于医院，而是随着社区护理迅速发展，家庭护理、临终关怀、老年护理、保健访视、日间病房的健康照护需求日益增长。医疗卫生管理以加强护士依法执业、规范护理行为、推进护理行业标准化进程为主旨，保障医疗体系有序运行，敦促护理专业水平不断提升。护士队伍建设成效显著，包括护士队伍的数量增长迅速，护士学历结构不断优化，护理管理从经验管理到应用管理，再到国内外先进的管理理论、理念支持下的科学管理，践行护理管理的宗旨：系统地利用护士的潜能和其他有关人员或设备、环境及社会活动，提高人们的健康水平。护理职业发展的前景展望如下所述。

1. 就业前景 随着人口老龄化的加剧，慢性病患者的增加，护理需求持续增长。

2. 发展机遇 护理不再局限于临床照护，更向着健康管理、护理技术创新、与科学化和信息化相融合的护理领域拓展。

3. 良好的工作环境和薪酬 护理在高技能、高责任的前提下被社会充分认可，也因此获得相应的工作回报。

4. 护理可持续发展 高学历化、特色化、国际化、市场化、专科化发展，并搭建更合理化的护士护理能级对应实践体系。

综上，护理人员应对护理职业发展做出思考，寻找适合自身发展需要的职业方向，建立个体与职业相匹配的目标，通过不断地有目标的学习、实践，不断提高解决问题的能力、减少专业工作中的阻力。护理团体应加强护理能力建设，为护理人员搭建阶梯，明确进阶标准，制定行之有效的职业发展路径，发展通路，促进护理人员对职业的认同感，准确定位，不仅提高护理工作效能，更能促进护理职业的发展。

（二）根据护士个体的需要和能力要求，为护士进行针对性的培训

（1）根据精神科护士职业发展定位及个人需求，从临床专业实践能力、护患沟通与健康教育能力、护理质控与保障能力、临床教学与科研能力、领导与管理能力、多元文化护理能力、自我成长等方面设置培养目标，促进精神科护理的专业发展。

（2）注重"专业发展能力型"人才的培养，培训内容包括三个部分，即公共基础部分、专科理论部分和临床实践部分。培训以精神科护士专业发展能力作为架构，可快速提高精神科护士临床护理能力，设置临床护理、护理管理、教育与咨询、护理科研、护理人文五大模块，根据护士的职业发展定位和个人需求，自愿选择学习模块。临床护理侧重精神科症状学、疾病护理、药理学、精神科护理理论与技能、精神科突发事件的护理、无抽搐电痉挛治疗与护理、心理健康与维护、精神障碍患者社区护理；护理管理侧重质量控制的思路培养、各种质量管理工具的使用；教育与咨询侧重病患健康教育和信息咨询；护理科研侧重个案护理、护理科研项目的申报和标书撰写、数据处理和分析、论文撰写；护理人文以精神科服务理念、人文关怀、精神科相关法律与伦理学内容为重点。

（3）临床实践主要内容有症状评估与病情观察、危急症的处理、患者组织管理与安全管理、心理护理技能、患者健康教育、护理查房、护理会诊、疑难病例讨论演示与实践、精神科康复护理及社区护理。采用多种形

式的教学，如理论讲授法、小组讨论法、案例教学法、参观学习法等。临床实践学习过程中围绕问题，查阅资料，对知识体系进行整理，各抒己见，了解最新动态，获得知识、巩固知识；运用标准化患者，提高精神科护士临床评估能力；组织学员到社区、康复中心观察、调查、研究和学习，拓宽眼界和思路，从而获得新知识或巩固已学知识；运用反思日记提升精神科护士的评判性思维能力等。

五、精神科护士需要专业发展的能力

护理专业发展不仅是学科发展的需要，更是社会发展的需要。护士作为护理专业发展的主体，其专业发展能力发挥着至关重要的作用。

（1）伴随社会对精神卫生需求的不断增加，要促进护士的专业角色发展。护士的专业发展能力在为护士准备当前和未来的角色以及帮助个人应对不断变化的医疗保健环境方面发挥着关键作用。

（2）精神科护理工作是文化的融合、精神的建构，充满创造的性质，要求精神科护士拥有比较精深的专业知识以及一些相关的技能和能力。

（3）精神科专业发展对于护士个人来说意味着素质的全面提升和个人潜能的充分发挥。护士不仅应具有良好的职业道德、专科知识、专科护理能力，还要成为研究者，对自己的工作具有反思态度和积极探索的能力。

（4）精神科护理作为一个独特的护理专业，护理工作的对象是患有各种精神障碍的患者，他们不同于内、外科的患者。精神科护理工作的内容与任务有其特殊性，心理护理、康复护理、健康教育和安全护理作为精神科护理的重点，要求精神科护士具备过硬的专业能力和专业发展能力。

第二节　精神科护士专业发展能力

护理专业发展是一个动态的过程，它已经超越了"护理培训"的概念，涵盖了正式和非正式的学习方法，目的是使护士能够不断地获取新的知识，提高他们的素养、专业认知和技能。精神科护理已从过去只重视躯体疾病，拓展到生理、心理及社会的整体护理，从患者延伸到健康人保持健康、恢复健康。精神科护理专业发展应以护理专业化为基础，既包含护士专业成长的过程，也指促进护士专业成长的过程。护士是专业发展的主体，而护理教育是护士专业发展的外驱力。前者是内在的、自主的、积极

的，后者是外界的、强制的、被动的，但二者在护理专业化发展进程中相辅相成，缺一不可。

因此，培养精神科护士专业发展能力要从两个方面着手：首先，护理教育促进精神科护士的专业成长；其次，专业态度和动机的培养激发护士的动力系统，提高精神科护士的专业发展能力。

（一）护理教育促进精神科护士的专业成长

护士可通过以下几种方法，不断地进行培训，使其获得护理新理论、新知识、新技术、新方法，提高护理业务知识和技能。

1. 自学 结合临床病例，阅读有关护理、医学书籍，通过检索查阅有关文献，边工作，边学习，边实践，边钻研，逐步增强专科护理的技能技巧，提高自己的专科护理水平。

2. 工作实践培养 通过轮转各科室，综合、全面地掌握各专科护理的知识和技能，扩大知识面。通过参加医疗查房、疑难病例分析会议、护理教学查房、病例讨论、读书报告会等活动，以提高护理知识水平，丰富护理临床经验，使护理人员的实际工作能力得到进一步的提高。

3. 学术讲座与学术会议 经常参加学术讲座与学术会议是获得某一领域最新知识和最新信息的有效途径。

4. 各类学习班 针对某一专题，参加国内外各类学习班，是迅速提高某一领域知识和技能的有效途径。如护理管理学习班、护理新业务新技术学习班等，为医院培养全方位、高水平的护理人才。

5. 进修学习 通过选送护理人员到国内外有关医院或单位进行专科进修或学习，也是培养专科护理人员的良好途径。

6. 学历教育 随着护理高等教育的深化改革，多渠道、多层次的护理学历继续教育正在不断地开展，并逐步建立一套比较适合护理人员工作特点，又能提高护理人员学历的继续教育体系。学历教育形式多种多样，有成人高考函授班、短线自考及全脱产班等。开设大专学历、本科学历以及研究生教育等。

（二）专业态度和动机的培养

护士的专业态度和动机是护士专业活动和行为的动力系统，如果说"专业知识""专业技能"强调的是会不会、能不能的话，"专业态度"强调的则是愿不愿，这直接关系到护士去留问题。专业态度和动机是基于对所从事专业的价值、意义深刻理解的基础上，形成的奋斗不息、追求不止的精神。它涉及护士的职业认同、职业理想和职业规划等问题。因此，专业态度和动机的培养要从以下三个方面完成。

（一）职业认同感的培养

职业认同是基于对自己所从事的职业特性、信仰和价值观等形成的一种概念，是个动态发展的过程，赋予了职业的意义和定位。护士的职业认同是护理工作的心理基础，是护士对护理工作产生的强烈认同感和投入感，愿意终生献身于护理事业；对护理工作抱有强烈的承诺，致力于改善护理服务水平以满足社会对护理专业的期望，努力提高专业才能及专业服务水准，努力维护专业的荣誉、团结、形象等，是推动护理专业发展的巨大动力。

1. 围绕职业认同开展学历教育　护理理论学习阶段应重点介绍护理专业特征、就业状况、行业未来发展状况等，让护士充分了解护理专业内涵，引导护生设立适度的职业期待。临床实践阶段，将职业认同教育与临床实践有效衔接，在临床实践中渗透职业认同教育。组织护生到医院精神科见习和实习，让护生直观地了解精神科护理职业，了解精神科护理的工作范围、管理方式，感受精神科护士与患者间的医患关系，切身感受精神科护理的专业性，以及日常工作的规范性、有序性。通过实习与见习的实践，护生体会到了精神科护士对护理专业的尊重，感受到精神疾病患者对医疗卫生服务的迫切需求，以及对精神科护士所寄托的希望，激发护生内心的扶弱心理，让护生对精神科护理职业有更深刻的认识，对这份职业的价值和意义产生更高的评价，从而认同这份职业，坚定其从事精神科护士职业及为精神疾病患者提供心理卫生服务的信念。

2. 在职业道德素养方面提升护士职业认同感　精神疾病患者对疾病无认识，思维、情感、行为异常，对治疗不合作、冲动、外走、自杀风险高，因此精神科护理工作风险高，精神科护士心理压力大，这就需要精神科护士具备强大的心理素质。强大的心理素质源自过硬的专业水平和技术，最重要的是自身的职业道德素养。在精神科护士人才培养中，职业道德素养的培育很关键。加强精神科护士的使命意识教育，将职业道德素养融入护士的专业教育中进行培育，注重医护职业道德修养和理想信念的培养，将其贯穿到教育的各个环节，提升护士的综合素质；同时融入社会主义核心价值观，将为人民服务的理念、道德文化的内涵传输给护士，让护士认识到生命的可贵，以及生命中真正的快乐和财富源自于自我价值和社会价值的实现，形成优秀的职业道德素养，进而促进护士对精神科护理职业的认同。

3. 在护理实践中感悟护理工作，提升职业认同感 为巩固精神科护士的职业认同感和专业热情，让护士怀揣着一种积极热情的态度投入自己的护理岗位中，做一名优秀且可以充分感受到自己职业幸福感的精神科护士。组织精神科护士参与相关的学习活动，用护理成功案例来教化护士，让护士对精神科护理工作有更深刻的认知，明确精神科护理工作的价值，提升职业认同感。

（二）职业价值感的培养

职业价值是个体对从事职业价值的自我判断，对可能取得成就的估计，对社会回报的满意程度，是影响个体职业生存状态的核心因素。护理职业价值是护理实践的基础，引导着护士与患者、同事、其他专业人员和公众之间互动，是被护理专业人员所公认的、通过训练学习而内化形成的行为准则。护士职业价值作为内在激励因素，它的高低影响着护士的工作热情。职业价值感高，工作热情高、在工作中不断提高自我，推动护理专业的发展。

1. 护士的职业价值感是在工作和学习中逐步形成的 本着循序渐进的原则，培养护士职业价值就是日常对护士进行正确价值导向的过程。价值导向是社会通过理论、路线、方针、政策的宣传、教育等手段，对个人、集体价值取向的规范和引导。针对护士而言，社会舆论的宣传应对他们正确的人生观、职业价值观给予坚决支持，大力弘扬、激励和引导护士树立正确的价值观，让护士明白，护理工作是医疗工作无法替代的独立学科，护士既是医疗措施的主要实施者，又是医疗对象——生命的养护者，还是医疗环境和氛围的重要调节者。随着人类健康概念内涵的丰富和拓展，护理工作的范围及功能也随之进一步扩大。因此，护士是兼治疗、服务、社会三大功能于一身的独立的社会职业，社会应认识到护士职业的独特价值。只要每一位护理工作者坚持不懈地努力与追求，从更深层次看待自己的护理工作，用心关爱患者，定能得到更多患者的尊重、社会的认可，体验到更高层次的人生价值，也就会更加热爱自己所从事的护理事业。

2. 善用激励机制,激励护士积极上进,提升职业价值感 制订鼓励护士学习的措施,利用多种形式培养护士的学习兴趣、激发学习热情,不断拓宽知识面,利用各种途径来获取信息,通过网络、讲座等形式来提高自己,增强自信心,培养良好兴趣,加强道德修养。管理者要鼓励、支持护士在职学习、深造,为他们提供更多的学习机会和信息,制定一定的奖励机制,满足护士积极上进与自我实现的需要,提升护士的职业价值感。

3. 善用社会支持,提升精神科护士职业价值感 研究显示精神科护士的职业价值感水平受到社会支持的影响。管理者要充分了解护士及其家庭的需求,不断深化人性化的管理理念,理解和关心护士,关心护士的情感、日常生活等,定期相互交流,指导护士善于利用有限的社会资源,包括家庭、同事、朋友等的社会支持,以促进职业价值感水平的提高。

(三) 职业生涯规划

任何一种社会职业都需要从业者去"悉心经营"才能有所贡献与成就,护理职业亦是如此。如何经营我们的"护理人生"? 如何度过在岗的几十年时光? 如何能够在机遇与挑战前做一名"有准备的人"? 这些都需要我们对自己的职业道路有所预设与规划。护士的职业生涯规划,是对有关护理职业发展的各个方面进行的设想和规划。《礼记·中庸》中"凡事预则立,不预则废"的古训告诉我们,做好精神科护士职业生涯规划管理是稳定精神科护士队伍,推动护理专业发展的根本。

启用护士职业生涯规划导师,促进护士的职业发展。导师是护士职业生涯发展中居于较高阶层的人,在护士职业生涯规划中发挥支持引导作用,是职业生涯社会化、职业生涯发展、职业生涯成功必需的元素。护士从导师处获得支持与帮助,可促进护理生涯的发展。护士职业生涯规划导师重视护士满意度调查中的议题,帮助护士解决这些议题和有关其工作、同事、管理者之间的问题,为其提供护理职业生涯指引和指导。

(四) 建立护士专业文件夹

护士专业文件夹记录了护士的专业成长过程,是论证护理成就的工具,主要内容包括护士的专业发展活动记录、生涯发展计划、能力评估、照护与实践标准、个人和专业发展目标、获得的奖励与荣誉等。建立护士专业文件夹,使护士意识到自己的专业能力,可促进职业生涯规划。护士专业文件夹强调了护士在其护理生涯的不同阶段需考虑的成长问题，促进了个人职业生涯发展，被护士视为"职业生涯中心"。

（五）为护士提供双生涯或多生涯路径

徐南丽在护理人员生涯规划中提出：组织中有通畅的升迁渠道是护理人员愿将工作当事业而留下的因素，为护士提供了涵盖临床、教育与管理的护理职业生涯路径：第一级临床护士进入第二级后有三条升迁通道，其一是发展成临床护理专家、高级实践护士；其二是成为病区护士长；其三是成为临床教育者、员工发展者及研究者。因此，为护士的职业生涯发展提供多重升迁渠道，可促进护士的留任，推动护理专业的发展。

（张秀英）

第四章　教育与咨询能力

健康教育（health education）是通过信息传播和行为干预，将健康相关信息传达给学习者，从而把人类有关医学或健康科学的知识和技术转化为有益于人们健康的行为。它以调查研究为前提，以改善对象的健康相关行为为目标，以传播健康信息为主要措施，最终达到预防疾病、促进健康、提高生活质量的目的。1990 年首届全国健康教育工作会议提出："要把健康教育提高到战略高度来认识"。1999 年第 14 届世界健康大会提出：健康教育及其相关理论的着眼点是如何促使人们建立和形成有益于健康的行为和生活方式，以消除危险因素，更好地促进和保护人民群众的健康。国务院印发的《"健康中国 2030"规划纲要》中明确提出：提高全民健康素养，要利用各种传播途径拓宽健康教育模式，大力加强健康教育。国家卫生健康委员会印发的《进一步改善护理服务行动计划（2023～2025）》提出：护士要根据患者疾病特点、个体差异及健康需求，为患者提供个性化健康教育知识。

PPT

第一节　健康教育能力

一、健康教育概述

健康教育涉及对传播学、管理科学、行为科学、医学科学等多学科的融合，其核心是促进人们的健康行为和生活方式。健康促进是增加人们对健康及其决定因素的控制能力，从而促进健康的过程。健康教育是健康促进的重要组成部分，健康促进为健康教育提供了强有力的社会支持。健康教育与健康促进的根本目的是消除或减轻影响健康的危险因素，预防疾病，促进健康和提高生活质量。目前，世界卫生组织已把健康教育与健康促进列为当前预防和控制疾病的三大措施之一。

近年来，以场所为基础的健康教育（sector‐based health education）干预的理念在国际健康教育与健康促进领域得到广泛推崇。在该理念下，一般将健康教育的干预场所分为医院、社区、家庭、学校、工作场所和商业场所，医院是健康教育最直接、最重要的场所。医院健康教育，又称临床健康教育或患者健康教育，是以患者为中心，针对到医院接受医疗保健服务的患者个体及其家属实施的有目的、有计划、有系统的健康教育活动。医院健康教育的目的是防治疾病，促进身心健康。医院健康教育是医学和社会发展的重要进步，对疾病的预防、治疗、护理、康复以及自我管理等均具有重要的作用和意义。医院健康教育的阶段可分为门诊健康教育、住院健康教育，其中住院健康教育包括入院教育、病房教育、出院教育。住院健康教育从患者入院开始，贯穿于患者住院过程的始终，延续到患者出院后的随访，属于出院准备的重要组成部分。

二、健康教育的目的

健康教育的目的是帮助人们养成有益于健康的行为和生活方式，维持、促进和改善个人和社区健康，包括培育或激发个人和社区对预防疾病和维持理想的健康状态所应具有的责任感；帮助个人和社区作出有益于健康的理智的决定和明智的选择；激发社区对健康议题的重视；增强个体自我保健能力，帮助其养成良好的卫生习惯，倡导文明、健康、科学的生活方式。

健康教育对疾病的预防、治疗、护理、康复、管理等环节具有特殊意义和作用。精神障碍患者因疾病本身特点——病程长、易反复，伴明显的社会功能受损，需要综合治疗并长期药物维持治疗。因此，健康教育覆盖患者康复过程。有效的健康教育有助于提高患者对疾病的认识、对治疗的依从性，促进患者健康意识及健康行为的建立，同时能够改善医患关系。

三、护士应具备的健康教育能力

健康教育能力是指健康教育者为顺利而有效地完成健康教育这一教育活动所必须具备的各种知识、技术、才能和行为态度的总和。它属于特殊能力的范畴，是作为健康教育者已经内化了的个性品质，并可以在健康教育活动中得以外化。2001年美国护士会确定了专科护士七大核心能力，健康教育是重要的核心能力之一。精神障碍患者作为一类特殊人群，大部分存在不同程度的认知、思维、情感及行为等方面的改变，治疗周期长、沟通难度大，护士只有具备良好的函询与健康教育能力，才能更有效地为患者和家属提供疾病相关的知识和技能，提高患者的自我护理及家属的照护能力。精神科护士应具有的健康教育能力如下所述。

1. 准确评估精神障碍患者及家属健康需求及学习的能力 包括患者的精神状态、情绪状况、自我认知能力和社交功能等方面。通过准确的评估，护士能够了解患者与家属的健康教育需求与学习能力、对健康教育相关知识的掌握程度，并针对性地提供相关信息和支持。

2. 根据评估结果诊断精神科患者健康问题的能力 根据评估结果，发现患者现存或潜在的健康问题，确定相关因素，为护理措施的制定提供依据。

3. 基于护理诊断制定个性化的护理计划的能力 按照轻重缓急确定护理诊断的先后次序，通过多学科团队合作，为患者及家属提供个性化的健康教育方案。

4. 患者入院至出院全流程的健康教育能力 精神科患者健康教育应包含从患者入院准备、住院至出院随访的全程。护士应掌握多种形式的健康教育方式和沟通技巧，根据患者病情变化给予个性化的健康教育内容。

5. 评估患者的健康教育效果的能力 通过评估患者的知识和技能的掌握情况，以及其在康复和自我管理方面的能力，了解健康教育的效果，并进行适当调整。

四、健康教育的基本原则

健康教育有其目的性和计划性，是一项复杂、系统的教育活动。健康教育原则是智慧和经验的总结概括，是健康教育理论的重要组成部分。因此在实施健康教育的过程中，实施者必须要遵循一定的原则，才可以达到健康教育的目的。

1. 科学性 医院健康教育的内容是传播医学知识，因医学知识的严谨性，必须要遵循科学的原则，所传授的知识内容必须准确，所引用的数据必须来源可靠，有据可查。同时，要注意摒弃陈旧过时的健康教育内容，引用当前最新的医学知识和理论研究成果。在举例时要实事求是，不要随意夸大某种干预行为的效果。缺乏科学性的健康教育会起到适得其反的效果。

2. 针对性 医务人员在实施健康教育之前，应该全面评估教育对象的疾病特点、知识层次、个性特征、家庭支持系统、学习能力以及文化背景等资料，掌握教育对象的学习需求，并在此基础上制订针对性的、个性化的、有效可行的健康教育计划。在实施健康教育时，实施者要根据教育对象的不同特征采取不同的教育方法，设计不同的教育策略以适应教育对象。此外，也应重视健康教育学习反馈的结果，从而在教学目标和方法等方面进行及时调整。如患者的症状均表现为"自杀"，但由于自杀原因不同，如命令性幻听或抑郁，在实施健康教育时，内容和方式亦不同。

3. 程序性 精神科患者健康教育程序与护理程序一样，必须贯彻护理程序的步骤，即通过全面评估、确定需求、制订计划、教育实施、效果评价的过程。确保患者健康教育的及时、有效及连续性，避免随意性。

4. 阶段性 精神障碍患者从入院到出院，要经历不同的疾病发展阶段，针对不同时期应给予不同的健康教育内容。如精神分裂症患者急性期会出现丰富的精神症状，此期应尽早使用抗精神病药物，达到控制病情、稳定情绪、防止病情复发的作用；缓解期患者精神症状基本消失，此时除药物治疗外，应给予相关健康教育，如疾病相关知识、药物副作用、复发的识别、心理护理等；巩固期应注重患者功能康复及预防疾病复发；康复期给予日常生活和生活技能的培训、出院指导等。阶段性原则使精神障碍患者的健康教育具有针对性、适时性。

5. 合作性 精神疾病患者的健康教育需要社区组织、卫生服务人员、卫生服务机构和政府等全社会的共同参与，也需要动员社会和家庭支持系统，使家属参与到健康教育中。精神疾病患者健康教育是以护士为主导的，同时倡导与临床医生、营养师、康复师、药剂师、心理咨询师等多学科团队合作。

6. 艺术性 健康教育要具有一定的艺术感染力，内容富有创意性和新颖性，可以借助多种表达方式传递信息，如可通过角色扮演等让患者更直观地体验相关的健康情境，增强健康教育的效果。艺术性的应用可以使健康教育更加具有吸引力，富有情感和创造力，提高健康教育的效果和参与度。

五、健康教育的应用与发展

西方发达国家较早开始关注健康教育，古希腊著名哲学家希波克拉底曾主张治疗时要注意患者生活方式、个性特征和环境因素的影响。美国早在 1974 年就通过了《国家健康教育规划和资源发展法案》，明确规定健康教育为国家优先发展的卫生项目之一。国外健康教育的发展大致经历了生物医学阶段（20 世纪 70～80 年代以前）、行为阶段（20 世纪 70～80 年代）、新公共卫生或后医学阶段（20 世纪 80 年代以后）三个阶段。以美国为首的发达国家建立完善的健康教育体系，设立健康教育组织，建立健康教育研究机构，完善相关法律法规，以促进健康教育事业的发展。

我国健康教育的启蒙非常早，上古时代我国先人已经懂得借助原始体操来舒展筋骨，宣导瘀滞。20世纪初，随着西方医学知识的传入，健康教育学科理论开始引进我国。我国健康教育事业经历了卫生宣传与爱国卫生运动时期、健康教育学科的建立时期、健康教育与健康教育促进时期。进入21世纪，我国步入一个全新的健康促进时代。随着我国经济社会的发展，大众传媒的普及，广播、电视、报刊、微信、互联网技术、人工智能技术等媒介和技术为健康教育工作营造了良好的社会氛围，不断适应群众日益增长的健康教育需求，其应用形式得到丰富与发展。

（一）科普宣传

科普宣传是利用各种传媒以浅显的、易于理解接受和参与的方式向普通大众传播知识。不同时代的传播方式不同。当今社会，手机是人们日常通信中必不可少的工具，通过互联网站、微信公众号、微博、QQ、抖音、手机APP等定期传播健康教育内容，既经济便捷又对环境零污染。

（二）语言教育法

语言教育法是通过口头语言进行直接教育的方法。主要通过面对面座谈、讲座、电话咨询、讨论、会议、鼓励、宣泄等形式开展，可辅助使用目光接触、面部表情、手势、体态、肢体语言、身体接触等。

（三）形象教育

形象教育是采用通俗易懂的语言及生动活泼的教学方式为患者提供健康教育，是患者最喜闻乐见的形式，常见的形式有电影、电视、广播、录像、幻灯、投影灯等。直观形象的教育方法通俗易懂，有利于精神疾病患者更快更好地掌握健康知识和技能。

（四）同伴教育形式

选取年龄相仿、知识背景、兴趣爱好相近的同伴和朋友共同分享信息、知识和观念。同伴教育的培训中，侧重于态度的讨论和技能的培训，而不是知识的传授。其中主持人的角色不是老师，而是话题讨论的引导者，启发大家就共同关心的话题提出建议。主持人侧重正确知识和核心信息（比如老年人感兴趣的养生方法，糖尿病患者血糖管理，高血压患者血压控制等经验）的传达，而不将知识的讲解作为重点。

（五）智慧护理健康教育新形式

智慧护理是基于现代护理学，以患者为中心，围绕临床护理、护理管理、智慧病房、延续护理、护理管理等业务场景，利用云计算、大数据、物联网、移动互联网、人工智能等新一代信息技术，构建标准化、系统化、智能化、平台化的新一代护理信息系统。近年来，国内外关于智慧护理健康教育的研究集中在智慧信息平台健康教育服务、智能手机应用程序（application，APP）推送服务、互联网＋专科护理门诊、机器人健康教育、虚拟现实健康教育等方式。

1. 智慧信息平台健康教育服务 主要通过智能设备的穿戴和远程监测，对健康信息进行数字化采集，其含有内置记忆功能，每日为患者进行血压、心率等生命体征的监测，随后将数值发送至终端平台。当监测指标超过预警值时，平台将向管理人员及患者发出预警，并通过信息平台向患者发送预防疾病的健康教育相关知识。该方式可增加医患互动，有助于提高患者自我管理的积极性、依从性，并有益于早期改善患者的预后。21世纪，以该模式为基础的慢病健康管理模式逐步兴起并走向成熟。

2. 智能手机APP推送服务 该方式是以智能手机作为载体，利用手机APP，如微信、QQ、健康助手等现代化软件为患者提供多元化健康教育管理。它还可以通过蓝牙、4G/5G网络等与能够检测心率、步态信号的传感器相连接，组成新型移动健康管理圈，该方式在提高患者参与度、疾病知识知晓率及患者满意率方面获得较好的成效。有研究者将兼具语音和视频提醒、存储、追踪、全程记录和适时推送健康讯息等功能的服药提醒APP应用于冠心病（coronary artery heart disease，CHD）患者，干预后患者的服药依从性、疾病知晓率、血压等生命体征控制率显著优于干预前，并且使用后患者对该APP满意度均较高。

3. 互联网＋专科护理门诊 护理专科门诊作为一种高级护理实践模式，是以专科护士为主导的、在门诊开展的正式的有组织的卫生保健服务提供形式，用于指导患者掌握专科疾病及慢性病居家自我护理技能。目前，国内多家医院在建立"互联网＋专科护理门诊"，运用微信平台、自行设计的护理门诊APP等，为患者提供线上服务，包括诊疗预约、健康宣教、线上问诊、健康管理电子化健康档案等功能。"互联网＋专科护理门诊"服务，可促使出诊专科护士积极利用新媒体拓展健康教育方式，满足患者个性化专科护理和精准化护理需求，从而实现患者的自我健康管理。

4. 机器人健康教育　聊天机器人是一种能够使用口语、书面语和可视语言与人进行交谈和交互的系统，是自然语言处理和人工智能领域中的一个重要研究方向。健康教育机器人是聊天机器人在医疗健康领域中的一种特殊形式，是一种利用人工智能技术开发的智能机器人，旨在为患者提供个性化的健康教育服务。该机器人可以根据患者的病情、病史和个人需求，提供相关的健康知识、疾病预防措施、康复指导等内容，帮助患者更好地了解和管理自己的健康状况。借助 5G、云医护平台、机器人等新兴技术，可以实现机器人自主到患者床旁对患者进行循序渐进式健康教育，避免医护人员因为工作繁忙或个人水平导致对患者的护理健康教育不及时、不到位。目前健康教育机器人能够在癌症患者的健康宣教方面扮演重要角色，可以有效地减轻护理人员的宣教负担。

5. 虚拟现实技术健康教育　虚拟现实（virtual reality，VR）作为一种新兴技术，因其独特的沉浸感、存在感和互动性特征能够使健康教育内容更富有趣味性和吸引力，开拓了健康教育形式，使患者更易理解抽象的医疗知识，且随着时间的推移，知识保留度较好，在健康教育领域展现了巨大的潜力和前景。目前常用于健康教育的 VR 情境包括放射治疗训练虚拟环境（virtual environment for radiotherapy training，VERT）系统、虚拟现实放射治疗（virtual reality radiotherapy，VRRT）系统、VR 视频、VR 解剖模型等。VR 技术与健康教育的结合能有效提高患者对医学知识的理解，降低焦虑等负性情绪；VR 的身临其境感可以引起患者浓厚的学习兴趣，增强患者的自我效能，使患者主动配合护理人员采取并保持积极的健康行为，进而改善患者的临床结局；VR 的交互性给患者提供了参与共同决策的机会，有利于改善护患沟通质量，提高患者在医疗护理过程中的参与度和满意度。

6. 虚拟社区健康教育　在健康领域，患者之间及患者与医疗人员之间基于互联网平台的互动增加到一定程度时所形成的具有共同需求的线上群体，如论坛、贴吧、社交群组等，被称作虚拟社区（virtual community，VC）。虚拟社区具有互动性、虚拟性、归属感和跨时空性的特点，在健康领域中可以开展在线医疗服务、患者教育、同伴支持、信息共享等与医疗保健有关的活动，因而成为互联网发展新形势下开展健康教育的有效方式。在虚拟社区内部，用户间通过分享、传播、学习和利用知识，实现了知识的共享和创新，补充了现有的以医疗人员提供在线信息为主的互联网健康教育服务模式。国内的典型应用有好大夫在线、39 健康网、寻医问药网等。目前虚拟社区在癌症、糖尿病等慢性病患者健康教育中已获得较多应用。

第二节 健康教育的理论与模式

一、知-信-行模式

1. 概述 知-信-行模式（knowledge - attitude - belief - practice，KAP），是知识、态度或信念、行为的简称，也被称为认知模式，是解释个体的知识和信念如何影响个体自身健康行为改变的常用模式。该模式将人类的行为改变分为知识的获取、信念的产生、行为的形成三个连续的过程。在健康行为中，"知"是建立积极、正确的态度或信念进而改变健康相关行为的基础；"信"是行为改变的动力；"行"是产生有利于健康的行为改变（即目标）过程。该模式认为只有当人们获取了相关的健康教育知识，经过积极的思考，并具有了强烈的责任感之后，才可能逐渐形成信念；而健康教育知识只有上升为信念，人们才有可能积极地去改变行为，形成有益于健康的行为。

2. 应用 知-信-行模式被认为是迄今为止关于行为改变较为成熟的模式。基于知-信-行模式构建的健康教育干预是行为改变的重要理论。目前知-信-行模式已成功应用于健康教育和健康促进的工作中，并取得了良好的效果。例如，知-信-行模式理论指导下的康复期精神分裂症健康教育可以改善患者的睡眠质量和临床症状，减少患者负性情绪，提高患者的生活质量、社会功能和自我效能。

二、健康信念模式

1. 概述 健康信念模式（health belief model，HBM）是用社会心理学方法解释健康相关行为的重要理论模式，19 世纪 50 年代由美国社会心理学家欧文·罗森斯托克（Irwin M. Rosenstock）及戈弗雷·霍克巴姆（Godfrey M. Hochbaum）等学者提出，1988 年由罗森斯托克等人修订。该模式以心理学为基础，由刺激理论和认知理论综合而成。该模式基于信念可以改变行为的逻辑推理，遵循认知理论原则，强调期望、信念对行为的主导作用，认为主观心理过程是人们是否采纳有益于健康行为的基础。健康信念模式包括个人感知、修正因素、行动可能性三部分（图 4 - 1），在健康信念模式中，健康信念的形成包括对疾病威胁的认知、自我效能（self - effi-cacy）、提示因素（cues to action）、影响及制约因素（modifying factors）四个方面，其中对疾病的认知受对疾病易感性的认知（perceived susceptibili-ty）、对疾病严重程度的认知（perceived severity）、对采取健康行为获益程度的认知（perceived benefits）、对采取健康行为障碍的认知（perceived barriers）的影响。

个人感知　　　　　　　　修正因子　　　　　　　　行动可能性

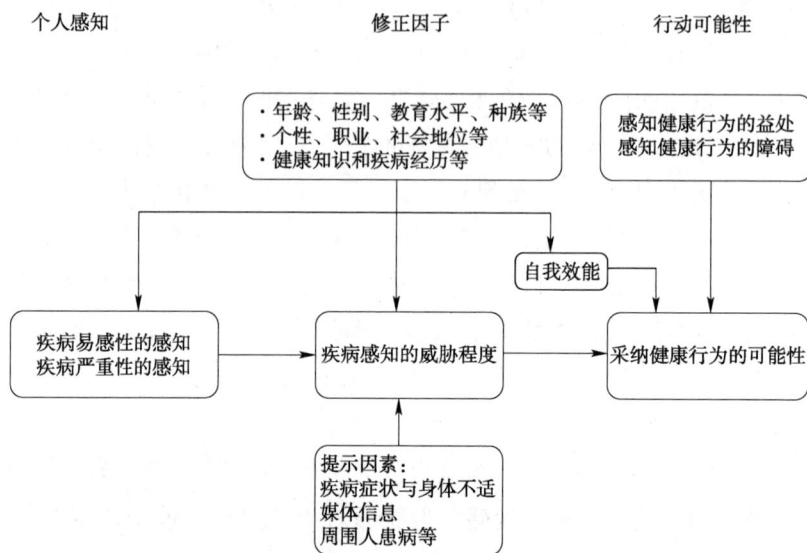

图 4 - 1　健康信念模式

2. 应用　健康信念模式被广泛地应用于慢性病、癌症和健康人群等的健康教育中，常用于解释各种健康行为的变化和维持，是指导行为干预、促进健康行为形成的重要理论框架。健康信念模式可以指导护士从影响人群的健康信念入手，利用手册、电视、报刊、杂志等媒体宣传预防疾病的知识及方法，以帮助其形成正确的健康认知、增强其健康的信念，使其愿意主动采取积极的预防性措施，从而达到防治疾病的目的。健康信念模式指导下的阿尔茨海默病患者的健康教育可有效改善患者的认知功能和生活质量，提高患者生活能力、生活质量和依从性等，有助于患者形成有利于自身康复的行为。

三、阶段变化理论

1. 概述　阶段变化理论（the transtheoretical model and stage of change,

TTM)，也称跨理论模型，是由心理学研究者 Prochaska 等于 20 世纪 80 年代提出的。阶段变化理论认为，人的行为变化是一个连续、动态、逐渐推进的过程，需要根据个体在不同变化阶段的需求，采取不同的行为转换策略，促使其行动并保持向下一阶段的转换，最终改变其行为模式。阶段变化理论由变化阶段（the stage of change）、变化过程（the process of change）、自我效能（self-efficacy）和决策平衡（decisional balance）四部分组成。其中的变化阶段是阶段变化理论的核心内容，将人的行为转变过程分为五个阶段，包括无意识阶段（precontemplation）、有意识阶段（contemplation）、准备阶段（preparation）、行动阶段（action）、维持阶段（maintenance）。

2. 应用 该理论最初应用于对戒烟行为的相关干预研究，随后广泛应用于成瘾行为及心理健康等方面，目前广泛被应用于健康教育领域，被认为是近年来最重要的健康促进理论发展模型之一。在健康教育过程中运用阶段变化理论，了解健康教育对象的行为变化阶段分布情况，分析其各自的不同需要，采取针对性措施帮助教育对象顺利进入下一行为变化阶段，以确保行为干预的有效性。该理论被用于慢性疾病（如高血压、糖尿病、癌症、帕金森等）的预防干预。研究证明了基于阶段变化理论制定护理干预措施的有效性，但该理论也存在一定的局限性，如对环境的影响作用考虑较少，该理论对行为变化的解释为描述性的而非原因性的，健康教育过程中不易明确教育对象的行为变化、各阶段的划分及相互关系。

四、时机理论

1. 概述 时机理论由加拿大学者 Cameron 等于 2008 年提出，该理论将疾病过程分为疾病发生/诊断期（event/diagnosis）、稳定期（stabilization）、出院准备期（preparation）、实施期（implementation）和适应期（adaptation）5 个不同阶段（图 4-2）。根据患者在不同时间点、不同环境、诊治重点、照护者需求的特征，每个阶段均围绕信息支持、干预工具、情感支持、评估反馈等四方面综合制定与实施干预。

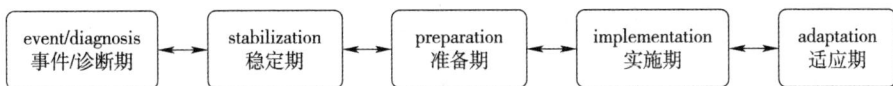

图 4-2 时机理论五阶段

2. 应用 时机理论的核心前提是支持需求随着时间的推移而演变，该理论最初应用于中风患者照护者支持性需求，后期被成功用于慢性阻塞性肺疾病、脑卒中等患者及照顾者的相关干预研究中。在精神科患者健康教育中也有相关研究。有学者以时机理论为指导对精神分裂症患者开展健康宣教模式的干预研究，结果显示该模式能有效减轻精神分裂症患者的临床症状，提高患者的生活技能及社交功能，从而改善患者的生活质量。时机理论在精神类疾病中的研究相对较少，但它为精神分裂症患者的照护提供了新的思路。

第三节　精神科护理健康教育现状与发展

一、精神科护理健康教育现状

目前，我国的精神科健康教育主要集中在综合医院的精神科、各级精神病院、心理治疗中心及康复医院，针对的对象主要是精神疾病住院患者及其家属，在社区中的精神疾病患者只有极少数有机会接受精神科健康教育。研究表明，精神病患者和家属都迫切需要精神科健康教育，希望了解与精神疾病治疗康复有关的知识和技能。

在传统的精神科治疗当中，医疗机构考虑的重点是用抗精神病药物迅速控制症状，以方便病房或家庭的管理，同时让家属看到疗效，增加控制疾病症状的信心，而较少涉及处理复发、药物副作用、歧视等伴随着疾病而来的问题，导致患者及家属严重缺乏相关知识。但恰恰就是这些问题会降低患者的服药依从性，从而影响药物疗效以及患者和家属的生活质量。20 世纪 70 年代末，精神科健康教育首先在美国应运而生，以帮助精神疾病患者及家属认识精神疾病，掌握有效的技巧以应对精神疾病引起的问题。结果表明，精神科健康教育可显著减少精神疾病的复发率和再住院率，是一种有效的、经济的家庭干预方式。对患者及家属进行精神科健康教育，可以提高患者的服药依从性，改善患者症状和社会功能，降低复发率和提高患者生活质量。

二、精神科护理健康教育发展方向

国家卫生健康委员会制定的《严重精神障碍管理治疗工作规范（2018年版)》中规定，要开展多种形式的科普宣传和健康教育，提高对精神卫生和心理健康的重视程度。随着人们对心理健康问题的认识不断增强，对于提供有效的健康教育的需求也日益增长。个性化教育、科技的应用、跨学科合作和社区参与使得精神科护理健康教育的重要性日渐凸显。精神科护理健康教育正在成为促进人们心理健康、缓解疾病负担的重要环节，未来的发展方向有以下几个方面。

1. 健康教育严谨化　健康教育的发展越来越重视科学和证据，要求对健康教育工作和项目进行科学的设计和评价，在开展精神科护理健康教育工作或项目时要进行科学的设计，注重科学性和有效证据，及时进行评价，提供具有说服力的评价指标。

2. 健康教育信息化　随着信息技术的发展，互联网的普及和新媒体的兴起使健康教育信息资源发挥最大效益，同时也使传统的健康教育方式、模式面临严峻的挑战。精神科护理健康教育可以利用互联网、移动应用等技术手段，开展在线教育、远程咨询等形式。这将提高教育的覆盖范围和效果，方便更多人获得精神科健康教育。

3. 健康教育方向转变　健康教育工作的内容将逐渐由知识的普及转变为行为的矫正，这也加大了健康教育评价的难度和紧迫性。精神科护理健康教育的核心问题是促使个体或群体改变不健康的行为和生活方式。我国当前的精神科护理健康教育的内容仍处于知识普及阶段，随着学科建设的发展和工作要求的提高，今后的工作内容必然会逐步向行为矫正的方向发展。

4. 健康教育的多学科融合　随着健康的定义以及健康模式的演变，心理健康服务和躯体健康服务融为一体是必然的发展趋势。精神科护士不仅要帮助患者解决生理上的问题，还要帮助患者解决心理社会问题。随着生物－心理－社会医学模式的转变，精神科患者存在多种疾病共存，需要使用综合评估发现患者现存或潜在的健康问题和照护需求，护理健康教育需要多学科团队的合作，解决患者多维度、多方面的健康照护需求。

5. 康复护理日渐重要性　精神障碍导致患者社会功能的损害和精神残疾，严重影响了患者的生活质量，阻碍了社会经济的发展。康复工作既可以在医院，也可以在社区进行。护士与职业治疗师、物理治疗师及社会工作人员等互相配合，采用日常生活能力训练、社交技能训练、工作及学习技能训练、文体娱乐活动训练等方法对患者进行康复训练；目的是协助患者培养生活技能、社交技能及工作学习技能，增进患者与亲人及其他人员之间的关系，使患者尽快融入社会生活，有生活及工作能力，并能达到"与病共舞"的状态。

第四节　精神科护理健康教育程序及要求

一、精神科护理健康教育程序

健康教育是一项有计划、有组织、有系统的社会教育活动，必须遵循科学的程序，采用合理的方法，才能达到教育目的，促使个体和群体改变不健康的行为和生活方式。了解和掌握健康教育的程序及方法，有助于护士在工作中为服务对象提供优质高效的健康教育。健康教育程序包括评估学习者的学习需要，设立教育目标，拟定教育计划，实施教育计划及评价教育效果五个步骤。

（一）评估

健康教育是教育者与学习者双方互动的过程。评估是为了解学习者的学习需求、学习准备状态、学习能力及学习资源，是制订健康教育目标和计划的先决条件。同时，也是健康教育者准备的阶段。

1. 评估学习者的需求及能力　在健康教育前，首先需要了解学习者对健康问题的认识、态度及所拥有的基本知识和技能。例如学习者是否了解其主要的健康问题，有无不良的行为与生活方式或不健康的观念等危险因素。同时了解学习者的基本情况，如年龄、性别、教育程度、学习能力、对健康知识和健康技能的掌握及需求情况，对健康教育的兴趣及态度等，以根据不同的学习需要及特点来安排健康教育活动。

2. 评估学习资源　评估实现健康教育目标所需的时间、参与人员、教学环境、教育资料及设备（如小册子、幻灯、投影）等。

3. 评估准备情况　教育者在为服务对象提供健康教育前，应对自身的健康教育准备情况进行评估，如计划是否周全、备课是否充分、是否了解服务对象及教具是否齐全等，以指导自身做好充分的准备。

（二）设立目标

健康教育的总体目标是帮助人们了解健康知识，充分发挥自己的健康潜能。任何一项健康教育活动都必须有明确具体的目标，它既是实施教育计划的行为导向，也是评价教育效果的依据。健康教育者应该根据每个人或社区群体的不同情况、学习动机及愿望、学习条件等制订一系列行为目标，并遵循以下原则。

1. 具有针对性和可行性 制订目标时需要清楚以下情况，如学习者对学习的兴趣与态度、知识与技能的掌握和需求情况、学习能力及支持系统情况等，从而制订符合学习者需要并切实可行的目标。

2. 具体性和可测性 目标的书写应表明具体需要改变的行为，要达到目标的程度及预期时间等，目标越具体、明确、可测量，越具有指导性及实用性。如戒烟的目标可明确制订为"每周减少2支烟"。

3. 以学习者为中心 健康教育目标的书写应以学习者为中心，清楚表明教育的具体对象。制订目标要充分尊重学习者的意愿，并鼓励学习者参与目标的制订，发挥其主观能动性，通过共同讨论，达成共识，以期取得较好的教育效果。

（三）制订计划

计划是为了实现健康教育目标而事前对措施和步骤做出的部署，是开展健康教育的行动纲领。计划可以使工作变得有序，减少不确定性和变化的冲击，同时可以减少重叠性和浪费性的活动。在拟定教育计划时，应注意以下问题。

1. 明确实施计划的前提条件 制订计划时应根据目标，列出实现计划所需的各种人力、物力等资源，考虑到可能遇到的问题和阻碍，找出相应的解决办法，确定计划完成的日期。

2. 计划书面化及具体化 健康教育计划应有具体、详细的安排，对每次教育活动应参加的人员，教育地点及环境、内容、时间、方法、进度和教育所需的设备和教学资料等都应有详细的计划。

3. 完善和修订计划 完成计划初稿后，可在调查研究的基础上，提出多种可供选择的方案，并邀请有关组织和学习者参与修订，经过比较分析，确定最优或最满意的方案，使计划更加切实可行。

（四）实施计划

实施是按照计划去实现目标、获得效果的过程。在实施计划前，应对实施健康教育的人员做相应的培训，使其详细了解目标、计划和具体的任务。在实施计划过程中，应有相应的健康教育监督评价机制，定期进行阶段性的小结和评价，并重视与各部门及组织之间的密切配合与沟通，根据需要对计划进行必要的调整，以保证计划的顺利进行。计划完成后，应及时进行总结。

（五）效果评价

评价是将教育结果与预期目标进行比较，对教育活动做出客观判断的过程。其目的是明确健康教育的效果，并根据评价结果及时修改和调整教育计划、改进教育方法，以取得最佳的教育效果，并为随后的教育活动计划及决策提供依据。

健康教育效果评价可以是阶段性的、过程性的或结果性的，贯穿健康教育活动全过程。评价的内容包括：是否达到教育目标，所提供的健康教育是否为人群所需要，教育目标及计划是否切实可行，执行教育计划的效率和效果如何，是否需要修订教育计划等。

二、精神科护理健康教育的要求

精神科护理健康教育是为了帮助心理障碍患者及其家属更好地理解和应对精神疾病、提高自我管理能力以及促进康复的重要工作。在精神疾病的治疗和康复过程中，健康教育提供了宝贵的支持和指导。精神科护理健康教育的要求包括以下几个方面。

（1）精神科护士应建立健全与健康教育工作相关的工作流程、工作职责等管理制度。

（2）精神科护士应具备与健康教育相匹配的专业知识，并具有良好的沟通与协调能力。

（3）配备开展健康教育工作所需的设施、设备及宣教材料等。

（4）精神科护士需掌握评定患者健康需求的方法，以及如何制定和修改健康教育计划。

（5）精神科护士需具有多学科团队合作和处理患者遇到的问题的能力。

三、精神科护理健康教育的注意事项

由于精神科临床患者的症状复杂易变，需要精神科护士在不同的临床护理情景中正确判断并为患者提供精准的护理服务。在为精神科患者实施健康教育的过程中，为达到健康教育的目标，保证健康教育计划的顺利实施，确保健康教育的效果，应注意以下问题。

1. 注意沟通技巧 健康教育的实施有赖于与患者的沟通，因而有效沟通是基础。精神病患者作为一类特殊人群，沟通时要采用一定的策略。如对思维奔逸的患者，不应过多交谈，以避免情绪激动。对存在妄想的患者，不宜与其谈论过多的妄想内容，以免强化妄想。对拒绝沟通的患者，要掌握交谈方式，采取启发式沟通。

2. 内容个性精准化 精神病患者由于存在感觉、知觉、记忆、思维、情感等方面的障碍，存在言语怪僻、举止异常、接触交谈欠合作等问题。对各类群体和个人进行健康教育时，护士应在掌握娴熟的健康教育方法的同时，评估患者的差异，根据患者的个性、爱好、习惯、信仰等运用沟通技巧引导其顺应教育活动，设计不同的教育方式和内容，满足不同患者的需求。

3. 方式多样化 研究表明，相较于单一的健康教育方式，多样化的健康教育（如专题讲座、墙报、电视录像和同伴教育等）会提高患者接受健康教育的积极性。随着现代信息技术的进步，健康教育应注意利用新的信息传播技术，如互联网、智能手机等，开拓健康教育的新渠道和新形式，增加患者的接受度。

4. 创造良好的环境和氛围 物理环境嘈杂、光线偏暗、温度过高或过低均会影响教育效果。此外，护士的状态以及学习者的兴趣和热情会影响教育气氛。因此，应尽量提供环境安静、光线充足、温度适宜和教学音响设备良好的物理环境，并积极调动学习者的学习热情，营造良好的学习氛围，以保证教育效果、达到教育目标。

5. 多种教育方法相结合 在精神科整体护理中，护士常采用个别或集体讲课、演示和模仿、实际病例、宣传材料、录像等多种形式。同时，对文化层次较高的患者可采取宣传材料、讲课及征求意见的方式；对文化层次较低的患者多用单独讲解与示范教育的形式。

第五节 护理咨询能力

一、护理咨询的定义

护理咨询是利用医学知识和护理手段，给咨询者介绍各种疾病的护理方法、操作技能以及卫生保健知识。护理咨询可以有多种实践形式，其中专科护理门诊（nurse‑led clinics，NLCs）是最常用的形式之一。专科护理门诊是一种高级护理实践模式，是以护士为主导的，较为正式的、有组织的卫生保健服务形式，以满足患者及其家庭在护理方面的健康需求。

二、护理咨询的目的

护理咨询旨在帮助患者解决与健康相关的各类问题，有助于促进患者的康复和提升患者的自我管理能力。通过护理咨询可以使患者随时对自己的疾病有清醒的认识，帮助患者掌握与治疗护理、康复护理和预防复发相关的知识，进而缩短患者住院的时间，减少患者住院的次数，也大大减少了患者的医疗费用，节省了患者及家属的时间。

护理咨询不仅能够扩大护士职能，扩展护理工作范围，促使护理工作走出医院面向社会，还可以唤起全社会对护理工作的理解与支持，从根本上提高护士的社会地位。

三、护理咨询的内容与方式

（一）咨询内容

精神科护理咨询的内容可分为两大部分，一是以康复期家庭护理为主，二是以社会上一些处于心理亚健康状态的人们为主。具体包括各种不同类型精神疾病的常识和护理方法，康复期精神疾病患者的心理指导，家庭监护及要求，以及康复后的精神疾病患者回归社会后面临的工作、生活等问题。

（二）咨询方式

1. 护理咨询门诊　是指护士与患者进行面对面的咨询交流，为患者提供专业护理咨询和支持，帮助患者解决与健康相关的问题，并提供个性化的护理建议和指导服务。精神科疾病护理门诊中，护士主要为患者提供健康评估、健康教育咨询、心理支持、治疗处理和个案管理等，护士可通过讲座、一对一咨询、团体工作法等多种形式对患者及家属开展咨询服务。

2. 互联网＋护理咨询　是指医疗机构利用在本机构注册的护士，依托统一的互联网平台，为患者提供健康咨询。目前主要包括两类：一是以"线上申请、线下服务"模式为主，为出院患者、慢性患者或特殊人群提供护理咨询服务；二是设立互联网护理咨询门诊，在线上为精神科患者或心理亚健康状态人群提供相关护理指导和护理健康咨询等服务。

3. 电话咨询 是利用电话对患者进行护理咨询。主要用于患者出院后的定期随访，属于延续性护理的一种形式。

（三）咨询方法

1. 建议性咨询 是在充分给予准确答复后再提出一些有利于心理健康的合理化建议，如躁狂发作患者突然出现狂躁兴奋时家人应如何护理，对抑郁障碍患者平时应如何观察，出现自杀或自伤行为时应如何护理，特别是对于处于亚健康状态人群的咨询一般可采用此法。

2. 技术性咨询 是帮助咨询者解决技术性问题并教会其操作方法，如癫痫患者发作时的防护技术等，这种方法适用于操作性及技术性较强的护理咨询。

四、精神科护士应具备的护理咨询能力

精神科护理咨询是利用医学知识和护理手段，给咨询者介绍各种精神疾病及与精神疾病有关的知识、护理方法、操作技能以及精神卫生保健知识。精神科护士需要具备一定的咨询能力，以提供更好的护理服务。精神科护士应具备的咨询能力包括以下几个方面。

1. 良好的沟通能力 沟通是咨询的基础，护士需要与患者建立良好的沟通关系，了解患者的需求和问题，倾听患者的意见和想法，尊重他们的权益，同时也要能够清晰明了地传达医疗团队的建议和指导。良好的沟通能力有助于建立信任，提高患者对护士的满意度。

2. 专业知识和技能 咨询是在专业知识的基础上进行的，因此，护士需要不断学习和更新自己的知识，了解相关疾病的症状和治疗方法，以便能够提供准确和可靠的建议。

3. 良好的情绪管理能力 在咨询过程中，护士可能会遇到一些情绪激动或困难的患者，他们可能会表达自己的不满或焦虑，护士需要冷静和理智地处理，不要被患者的情绪所影响，学会倾听和理解患者的情绪，同时提供适当的支持和安慰。

4. 一定的解决问题的能力 咨询过程中，患者可能会提出各种问题和困惑，护士需要找到合适的解决方案。一方面可以用自己的专业知识和经验，帮助患者解决问题；另一方面还可以通过与多学科团队成员合作，进行讨论和研究，以找到最佳的解决方案。

5. 良好的时间管理能力 咨询工作可能会非常繁忙，护士需要合理安排时间，确保每位患者都能得到足够的关注和照顾，学会优先处理紧急情况，并合理安排自己的工作流程，以提高工作效率和质量。

五、精神科护士护理咨询能力的培养

护理咨询是精神科护士的重要职责之一，同时也能够体现护士的职业价值。精神科护理咨询工作也具备着很大的发展前景。作为医疗机构应采取多元化的培训形式使护士具备相应的能力，充分满足患者及家属的咨询需求，为患者提供更加优质的护理服务。

1. 高质量的培训和教育 定期组织针对精神科护理咨询能力的培训课程，包括专业知识讲座、沟通技巧训练、问题解决能力培养等。

2. 推动临床实践 通过实际案例分析、角色扮演等形式，让护理人员在模拟情境中锻炼沟通技巧和问题解决能力。

3. 建立导师制度 让有经验的护理人员担任导师，为护士提供专业指导和支持。

4. 组织专业交流和合作 鼓励精神科护士参加学术会议和研讨会，与同行交流经验和学习最新的研究成果。同时，鼓励精神科护士与其他护理专业人员、医生、心理治疗师和社会工作者等建立合作关系，共同解决护理问题，促进经验交流和学习。

5. 建立继续教育机制 鼓励护理人员参加继续教育课程，学习最新的精神科护理理念和技术，不断提高自己的专业素养。

6. 建立绩效评估机制 建立对精神科护士的绩效评估机制和护理咨询能力的质量评估体系，定期评估他们的工作能力和工作表现，发现问题和不足，及时给予指导和改进。

7. 关注护士职业发展 为其提供良好的职业规划和发展机会，提高护士的工作满意度和忠诚度。同时，为护士提供心理辅导服务，帮助护士处理工作压力和情绪问题，提高其工作积极性和心理健康水平。

（李　洁）

第五章 评判性思维与研究能力

评判性思维是一种特定的思维方式，它意味着人们不仅要思考问题，还要对问题进行分析和评估。评判性思维在教育、工作和人际关系中均具有重要作用。在教育中，教师常鼓励学生批判性地思考他们正在学习的信息，这有助于学生更好地理解他们所学的内容，提高学习效果。在工作中，评判性思维是一项宝贵的技能。管理者通常希望员工能够批判性思考和解决问题，能够批判性思考的员工是任何组织的宝贵资产，他们更有可能针对问题提出创造性的解决方案并做出合理的决定。在人际关系中，评判性思维也相当重要。通过批判性地思考和评估信息，我们可以更好地理解他人的观点和需求，从而做出更加明智的决策。同时，评判性思维还可以帮助我们理解不同的观点并与他人进行有效沟通。

PPT

总之，评判性思维能力对于个人成长、决策制定、学习、工作和生活都具有重要作用。通过培养评判性思维技能，我们可以更好地理解世界和处理信息，做出更加明智的决策。

第一节 评判性思维能力

一、评判性思维概述

评判性思维，有时也被称为批判性思维，是一种严谨、客观的思维方式。它基于逻辑和事实，强调在面对问题或信息时，要进行深入的、分析性的思考，以寻找最佳的解决方案。评判性思维不是简单地接受或者拒绝，而是要对问题进行全面的分析和评估。

评判性思维不仅是一种思维方式，也是一种生活态度。它帮助我们审视并优化我们的决策，提高我们的理解和判断能力。在日常生活和学习中，评判性思维可以帮助我们识别信息的真实性、准确性和可靠性，从而做出明智的决策。

在众多领域中，包括医疗护理、金融投资、教育等领域，评判性思维能力都扮演着重要的角色。在医疗护理领域，评判性思维可以帮助医护人员准确诊断患者病情，制定个性化的治疗方案，提高治疗效果和患者满意度。在金融投资领域，评判性思维可以帮助投资者分析市场趋势和风险，做出明智的投资决策。在教育领域，评判性思维可以帮助学习者评估学习材料和方法的优劣，提高学习效果。

总之，评判性思维扮演着重要的角色，值得我们深入学习和掌握。

二、评判性思维的目的

评判性思维是一种重要的思维方式，它的主要目的是帮助我们理解和评估问题，提供合理的解决方案，并做出明智的决策。

在精神科护理中，评判性思维对于医护人员来说非常重要。精神疾病患者的病情往往复杂多变，需要医护人员深入理解患者的症状、病史、检查结果以及社会背景、心理状况等因素，才能做出准确的诊断和制定个性化的治疗方案。

此外，评判性思维还可以帮助医护人员及时发现并解决潜在的医疗问题。在精神科护理中，患者可能会出现各种不同的并发症和不良反应，医护人员需要具备敏锐的观察力和判断力，及时发现并采取相应的措施进行干预和治疗。评判性思维可以帮助医护人员分析和评估各种可能的情况，及时发现潜在的问题并采取措施进行解决。

综上所述，评判性思维在精神科护理中具有重要的作用和应用价值。通过深入理解患者的病情、准确诊断并制定个性化的治疗方案，及时发现并解决潜在的医疗问题，评判性思维可以提高治疗效果和患者满意度。因此，我们应该注重培养评判性思维能力，提高自己在日常生活中的决策能力和应变能力。

三、评判性思维的内容

评判性思维是现代社会中一种重要的思维方式，它不仅在学术研究、商业决策、医疗护理等领域发挥着重要作用，也在日常生活中被广泛应用。评判性思维主要包括以下几个方面。

1. 提出问题 面对问题或信息时，评判性思维要求我们首先明确问题是什么，提出问题的背景和相关因素。这需要我们对问题进行深入的分析和思考，不局限于表面现象，而是深入挖掘问题的本质和根源。同时，我们还需要了解问题的相关背景和历史，以便更好地理解问题的复杂性和多样性。

2. 收集信息 收集相关信息是评判性思维的基础。这包括对患者的症状、病史、检查结果等信息的收集，同时也包括了解患者的社会背景、心理状况等因素。只有全面、准确的信息收集，才能为后续的分析和判断提供可靠的依据。

3. 分析证据 对收集到的信息进行深入的分析和评估是评判性思维的关键。我们需要判断信息的真实性和可靠性，考虑到各种可能的因素和变量。这需要我们运用逻辑思维和分析能力，对信息进行整理、分类和归纳，以便更好地理解和解决问题。

4. 形成判断 基于分析的证据，形成一个初步的判断或诊断是评判性思维的又一重要环节。这个判断应该是基于事实和逻辑推理的结果，而不是主观臆断或偏见。我们需要运用已有的知识和经验，对信息进行综合分析，形成对问题的正确认识和判断。

5. 制定方案 根据初步的判断或诊断，制定相应的治疗方案或措施是评判性思维的又一重要应用。我们需要考虑患者的需求和实际情况，制定个性化的治疗方案。这需要我们运用创新思维和实践经验，制定出切实可行的方案，以满足患者的需求和期望。

6. 实施方案 按照制定的方案实施是评判性思维在实践中的具体应用。在实施过程中，我们需要随时根据实际情况进行调整和改进，以确保方案的顺利实施和效果的实现。这需要我们有足够的耐心和毅力，不断调整和完善方案，以达到更好的治疗效果。

7. 评估效果 在实施过程中或实施后，对方案的效果进行评估和反思是评判性思维的重要环节。我们需要及时了解方案的实际效果，如果效果不理想或存在问题，要及时进行调整和改进。通过评估效果，我们可以不断总结经验教训，提高评判性思维的能力和水平。

总之，评判性思维是一种严谨、客观、分析性的思维方式，它可以帮助我们更好地理解问题、解决问题和提高决策的准确性。在各个领域中，评判性思维能力都扮演着重要的角色，值得我们深入学习和掌握。

四、评判性思维能力在精神科护理中的应用

精神科护理是一项专业性较强的工作，需要护理人员具备丰富的专业

知识和技能。然而，这只是其中的一部分，精神科护理还需要一种特殊的思维方式，即评判性思维能力。这种思维方式在精神科护理中起着至关重要的作用，可以帮助护理人员更好地应对精神疾病患者的复杂症状和多样化需求。评判性思维能力在精神科护理中的应用主要体现在以下几个方面。

首先，评判性思维能力可以帮助护理人员全面、深入地评估患者的精神症状，包括对患者的情绪、认知和行为等方面的评估。通过对这些症状的评估，护理人员可以初步判断患者的病情和可能的病因。例如，如果患者表现出焦虑、抑郁等情绪症状，护理人员需要通过深入的交流和观察，判断这些症状的严重程度、持续时间以及可能的原因。

其次，评判性思维能力可以帮助护理人员根据患者的症状、病史、检查结果等信息，进行综合分析，形成初步的诊断和治疗方案。这种思维方式还可以帮助护理人员根据患者的实际情况，及时与医生沟通调整治疗方案，以提高治疗效果。例如，如果患者出现幻觉和妄想等症状，护理人员需要根据这些症状的严重程度和持续时间，结合患者的病史和检查结果，协助医生判断患者是否需要使用抗精神病药物进行治疗。

此外，评判性思维能力还可以帮助护理人员及时发现并预防潜在的医疗问题。例如，如果患者使用抗精神病药物后出现不良反应，护理人员需要及时发现并采取相应的干预措施，以避免患者出现严重的身体损害。同时，通过深入分析患者的病情和需求，可以发现潜在的心理和社会问题，如焦虑、抑郁等，并采取相应的干预措施。例如，如果患者表现出焦虑症状，护理人员可以采取放松训练、心理疏导等方法来缓解患者的焦虑情绪。

综上所述，评判性思维能力是精神科护理人员必须具备的重要能力之一。通过运用评判性思维，精神科护理人员可以准确地评估患者的病情，制定个性化的护理方案，提高治疗效果和患者满意度。同时，评判性思维能力还可以帮助护理人员预防和解决潜在问题，提高医疗质量和安全。因此，对于精神科护理人员来说，培养评判性思维能力是非常必要的。这不仅可以帮助他们更好地应对当前的工作挑战，还可以提高他们在未来的职业发展和竞争力。

五、如何培养精神科护士的评判性思维能力

培养精神科护士的评判性思维能力是提高精神科护理质量和安全的关键之一。评判性思维能力是指在对问题进行分析、评估、推理和判断的过程中，能够运用自身的知识、经验和判断力，对问题的解决方案进行优化和改进的能力。在精神科护理中，评判性思维能力可以帮助护士更好地评估患者的病情，制定个性化的护理方案，预防潜在的医疗问题，提高治疗效果和患者满意度。

为了提高精神科护士的评判性思维能力，以下是一些培养精神科护士评判性思维能力的建议。

1. 增强知识储备　评判性思维能力需要广泛的知识基础作为支撑。精神科护士需要不断学习和掌握精神疾病的相关知识、理论和实践技能。这些知识包括精神疾病的病因、病理生理机制、症状表现、治疗方法和护理技巧等方面。通过参加培训课程、阅读专业文献、参加学术会议等方式，可以增强精神科护士的知识储备，提高其对问题的分析和判断能力。

2. 培养分析能力　评判性思维能力需要具备分析问题的能力。精神科护士需要学会如何综合分析患者的症状、病史、检查结果以及社会背景、心理状况等因素，从而准确判断患者的病情。这包括对患者症状的观察和记录、对病史的梳理和分析、对检查结果的解读和应用等方面。通过案例分析、模拟演练等方式，可以培养精神科护士的分析能力，提高其对问题的解决和判断能力。

3. 鼓励反思和讨论　评判性思维能力需要具备自我反思和批判性思考的能力。精神科护士需要学会反思自己的决策和行为，发现自己的不足之处并加以改进。同时也要积极参与讨论和交流，与其他医护人员分享经验和见解，共同提高评判性思维能力。可以通过撰写反思日记、参加小组讨论、参加学术会议等方式实现。通过反思和讨论，精神科护士可以不断完善自己的思维方式和工作流程，提高其对问题的分析和判断能力。

4. 提供实践机会　评判性思维能力需要在实践中不断锻炼和提高。精神科护士需要在实际工作中运用评判性思维解决问题和分析情况，积累实践经验。医院可以提供更多的实践机会，如参与会诊、担任责任护士等。

通过参与会诊，精神科护士可以了解其他医生的治疗思路和方法，学习如何对病例进行综合分析和评估，从而提高自己的评判性思维能力。通过担任责任护士，精神科护士可以更加深入地了解患者的病情和治疗方案，学习如何根据患者的实际情况进行护理方案的制定和调整，从而在实际工作中提高自己的评判性思维能力。

5. 注重跨学科合作 精神科护理工作需要与其他学科进行密切合作，如医学心理学、社会工作等。通过跨学科合作，可以更好地了解患者的病因、症状、治疗和护理等方面的需求，提供更加全面和个性化的治疗方案和护理措施。在跨学科合作中，精神科护士可以与其他学科的专家进行交流和讨论，学习其他学科的理论和实践技能，从而丰富自己的知识和技能储备，提高自己的评判性思维能力。

综上所述，培养精神科护士的评判性思维能力需要多方面的支持和鼓励。通过增强知识储备、培养分析能力、鼓励反思和讨论、提供实践机会以及注重跨学科合作等方式，可以提高精神科护士的评判性思维能力，提高精神科护理的质量和安全。同时也可以促进精神科护士的个人成长和发展，提高其在职业道路上的核心能力。

第二节 研究能力

一、护理研究的定义

护理研究是护理学科的重要组成部分，它通过对护理实践中的问题进行深入探究，运用科学的方法提出并实施有效的解决方案，旨在提高护理质量和安全。在护理研究的过程中，研究者通常会涉及多个领域的知识，如医学、心理学、社会学等，以便更全面地了解和解决护理实践中遇到的问题。

护理研究的核心目标是提高护理措施的有效性和患者的满意度。它不仅关注疾病的诊断和治疗，更关注患者的整体需求和护理措施的有效性。为了实现这一目标，护理研究者会通过观察、实验、调查等方式收集和分析数据，以了解现有的护理措施是否有效，并进一步改进和完善护理服务。

此外，护理研究还关注患者的心理、社会和文化需求，以及如何通过护理干预来满足这些需求。研究者会通过与患者及其家属的沟通和交流，了解他们的需求和关注点，并针对不同的患者群体制定个性化的护理计划和措施。

总之，护理研究是推动护理学科发展的重要手段，它通过对实践中的问题进行深入研究，提出有效的解决方案，以提高护理质量和安全。同时，护理研究还可以促进护理人员的知识和技能水平的提高，推动整个护理行业的发展。

二、护理研究的目的

护理研究的目的在于提高护理服务的质量和效率，以满足患者的需求并促进其康复。为实现这一目标，护理研究涵盖了多个方面，以下是关于护理研究目的的具体阐述。

1. 探究护理实践中的问题 在护理实践中，会遇到许多问题，如疼痛管理、心理护理、康复护理等。这些问题往往会影响患者的康复进程和满意度。因此，护理研究的一个主要目的是针对这些问题进行深入研究，提出有效的解决方案。例如，对于疼痛管理，可以通过研究不同疼痛评估工具的准确性和可行性，以找到更有效的疼痛缓解方法。

2. 验证新的护理理论和技术 随着医学技术的不断发展，新的护理理论和技术也不断涌现。为了确定这些理论和技术是否可行、是否能够提高护理效果，需要进行严谨的研究和验证。例如，新型的护理模式和干预措施可能具有一定的创新性，需要通过对比研究等方法来验证其有效性和优越性。

3. 提高护理人员的知识和技能水平 护理人员的知识和技能水平对于提供高质量的护理服务至关重要。因此，护理研究的另一个目的是提高护理人员的专业素养。通过研究和培训，帮助护理人员掌握最新的知识和技能，以便更好地为患者服务。例如，针对心理护理，可以通过培训和教育，提高护理人员的心理学知识和沟通技巧。

4. 评估护理措施的实施效果 为了了解护理措施是否有效、是否能够提高患者的满意度和康复效果，需要进行科学的评估。例如，可以通过调查患者及其家属对护理服务的满意度来评价护理质量，以及通过观察并发症的发生率来判断护理措施的有效性。

总之，护理研究的目的在于解决实践中的问题，验证新的理论和技术，提高护理人员的素养以及评估护理措施的实施效果。通过这些研究活动，可以推动护理学科的发展，提高护理服务的质量和效率，为患者的康复和健康提供有力保障。

三、护理研究常用的方法

护理研究常用的方法包括观察法、实验法、调查法和文献研究法等。这些方法在护理研究中有着广泛的应用，可以帮助研究者了解患者的病情和需求，探究护理实践中的问题，验证新的护理理论和技术，提高护理人员的知识和技能水平，评估护理措施的实施效果等。

1. 观察法　是指通过直接观察和记录患者的症状、体征和行为等，以了解患者的病情和需求。观察法可以分为定量观察和定性观察两种。定量观察是指对观察对象进行数量化的测量和分析，例如，对患者的疼痛程度进行评分，以便更好地了解患者的疼痛状况。定性观察则是指对观察对象进行描述性和解释性的分析，例如，观察患者的情绪变化和行为举止，以了解患者的心理状态和需求。

2. 实验法　是指在控制条件下对研究对象进行实验，以探究因果关系的一种方法。实验法可以分为实验室实验和临床试验两种。实验室实验是指在实验室内进行的实验，例如，在实验室中对新型护理模式进行实验，以验证其有效性和可行性。临床试验则是指在临床实践中进行的试验，例如，将新的护理干预措施应用于临床患者，以观察其疗效和安全性。

3. 调查法　是指通过问卷、访谈等方式，对研究对象进行调查和了解的一种方法。调查法可以分为问卷调查和访谈调查两种。问卷调查是指通过问卷的方式进行调查，例如，通过发放问卷了解患者对医院护理服务的满意度和意见反馈。访谈调查则是指通过面对面的访谈方式进行调查，例如，与患者及其家属进行深入交流，了解患者的需求和关注点。

4. 文献研究法　是指通过查阅相关文献资料，对某一领域进行系统性和综合性研究的一种方法。文献研究法可以分为定性文献研究和定量文献研究两种。定性文献研究是指对文献资料进行描述性和解释性的分析，例如，对国内外相关文献进行梳理和分析，以了解某一护理问题的研究现状和发展趋势。定量文献研究则是指对文献资料进行数量化的测量和分析，例如利用统计分析方法对大量数据进行处理和分析从而得出有关护理领域的科学结论。

在具体实践中护理研究人员还要根据实际情况选择最合适的研究方法以确保研究的准确性和有效性。例如对于一些涉及人体生理指标的研究可能更适合使用实验法，对于一些涉及大量人群的研究可能更适合使用调查法，而对于一些涉及历史文献资料的研究可能更适合使用文献研究法等。

总之，在护理研究中，观察法、实验法、调查法和文献研究法都是常用的研究方法，它们在不同的研究场景下各有优劣。研究者可以根据实际情况选择最合适的研究方法以获得更准确可靠的研究结果，从而为推动护理学科的发展及提高护理服务的质量和安全做出贡献。

四、精神科护士应具备的研究能力

精神科护士作为医疗团队中的一员，需要具备以下研究能力，以确保在不断变化的临床环境中能够提供高质量和安全的护理服务。

首先，发现问题和解决问题的能力是精神科护士所需的重要能力之一。在实践中，他们需要具备敏锐的观察力和分析能力，能够及时发现患者的问题和需求，并采取有效的措施加以解决。这可能需要独立思考和判断，以了解患者的实际情况并制定个性化的护理计划。例如，精神科护士可能需要评估患者的心理健康状况，识别其情感和行为问题，并制定相应的护理措施，如心理疏导、药物治疗等。

其次，精神科护士需要具备科学研究的素养和能力。这包括科学思维、实验设计、数据分析和解释等方面的能力。通过科学的研究方法，护士可以更好地了解患者的状况，评估护理措施的有效性，并提供科学依据以支持临床决策。这种素养和能力也可以帮助精神科护士更好地参与研究项目，与科研团队合作，并推动护理学科的发展。

学习和知识更新的能力对于精神科护士来说同样重要。随着医学技术的不断发展和护理实践的不断变化，精神科护士需要不断学习和更新知识，以适应不断变化的临床实践和研究需求。他们需要具备自主学习的能力和意识，能够主动参与培训和学习活动，如参加学术会议、参与专业培训课程等，以提高自己的专业素养和能力水平。

沟通和协作的能力是精神科护士所需的重要能力之一。他们需要与患者、家属和其他医护人员密切合作，共同为患者提供全面和个性化的护理服务。良好的沟通技巧可以帮助精神科护士建立与患者和家属之间的信任关系，了解患者的需求和关注点，并为其提供更好的护理服务。同时，他们还需要具备团队协作的能力，能够与其他医护人员协作完成工作任务，共同为患者的健康和福利努力。

伦理道德的意识和能力对于精神科护士来说也至关重要。他们需要遵循医疗伦理和职业道德规范，保护患者的隐私权和合法权益。在实践中，精神科护士需要确保患者的知情同意权得到充分尊重，确保他们在医疗决策中具有自主权。此外，他们还需要具备对医疗行为的判断和决策能力，能够在遵循伦理原则的前提下为患者提供最优化的护理服务。例如，在面对有自杀倾向的患者时，精神科护士需要评估患者的风险程度，并采取相应的措施来保护患者的安全。在这个过程中，他们需要遵循伦理原则，尊重患者的自主权和尊严，并提供适当的支持和指导。除了以上提到的能力外，精神科护士还需要具备专业素养和能力。他们需要熟练掌握护理技能和操作技术，了解相关的医疗标准和规范，并遵守医疗团队的决策指导。同时，精神科护士还需要具备职业责任感和使命感，对患者负责并致力于提供高质量的护理服务。

综上所述，精神科护士需要具备发现问题和解决问题的能力、科学研究的素养和能力、学习和知识更新的能力、沟通和协作的能力以及伦理道德的意识和能力等多方面的研究能力。这些能力可以帮助其更好地适应不断变化的临床环境，为患者提供高质量和安全的护理服务。同时，这些研究能力也可以帮助精神科护士在职业生涯中不断发展和进步，为推动护理学科的发展做出贡献。

五、如何培养精神科护士研究能力

培养精神科护士的研究能力是一项重要而紧迫的任务，随着医疗技术的不断发展和人们对心理健康的日益关注，精神科护士需要具备更多的研究能力，以适应不断变化的临床需求。以下是一些培养精神科护士研究能力的建议，并通过案例进行解释。

1. 加强理论学习，提高研究素养 理论学习是培养研究能力的基础。精神科护士需要不断学习心理学、社会学、医学伦理学等相关知识，了解最新的研究动态和趋势，提高自身的理论素养和研究水平。同时，还需要学习统计学、文献检索、科研设计等专门的研究方法，掌握科学的研究工具和手段，为开展研究工作打下坚实的基础。

【案例】一位精神科护士在工作中遇到了一位严重抑郁障碍患者。该患者沉默寡言，表现出明显的情绪低落和消极。然而，由于缺乏相关的心理学知识，护士无法准确评估患者的病情，更无法制定有效的护理措施。她感到很困惑和无助。

在一次心理学培训课程中，这位护士学习了抑郁症的相关知识，并学会了使用专业的评估工具，如汉密尔顿抑郁量表等。通过使用这些评估工具，她对患者的病情进行了准确的评估。她发现患者的症状包括食欲减退、失眠、丧失兴趣和自我价值感的降低等。

基于评估结果，护士制定了个性化的护理计划，以缓解患者的症状。她与患者建立了信任关系，并鼓励患者表达自己的情感和感受。同时，她还为患者提供了一些应对抑郁症的技巧和方法，如放松训练、认知重构等。

通过个性化的护理计划，患者的症状得到了有效缓解。护士也在此过程中积累了丰富的经验，并更加深入地了解了抑郁障碍患者的需求和心理状态。这使得她在日后的工作中能够更好地为患者提供护理服务。

2. 积极参与科研项目，积累研究经验 参与科研项目是培养研究能力的有效途径。精神科护士可以积极参与各类科研项目，如国家自然科学基金、省部级科研项目等，了解科研项目的流程和要求，掌握科学的研究方法和技能，积累研究经验。同时，还可以参加学术会议和研讨会，与同行交流研究成果和经验，拓宽视野和思路。

【案例】一位精神科护士参与了一项关于抑郁障碍患者康复的科研项目。在项目中，她的主要任务是收集患者的临床数据，并跟踪观察患者的康复情况。为了完成这项任务，她需要与患者建立良好的沟通关系，并了解患者的病情和康复进展。

通过参与项目，她不仅学会了如何设计科研方案、如何收集和分析数据，还积累了丰富的临床研究经验。她学会了如何与患者建立信任关系，如何获取准确的临床数据，如何评估患者的康复情况等。这些经验为她的日后研究和护理工作提供了宝贵的参考。

在项目过程中，她还与其他研究人员合作，共同解决问题和推进研究进展。这种团队合作的经验也让她更加深入地了解了科研工作的流程和要求，并提高了她的团队协作能力。

通过参与这个科研项目，她的研究能力和职业素养得到了很大的提升。这对于她在日后的工作中更好地为患者提供护理服务具有重要的意义。

3. 开展个案研究，培养分析能力　个案研究是培养精神科护士分析能力的重要方法。在临床实践中，精神科护士可以开展对患者的个案研究，通过对患者病情的深入了解和分析，提出针对性的护理措施和治疗方案。通过个案研究，可以锻炼精神科护士的分析能力和解决问题的能力，提高其临床实践能力。

【案例】一位精神科护士对一位边缘型人格障碍患者进行了个案研究。在研究过程中，她深入了解了患者的家庭背景、成长经历和情感问题，分析了患者病情的成因和影响因素。她发现患者的家庭关系紧张、缺乏安全感、情绪波动大等问题对患者产生了负面影响。

根据分析结果，护士制定了个性化的护理计划和治疗方案。她采取了多种措施，包括与患者建立信任关系、提供情感支持、实施放松训练、调整生活方式等。此外，她还根据患者的具体情况，为其推荐了合适的心理治疗师，协助患者接受专业的心理治疗。

通过个性化的护理计划和护理方案，患者的情绪逐渐稳定下来，生活质量也得到了显著提高。患者的自我价值感增强，社交能力得到提高，并逐渐恢复了正常的生活和工作。

这个个案研究不仅让护士更加深入地了解了边缘型人格障碍患者的需求和心理状态，还让她学会了如何制定个性化的护理计划和治疗方案，以帮助患者更好地康复。这些经验为护理工作提供了宝贵的参考。

4. 加强团队合作，提高沟通能力　团队合作是提高研究能力的重要手段。精神科护士可以参与团队研究，与同行合作开展科研项目，共同解决问题和推进研究进展。团队合作可以锻炼精神科护士的沟通和协作能力，提高其团队协作水平，同时还可以通过团队间的交流和分享，互相学习和借鉴经验，共同提高研究能力。

【案例】在关于精神分裂症患者康复的研究项目中，有多位精神科护士参与。她们被分为不同的小组，各自承担了不同的任务，如数据收集、分析、个案跟踪观察等。通过团队合作的方式，她们共同完成了这个任务，并取得了显著的成果。

在这个项目中，团队成员之间的沟通和协作非常重要。每个小组都需要在规定的时间内完成自己的任务，并与其他小组保持密切的联系和合作。她们经常召开小组会议，讨论项目的进展，分享经验和方法，以确保整个项目的顺利进行。

通过团队合作的方式，她们不仅顺利完成了任务，还取得了丰硕的成果。这些成果为精神分裂症患者的康复提供了重要的参考和指导。同时，在团队合作的过程中，她们互相学习、借鉴彼此的经验和方法，提高了团队协作能力和研究水平。

这个案例表明了团队合作在研究项目中的重要性。通过有效的沟通和协作，团队成员可以共同完成任务并取得更好的成果。同时，团队合作还可以促进成员之间的互相学习和成长，提高个人的能力和素质。

5. 注重实践应用，提高创新能力 实践应用是培养研究能力的关键环节。精神科护士可以将所学的理论知识应用到实践中，提高实践创新能力。例如可以通过开展临床试验、实施护理干预、评估患者疗效等方式探索有效的护理模式和治疗方案；同时还可以关注临床实践中的难点和热点问题，提出创新性的解决方案和研究思路，推动精神科护理学科的发展。

【案例】在临床实践中，一位精神科护士发现部分患者对常规药物治疗的反应并不理想，疗效未达到预期效果。这位护士深感担忧，开始思考如何通过护理手段改善患者的治疗效果。

她首先通过查阅文献了解更多关于精神疾病的药物治疗知识，同时还积极学习心理学和行为医学的有关理论。在充分理论学习的基础上，她开始尝试实践探索，制定了一种新的护理方案。

该方案以心理疏导和生活方式干预为主要手段，旨在增强药物治疗的效果。她耐心地与患者沟通交流，倾听他们的心声，引导他们正确认识自己的疾病，并教授他们一些自我调节的技巧。同时，她还关注患者的饮食、运动等生活方式，鼓励他们养成健康的生活习惯。

经过实践检验，这种新的护理方案取得了良好的效果。患者的病情得到了显著改善，生活质量也得到了提高。更重要的是，这种实践经验增强了护士的实践能力与创新精神，激发了她在临床工作中不断探索、创新的热情。

（屈燕花　邵　静）

PPT

第六章　依法执业与护理伦理实践能力

党的二十大报告提出的宏伟目标之一是，到二〇三五年，我国"基本实现国家治理体系和治理能力现代化，全过程人民民主制度更加健全，基本建成法治国家、法治政府、法治社会"。党中央国务院高度重视医疗卫生行业综合监管，习近平总书记在 2016 年召开的全国卫生与健康大会上强调，要抓好综合监管等五项基本医疗卫生制度建设。2018 年，经中央全面深化改革领导小组审议通过，国务院办公厅印发《关于改革完善医疗卫生行业综合监管制度的指导意见》，要求健全机构自治、行业自律、政府监管、社会监督相结合的多元化综合监管体系，要求医疗卫生机构切实落实自我管理主体责任，自觉接受行业监管和社会监督，全面推进医疗卫生行业综合监管制度。

第一节　依法执业实践能力

一、依法执业概述

2014 年 10 月党的十八届四中全会作出了全面推进"依法治国"若干重大问题的决定，明确提出了"加强社会主义法治体系，建设社会主义法治国家"的总目标。在这种新形势下，医疗机构及其医务人员学法、尊法、守法，依法治医已成为必然趋势，这就要求医疗机构必须将依法治医摆在重要工作议事日程。各级各类医疗机构不仅担负着治病救人的神圣使命，还担负着贯彻落实国家相关法律、法规，依法规范执业行为的主体责任，医务人员在诊疗活动中是否有较强的法制观念，是否以遵守法律、法规为底线规范自身执业行为，关系到医疗市场秩序的健康发展。

2020 年 9 月国家卫生健康委员会、国家中医药管理局联合印发了《医疗机构依法执业自查管理办法》，其中明确规定了依法执业自查的 12 个方面，主要包括：医疗机构资质、执业及保障管理；医务人员资质及执业管理；药品和医疗器械、临床用血管理；医疗技术临床应用与临床研究；医疗质量管理；传染病防治；母婴保健与计划生育技术服务（含人类辅助生殖技术和人类精子库）；放射诊疗、职业健康检查、职业病诊断；精神卫生服务；中医药服务；医疗文书管理；法律法规规章规定医疗机构应当履行的职责和遵守的其他要求。

二、依法执业的意义

（1）依法执业是尊重生命的基本要素。
（2）依法执业是维护社会就医秩序的保障。
（3）依法执业是卫生事业健康发展的需要。
（4）依法执业是维护医疗事业形象的保障。
（5）依法执业是对卫生事业和国家的尊重。

三、精神科护理相关的法律法规

（一）中华人民共和国精神卫生法

《中华人民共和国精神卫生法》（以下简称《精神卫生法》）是旨在发展精神卫生事业、规范精神卫生服务、维护精神障碍患者合法权益的重要法律。我国精神卫生立法经历了从无到有的曲折发展过程，经历了"先地方立法、后中央立法"的制度供给过程。1986 年 10 月，第二次全国精神卫生工作会议提出"鼓励有条件的地区开展精神卫生地方立法工作"。以 2013 年《精神卫生法》为分界点，我国精神卫生地方立法经历了"前精神卫生法"阶段和"后精神卫生法"阶段。《精神卫生法》立法充分体现了国际精神卫生立法的基本原则，其中精神障碍的诊断及治疗以"规范精神卫生服务""维护患者合法权益""尊重患者人格尊严"三大原则为立法的基本落脚点，其条款与精神卫生机构的日常工作直接相关。

1. 具体内容　第一部分原则：《精神卫生法》第二十五条至二十七条规定了医疗机构诊断及医疗活动应遵循的基本条件和准则，其中的准则与国际原则保持了高度一致性。

第二部分程序与标准：《精神卫生法》第二十八条至第四十五条对就诊过程中关键步骤"送""诊""治""出"的标准（条件）和程序进行了明确规定，使得精神卫生日常工作第一次"有法可依"。

第三部分权益保障与救济：《精神卫生法》第四十六至五十三条为患者权益保护和法律救济有关规定；监护人、医疗机构、政府职责的规定；

心理治疗的地点和人员资质的原则性规定。

2. 医疗机构的主体职责

（1）患者特殊情况的要求：我国《精神卫生法》第三十条明确规定精神障碍的住院治疗实行自愿原则。当自愿就诊的特殊情况发生时，医疗机构及医生对法律的解释就有明显的体现和运用了。负责精神障碍患者的医务工作者在遇到自愿就诊的特殊情况时就应开始严肃、谨慎地权衡遵循保密原则和维护患者自身和他人的利益之间的关系。他们需要耐心、有技巧地与患者沟通，妥善处理这种两难的情况，甚至必要时要和近亲属联系，打破信息保密记录过程。医疗机构的相关工作人员对《精神卫生法》的学习、掌握和理解极为重要，他们作为最近距离接触精神障碍患者的群体，作为要与精神障碍患者发生主要沟通的群体，是最了解精神障碍患者的群体，也是最能准确理解《精神卫生法》相关法条的群体。

（2）保护性医疗措施的要求：精神障碍患者患病的特殊性要求治疗手段中的一些特殊形式，例如保护性医疗措施。保护性医疗措施旨在保护难以自控的精神障碍患者及患者身边人的安全，一般有约束和隔离两种方式。约束会通过器械、材料或装置来固定或减少患者的移动；隔离也是阻止患者自由活动。这两种方式如若不正确地滥用，将存在侵害精神障碍患者合法权益的可能性，还有可能出现触及犯罪的暴力情况。所以这就要求医护工作者主动地学习《精神卫生法》，这不仅是对患者合法权益的保障，也是处理好医患关系、保护自己的重要方式。实施保护性医疗措施以及向患者及家属解释治疗方式选择缘由的过程本身就是一个法律解释的过程。

（3）保障精神障碍患者合法权益的要求：维护精神障碍患者的合法权益是《精神卫生法》核心的立法目的。所以在本法中，有关精神障碍的诊断和治疗过程中对于精神障碍患者合法权益如何保障有着详细明确的说明。

①精神障碍患者的人身安全权：医疗机构应当配备适当的设施、设备，保护就诊、住院和妨碍人身安全的患者的心理健康，防止其受到伤害。

②获得安全合理的治疗权：精神障碍患者使用药物，应当以诊断、治疗为目的，使用安全有效的药物，不得将药物用于诊断、治疗以外的目的。禁止为非自愿住院的精神障碍患者实施以治疗精神障碍为目的的手术。

③通信和会见探访者的权利：医疗机构及其医务人员应当尊重住院精神障碍患者交流、会见来访者的权利。

④查阅和复制病历的权利：患者及其监护人可以查阅、复印病历资料；然而，患者查阅和复制病历可能会对其治疗产生不利影响，病历资料保存期限不得少于 30 年。

（二）护士条例

《护士条例》于 2008 年 1 月 31 日颁布，于 2008 年 5 月 12 日正式施行，是当今我国护士最高立法。深入了解《护士条例》的意义与内涵，明确相关责任主体在贯彻实施过程中的责任，理顺贯彻实施的相关事务，是贯彻《护士条例》的首要工作，将决定其在保障护士权益、规范护士执业行为、保障医疗安全上的具体实施效果，关系到我国卫生法制体系效能与人民群众健康。

1. 总体思路　《护士条例》在总体思路上把握了以下三点：第一，充分保障护士的合法权益。明确护士应当享有的权利，在全社会形成尊重护士、关爱护士的良好氛围。第二，强化医疗卫生机构的职责。通过规定医疗卫生机构在配备护士、保障护士合法权益和加强在本机构执业护士的管理等方面的职责，促使医疗卫生机构加强护士队伍建设，保障护士的合法权益，规范护士护理行为，为促进护理事业发展发挥应有的积极作用。第三，严格规范护士的执业行为。通过细化护士的法定义务和执业规范，促使广大护士尽职尽责从事护理工作。

2. 医疗机构的主体职责

第一，按照原卫生部的要求配备护士。《护士条例》规定，医疗卫生机构配备护士的数量不得低于原卫生部规定的护士配备标准。《护士条例》施行前，尚未达到护士配备标准的医疗卫生机构，应当按照原卫生部规定的实施步骤，自《护士条例》施行之日起 3 年内达到护士配备标准。

第二，保障护士合法权益。医疗卫生机构应当为护士提供卫生防护用品，并采取有效的卫生防护措施和医疗保健措施；应当执行国家有关工资、福利待遇等规定，按照国家有关规定为在本机构从事护理工作的护士足额缴纳社会保险费用；对在艰苦边远地区工作，或者从事直接接触有毒有害物质、有感染传染病危险工作的护士，所在医疗卫生机构应当按照国家有关规定给予津贴；应当制定、实施本机构护士在职培训计划，并保证护士接受培训。

第三，加强护士管理。医疗卫生机构不得允许未取得护士执业证书的人员、未依照条例规定办理执业地点变更手续的护士以及护士执业注册有效期届满未延续执业注册的护士在本机构从事诊疗技术规范规定的护理活动；应当建立护士岗位责任制并进行监督检查。护士因不履行职责或者违反职业道德受到投诉的，其所在医疗卫生机构应当进行调查；经查证属实的，医疗卫生机构应当对护士作出处理，并将调查处理情况告知投诉人。

3. 关于规范护士执业行为的制度 《护士条例》主要从以下五个方面对护士的执业行为作了规范：第一，应当遵守法律、法规、规章和诊疗技术规范的规定。第二，应当尊重、关心、爱护患者，保护患者的隐私。第三，在执业活动中，发现患者病情危急，应当立即通知医师；在紧急情况下为抢救垂危者生命，应当先行实施必要的紧急救护。第四，发现医嘱违反法律、法规、规章或者诊疗技术规范规定的，应当及时向开具医嘱的医师提出；必要时，应当向该医师所在科室的负责人或者医疗卫生机构负责医疗服务管理的人员报告。第五，有义务参与公共卫生和疾病预防控制工作。发生自然灾害、公共卫生事件等严重威胁公众生命健康的突发事件，护士应当服从县级以上人民政府卫生主管部门或者所在医疗卫生机构的安排，参加医疗救护。

（三）民法典

2021 年 1 月 1 日《中华人民共和国民法典》这部具有划时代意义的重磅法律正式实施。值得关注的是，《民法典》在第七编第六章医疗损害责任部分，提到涉医部分共十一条，每一条内容都和医疗机构及医务人员直接相关。

1. 诊疗过程中出现以下情况医疗机构承担赔偿责任或过错 《民法典》进一步明确患者在接受诊疗过程中出现以下情况，赔偿责任将由医疗机构承担。

第一千二百一十八条 患者在诊疗活动中受到损害，医疗机构或者其医务人员有过错的，由医疗机构承担赔偿责任。

第一千二百一十九条 医务人员在诊疗活动中应当向患者说明病情和医疗措施。需要实施手术、特殊检查、特殊治疗的，医务人员应当及时向患者具体说明医疗风险、替代医疗方案等情况，并取得其明确同意；不能或者不宜向患者说明的，应当向患者的近亲属说明，并取得其明确同意。

医务人员未尽到前款义务，造成患者损害的，医疗机构应当承担赔偿责任。

第一千二百二十一条 医务人员在诊疗活动中未尽到与当时的医疗水平相应的诊疗义务，造成患者损害的，医疗机构应当承担赔偿责任。

第一千二百二十三条 因药品、消毒产品、医疗器械的缺陷，或者输入不合格的血液造成患者损害的，患者可以向药品上市许可持有人、生产者、血液提供机构请求赔偿，也可以向医疗机构请求赔偿。患者向医疗机构请求赔偿的，医疗机构赔偿后，有权向负有责任的药品上市许可持有人、生产者、血液提供机构追偿。

第一千二百二十二条 患者在诊疗活动中受到损害，有下列情形之一的，推定医疗机构有过错。

（1）违反法律、行政法规、规章以及其他有关诊疗规范的规定；

（2）隐匿或者拒绝提供与纠纷有关的病历资料；

（3）遗失、伪造、篡改或者违法销毁病历资料。

2. 三种情况医疗机构不承担赔偿责任 第一千二百二十四条 患者在诊疗活动中受到损害，有下列情形之一的，医疗机构不承担赔偿责任：①患者或者其近亲属不配合医疗机构进行符合诊疗规范的诊疗。②医务人员在抢救生命垂危的患者等紧急情况下已经尽到合理诊疗义务。③限于当时的医疗水平难以诊疗。

前款第一项情形中，医疗机构或者其医务人员也有过错的，应当承担相应的赔偿责任。

第一千二百二十条 因抢救生命垂危的患者等紧急情况，不能取得患者或者其近亲属意见的，经医疗机构负责人或者授权的负责人批准，可以立即实施相应的医疗措施。

第一千二百二十八条 医疗机构及其医务人员的合法权益受法律保护。

干扰医疗秩序，妨碍医务人员工作、生活，侵害医务人员合法权益的，应当依法承担法律责任。

3. 医疗机构及医务人员必须履行的责任

第一千二百二十五条 医疗机构及其医务人员应当按照规定填写并妥善保管住院志、医嘱单、检验报告、手术及麻醉记录、病理资料、护理记录等病历资料。

患者要求查阅、复制前款规定的病历资料的，医疗机构应当及时提供。

第一千二百二十六条　医疗机构及其医务人员应当对患者的隐私和个人信息保密。泄露患者的隐私和个人信息，或者未经患者同意公开其病历资料的，应当承担侵权责任。

第一千二百二十七条　医疗机构及其医务人员不得违反诊疗规范实施不必要的检查。

四、精神科违反依法执业以案说法

1. 某医院违反《中华人民共和国精神卫生法》对患者实施约束案

（1）案情介绍：2017 年 11 月 14 日，某市卫生监督所接到该市原卫生和计划生育委员会移交的投诉信访材料，反映某医疗机构当事医生李某对张某实施人身约束以及违反精神障碍诊断标准将张某由非精神障碍患者诊断为精神障碍患者，要求按照《精神卫生法》对李某进行行政处罚。

该市卫生行政执法人员接到投诉举报后，立即对投诉举报材料进行分析，对投诉举报材料中涉及的李某、张某、张某儿子及相关医务人员进行调查询问并制作询问笔录，同时调取庭审笔录等相关材料。经调查，2016 年 1 月 18 日，张某儿子带其父亲张某去医院找当事人李某就诊，当事人李某未作出张某为精神障碍患者诊断结论，随后对张某实施了人身约束，当事人李某的行为违反了《精神卫生法》第四十条："精神障碍患者在医疗机构内发生或者将要发生伤害自身、危害他人安全、扰乱医疗秩序的行为，医疗机构及其医务人员在没有其他可替代措施的情况下，可以实施约束、隔离等保护性医疗措施。实施保护性医疗措施应当遵循诊断标准和治疗规范，并在实施后告知患者的监护人。禁止利用约束、隔离等保护性医疗措施惩罚精神障碍患者。"依据《精神卫生法》第七十五条"医疗机构及其工作人员有下列行为之一的，由县级以上人民政府卫生行政部门责令改正，对直接负责的主管人员和其他直接责任人员依法给予或者责令给予降低岗位等级或者撤职的处分；对有关医务人员，暂停六个月以上一年以下执业活动；情节严重的，给予或者责令给予开除的处分，并吊销有关医务人员的执业证书：（一）违反本法规定实施约束、隔离等保护性医疗措施的；（二）违反本法规定，强迫精神障碍患者劳动的；（三）违反本法规定对精神障碍患者实施外科手术或者实验性临床医疗的；（四）违反本法规定，侵害精神障碍患者的通讯和会见探访者等权利的；（五）违反精神障碍诊断标准，将非精神障碍患者诊断为精神障碍患者的。"因当事人李某违反本法规定实施约束、隔离等保护性医疗措施，予暂停六个月执业活动的行政处罚。

（2）案例分析：临床上可以使用约束、隔离等保护性医疗措施以保护他们自身和他人的人身安全，避免扰乱医疗秩序。但是我们必须认识到约束、隔离等保护性医疗措施的双重性特性及适用条件，切实维护精神障碍患者的合法权益。保护性医疗措施的合理使用在临床上通常是必需的，但在防范危险行为时过分依赖约束、隔离等保护性医疗措施，也会使精神障碍患者的日常生活技能和应对医疗机构以外的环境的能力削弱，因此，在实施约束、隔离等保护性医疗措施前，必须严格遵守适用条件。

使用约束、隔离等保护性医疗措施需要注意以下几点：①使用约束、隔离等保护性医疗措施的前提之一是仅限于患者发生或者将要发生伤害自身、危害他人安全、扰乱医疗秩序，本条表述没有"等"例外情形，因此不得在其他情况下采取保护性医疗措施，这也与"禁止利用约束、隔离等保护性医疗措施惩罚精神障碍患者"是一致的。②只有在患者发生或者将要发生伤害自身、危害他人安全、扰乱医疗秩序，并且没有其他可替代措施的情况下才能使用保护性医疗措施。如果有其他可替代的措施，就不能使用保护性医疗措施。至于哪些属于可替代措施，可由诊断标准、治疗规范和医疗经验等加以确定。

实施保护性医疗措施应符合诊断标准和治疗规范的要求，不能使用诊断标准和治疗规范未作规定的保护性医疗措施，并应当严格遵守诊断标准和治疗规范规定的程序、手段等要求。

实施保护性医疗措施后应告知患者监护人。精神障碍患者本身的特殊性增加了提供医务人员侵害患者合法权益的危险。为防止个别医务人员违法使用保护性医疗措施侵害精神障碍患者的合法权益，故规定实施保护性医疗措施后应告知患者监护人。

第二节　护理伦理实践能力

一、护理伦理概述

护理工作是以人为工作对象、以人的健康为中心的社会职业，具有一定的特殊性及复杂性。其特性决定护士在为患者提供护理服务的同时，还需要考虑所涉及的伦理与法律问题。掌握与护理和卫生保健相关的伦理、法律知识，可以帮助护士正确认识护理学专业实践中常见的伦理和法律问题，遵循伦理守则和法律规范，安全执业，保持较高的专业水平和良好的执业质量，从而维护患者及护士自身的权益。

护理伦理主要研究护理道德的产生、发展和变化规律，以及护士在为个人、家庭、人群、社区提供服务的过程中应遵循的道德原则和规范。它是护理行为的准则，可以指导护理实践、协调护理领域中的人际关系、分析和解决护理实践中的伦理问题。

二、护理伦理实践的原则

（一）尊重原则

尊重是指维护人的尊严，礼貌待人，不损害他人人格，以及维护和尊重每个人的权利。

在临床工作中，护士只有尊重患者的人格和权利，才能赢得他们的信赖和尊重，才能建立起密切的、相互配合的关系。

1. 尊重患者的人格权　人格权是指个体出生后即享有并应该得到保护的权利，是社会个体生存和发展的基础，主要包括身体权、生命权、健康权、人格尊严权、名誉权、荣誉权、人身自由权、姓名权、肖像权等。护士会接触到各种不同的患者，每个人都有自身的价值、人格尊严及权利，都应受到护士的尊重。为了更好地维持及促进患者的健康，护士应具有爱心、耐心及同情心，尊重患者的人格和尊严，这是建立护士与患者之间良好关系的基础。

2. 尊重患者的自主权　自主权即个体做自我决定的权利，尊重患者的自主权是实施护理的基础。在所有的治疗和护理过程中，应尊重患者对有关自己医护问题的自由决定和行动。自由决定指根据自己的价值观念，不受任何条件的制约，不受外界干扰，在掌握了充分的信息及资料后，有目的地做出决定。当护理对象是婴幼儿、精神障碍、意识丧失等没有自主能力做决定的患者时，在所有的相关医务人员都认同护士的决定对该患者有益时，护士可以行使自主权，做出有利于患者的护理决定。

在护理实践中，护士尊重患者自主权体现为患者的知情同意。知情同意是指患者或家属在获得足够的信息，包括病情、诊疗过程、预后等，并完全理解的情况下，自愿地同意或接受某些诊疗和护理措施。知情同意必须符合三个条件：①患者必须对所接受的诊疗、治疗或护理完全知情，并正确理解其原因、方法、优缺点，以及可能出现的反应或副作用等，并能够对各种方法可能的后果做出利弊评价。②必须建立在完全自愿的基础上，没有任何他人的干预、暗示、诱导、欺骗或强迫。③患者或家属是在完全清楚、情绪稳定、有能力做出判断及决定的情况下同意的。同意是以知情为前提，以自主为条件的。

3. 尊重患者的隐私权　患者的秘密和隐私指在医护人员采集病史、体格检查及诊疗护理过程中所获得的有关其家庭生活、生理特征、不良诊断和预后等与他人和社会公共利益无关的信息。护士有义务为其保守秘密，不经患者本人同意，不能随便透露给与该患者治疗和护理无关的其他人员（特殊情况下甚至包括患者的亲属和朋友）。

（二）不伤害原则

不伤害指在采取医疗护理措施时，应尽可能避免对患者造成生理、心理、精神、社会等方面的伤害。它是医疗卫生服务中的底线标准。"伤害"指的是发生可以避免的损伤，不包括在一些诊疗护理过程中所发生的一些不可避免的损伤，如手术的创伤、药物的不良反应等。简单地说，不伤害就是不要做有害于患者身心健康的事，避免引起伤害的危险，并把不可避免的伤害减低到最低限度。例如根据不伤害原则，护士在任何情况下都不能使用污染的注射器给患者抽血。

（三）有利原则

有利强调一切为患者的利益着想，努力使患者多受益。在临床实践中，护士应该从维护患者利益的角度出发，尽量使其受益。在医疗卫生服务中，利害常常共存，很少有完全没有危险的选择。因此，一切诊疗护理措施必须以医学科学为依据，恰如其分地选择医护手段。必须全面考虑并权衡给患者带来的利害得失，选择实施对患者受益最大、损伤最小、效果最佳的方案；对于得失不明的方案应谨慎使用。例如外科手术会给身体带来短时的创伤，但它会挽救患者生命、消除病痛等，给患者带来长期受益的结果，因此是一种对患者有利的服务措施，应该实施。

护理人员既要关心患者以生命和健康为核心的客观利益，如减轻病痛、节省医疗费用等，又要关心患者主观利益，如正当的心理需求。在为患者全面权衡利害得失的同时，还要坚持有利于患者、有利于他人、有利于社会的有机统一，达到对患者有利，同时不损害他人及社会利益。

（四）公正原则

"公正"是现代社会有序发展的基本道德要求。在《"健康中国2030"规划纲要》中，将"公平公正"作为总体战略的指导思想之一，要求尽快实现全民健康覆盖，促进社会公平。公正原则有两层主要的含义。第一，分配公正：现代化大生产创造了巨大的社会财富，医疗卫生条件不断提升，但是随着人民群众健康需求的不断提高，资源配置不均衡、已有资源不能满足人群的健康需求是不可回避的，因此，护士要在解决日趋尖锐的健康资源分配矛盾中作出努力，在有限的医疗卫生资源与无限的卫生服务需求之间寻找资源平衡点，确保每位护理服务的对象都受到公平、公正、合理的对待。第二，程序公正：建立的程序适合于所有人，例外必须有充足的理由。患者虽有千差万别，但在人格尊严上是相互平等的，人人享有平等的生命健康权和医疗保健权。护士应平等对待患者，给予每一位患者的服务都应体现公平、正义，不受性别、年龄、肤色、身体状况、经济状况或地位高低的影响。

（五）诚实守信原则

诚实守信即实事求是，信守承诺，护士应对患者、工作单位、国家、社会及自身做到诚实守信。诚实守信首先表现在始终按计划实施护理，其次就是做到实事求是，如实准确地记录护理文件。即便是仅有护士一人独自护理患者，如护理婴幼儿、老年人、昏迷患者等，护士仍然需要遵守护理操作规范，为患者的健康负责，做到慎独。

三、护理伦理实践涵盖的内容

1. 尊重权益 敬畏护理对象的生命权、健康权、身体权，维护生命尊严；尊重知情同意权、自主权、隐私权，维护个体尊严；理解护理对象的原生文化、生活习俗、个性特征，维护人格尊严。

2. 关爱生命 悲悯仁爱、感同身受，将救护护理对象的生命安全放在第一位，护佑生命、守卫健康。为护理对象提供具有个性化的生理、心理、精神、社会、文化的人文关怀和多元文化的整体护理。

3. 安全优质 恪尽职守，审慎无误，坚守良知，避免因不当的护理行为造成不必要的不适、疼痛、痛苦、残疾、死亡等身心伤害和经济负担；在实施有创护理措施时，最大限度做到受益大于伤害。为护理对象提供安全、规范、高效、低耗、优质的专业护理。

4. 公正合理　不论护理对象的性别、年龄、肤色、外貌、地域、国籍、种族、宗教、信仰、贫富、社会地位等一律平等对待；在卫生资源紧缺或其他极端特殊情况时，遵循基于国家利益、医学标准、社会价值、家庭角色、余年寿命、个人意愿等综合权衡作出的伦理决策。为护理对象提供公平正义、一视同仁的专业护理。

5. 和谐共赢　全面掌握护患沟通技能，认真倾听护理对象的主诉，深入分析、及时判断、合理解释、有效化解护患矛盾，在良性互动中分享职业荣誉感和执业动力，护士思想及人格得到升华，实现护患双赢，和护理对象建立相互理解、信任、合作、愉悦、和谐的护患关系。

四、精神科护士应具备的护理伦理实践能力

1. 依法行护　遵守国家法律、法规；遵守各级医疗行政机构颁发的法规和管理规范；遵守护理规章制度、诊疗护理技术规范和疾病护理指南，合法地开展护理实践。

2. 以德施护　忠诚护理事业，爱岗敬业；加强人文社科知识学习，全面提升人文素养，提高人文关怀能力；将护理职业精神、护士伦理准则内化于心、外化于行，落实在每一项护理实践行为中。

3. 科教兴护　尊师重教、关爱学生、为人师表，重视传统文化，弘扬中华文明；促进学术交流，善于循证、勇于创新、拓展和深化专科护理实践；开展科学研究，坚守学术诚信，遵循科研与技术伦理规范，抵制学术不端行为，以科研和教学助力护理学科理论体系和实践模式的创新与持续发展。

4. 学习强护　坚持终身学习，刻苦钻研，与时俱进，注重知识更新，强化专业素养，仁心仁术，精益求精，增强岗位胜任能力，始终确保为护理对象提供高质量的护理实践。

五、如何培养精神科护士护理伦理实践能力

在强化法制观念的基础上，护士应该将掌握的法律知识应用到护理实践中去，依法从事护理服务工作，准确履行护士职责。

1. 加强护理管理 医院护理主管部门应加强职业资格审核，尽可能合理编制人员，同时加强对护士法律意识的培训。管理者应按国务院卫生主管部门规定的护士配备标准合理配置人力资源，在杜绝无证上岗的同时减少护士超负荷工作状态，使护士全身心投入到工作中去，最大限度地消除安全隐患。同时，可收集整理相关法律知识，汇编成册，采取多种形式，培训护士学习相关法律。培训过程中应把管理者列为重点学法对象，以点带面辐射到医院管理的各个层面。

2. 尊重患者的合法权益 在护理工作中应尊重患者的各种权利，包括隐私权、知情同意权、选择权等。护士在做任何操作时都必须履行告知义务，在患者同意的情况下进行，尤其在为患者进行一些保护性、限制性操作时，还须患者签署知情同意书后方可进行，如保护性身体约束、隔离等。若患者不接受则应尊重其意见，同时在病历中以文字的形式记录下来。

3. 规范护理行为 护士在工作中应不断学习并严格执行专业团体及工作单位的护理操作规程及质量标准要求，依法执业，持证上岗。遇到疑难问题及时请教汇报，不擅自处理，以防止法律纠纷的发生。另外，在工作中应控制关键环节，随时纠正工作中的不足，避免和杜绝护理缺陷及差错发生。

4. 促进信息沟通 护士应经常与患者、医生、其他护士及有关医务人员互相沟通。这样才能建立起良好的护患、医护关系，并及时、准确地交流与护理和治疗有关的情况及资料。在交流过程中可及时澄清一些模糊不清的问题，确保患者的安全，同时可获得患者的理解与支持，减少法律纠纷的产生。

5. 做好护理记录 全面、准确的护理记录在保护患者和医务人员切身利益的同时，也给解决医疗纠纷提供了依据。护士应及时、全面、真实、客观、准确地做好各项护理记录。翔实的护理记录，使护士能够用确凿的证据为自己辩解。

（谷嘉宁）

第七章 组织与管理能力

第一节 护理组织能力

护理组织能力可将分散的人和事务结合，形成一定的系统或者整体，并紧密配合。组织的存在和发展以社会发展为推动力，必须不断地修正自己的方针、政策、经营理念等，以进行自我改造和自我更新来适应环境的变化。

一、护理组织基本理论

1. 组织的概念 组织（organization）是人们为实现某一共同目标，经由分工、合作及不同层次的权力和责任制度构成的集合系统。组织由人组成，具有内在的层级结构和运行机制，使组织内各系统、各部门、各流程环节、各成员之间建立起相互配合、相互协作的关系。组织通过内在的结构和机制，可以把分散的人、财、物、信息等要素整合起来，高效地完成组织的工作。如医院的护理部，承担着医院护理行政管理、护理人力资源管理和护理质量管理，完成与医院医疗、护理、教学、科研、预防保健等相关的护理工作任务。

2. 组织的基本要素 分为有形要素与无形要素。其中，有形要素包括护理人员、护理职位和生存条件。护理人员是护理组织的核心要素，护理组织的正常运转须有足够的人员；护理职位是为完成一定的护理工作任务而设定的职位，有些工作需设置多个从事相同工作的职位，如医院护士长；生存条件是护理组织运行所必需的资金、工作场所、交通通信工具等。无形要素包括共同目标、协作意愿、关系和信息沟通。目标的设定是组织运营和发展所必需的，被组织成员理解和接受的，同时随环境条件的变化进行适当变更；协作意愿是指护理组织成员对护理组织共同目标做出贡献的意愿；护理组织成员之间的关系主要是责任关系和权力关系；信息沟通广泛存在于组织的管理活动中，对管理者而言，有效的沟通至关重要。

3. 组织的形式 可根据不同的标准进行分类，依据国际通行惯例，可将组织划分为公共组织（政府组织、非政府组织）、非营利组织、营利组织；依据巴纳德和霍桑试验研究结果可分为正式组织和非正式组织。正式组织（formal organization）是为了实现组织目标，有目的、有意识地设计和建立的各种关系体系，如世界卫生组织、医院、护理部等均属于正式组织。非正式组织（informal organization）指没有自觉共同目标的人们根据个人需要自发形成的非正式关系体系，如校友会、健身爱好者联盟等均属于非正式组织。任何正式组织中都有非正式组织的存在，非正式组织会对正式组织产生相当的影响力。作为一名有智慧的管理者，应妥善处理正式组织与非正式组织的关系，及时引导和控制非正式组织，使其发挥其积极作用，从而最大可能地提高组织的运作绩效，促进组织目标的实现。

二、护理组织的目的

护理组织的目的是提高护理质量，促进护理事业的发展，推动护理专业化、规范化和科学化的发展，以及保障护士的权益和利益。护理组织可以为护士提供职业发展机会，开展教育和培训，进行职业指导和支持，提供职业道德规范等服务，也可以为公众提供相关的健康咨询服务。护理组织通过开展科研和学术交流活动，可以推动护理学科的发展和进步，促进护理学术水平的提高。

组织是管理的基本职能之一，是落实计划的手段和实施控制的工具。组织管理是运用现代管理科学的组织理论，设计合理的组织结构，建立合适的工作模式，创造和谐的工作环境，凝聚力量，整合资源，激励员工，从而有效完成组织目标。健全、有力的护理组织是落实护理计划、实现护理目标的基础和保证。

三、护理组织管理框架

护理组织系统是医疗卫生组织系统中的一个重要组成部分，在各级卫生组织中发挥着重要的管理作用。

（一）护理行政管理系统组织机构

目前，国家卫生健康委员会医政医管局护理与康复处是主管护理工作的职能机构（图7-1），一名副处长分管护理工作，负责为全国城乡医疗机构制定有关护理工作政策、法规、人员编制、规划、管理条例、工作制度、职责和技术标准等；配合教育、人事部门对护理教育、人事等进行管理；各省、自治区、直辖市卫生健康委员会均有分管医疗和护理工作的负责人。除个别省市外，地（市）以上卫生健康委员会普遍在医政医管处（科）配备了一名主管护师或以上技术职称人员全面负责本地区护理管理，并根据需要和条件配备了适当的助手。部分县卫生健康局配备专职护理管理干部，加强护理管理。为加强护理专业技术指导和质量控制，在各省、自治区、直辖市卫生健康委员会的领导下，选拔质量管理经验丰富和专业技术水平高的专家组成了"护理质量控制中心"，负责质量控制和技术指导、专业骨干培训和国际交流。

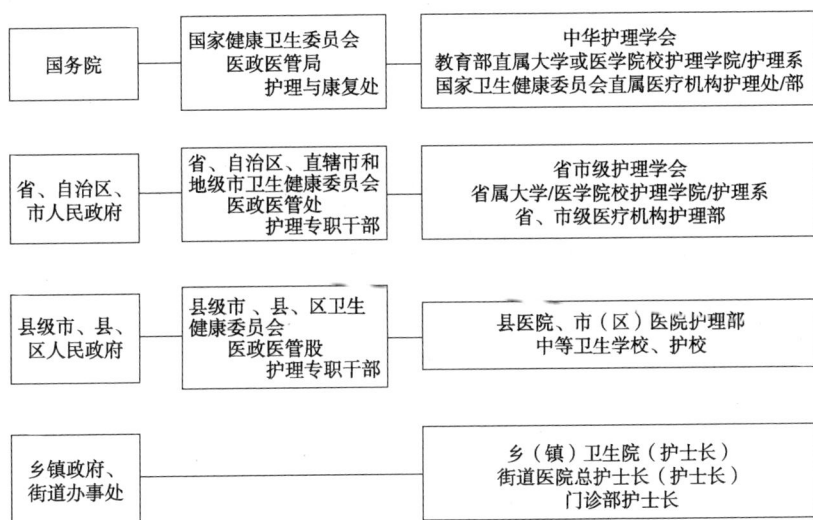

图 7 – 1 我国护理行政管理组织架构

（二）护理学术组织系统组织机构

中华护理学会（Chinese Nursing Association，CNA）成立于 1909 年，是我国自然科学团体中成立最早的学术组织之一，是依法登记成立的全国性、学术性、非营利性社会团体，是党和政府联系护理科技工作者的桥梁和纽带，是凝聚中国 500 余万护士的唯一的全国性护理学会。中华护理学会接受主管单位中国科学技术协会和社团登记管理机关民政部的业务指导和监督管理，业务上接受国家卫生健康委员会的指导。中华护理学会总会设在北京，遍及全国各省、自治区、直辖市及军队系统。学会的最高领导机构是全国会员代表大会。在全国会员代表大会休会期间，理事会是执行机构。理事会选举理事长、副理事长、秘书长及常务理事组成常务理事会。下设学会办公室、学术继续教育、护理杂志、会员中心、护理科普和科技评审等职能部门，承办日常工作。

（三）医院护理管理组织

根据原卫生部颁布的《三级精神病医院评审标准（2011 年版)》和《三级医院评审标准（2022 年版)》实施细则规定，医院应当设立护理部，实行院长领导下的护理部主任负责制。根据医院的功能与任务，建立独立完善的护理管理体系，三级医院实行院长（分管副院长）领导下的护理部主任、科护士长、护士长三级负责制；二级医院可实行三级负责制或护理部主任（或总护士长）、护士长二级负责制。护理部主任或总护士长由院长聘任，副主任由主任提名，院长聘任。护理部主任全面负责医院护理工作，各科主任与护士长是专业合作关系。

二级及以上医疗机构应当设立护理管理委员会和独立的护理管理部门，二级以下医疗机构应当结合实际指定分管护理管理工作的部门或指定专人负责护理管理工作。医疗机构护理管理委员会由人事、财务、医务、护理、医院感染管理、后勤、医学装备、信息及其他相关部门主要负责人组成，主任委员由医疗机构主要负责人或者分管护理工作的负责人担任。护理管理委员会主要职责：认真贯彻护理管理相关法律法规、规章及技术规范标准；研究制订本单位护理工作发展规划等；定期研究护理工作发展中的困难问题，并提出解决方案和支持保障措施；其他护理工作发展的重要事宜。医疗机构护理工作日常管理机构设在护理部，在护理管理委员会的指导下，具体负责落实护理管理工作。医疗机构要建立扁平化的护理管理层级，建立三级护理管理体制（护理部主任/总护士长 – 科护士长 – 护士长）或二级护理管理体制（护理部主任/总护士长 – 护士长）。

（四）护理组织结构的基本类型

护理组织管理是运用现代管理科学的组织理论，研究护理系统的结构和人的管理。通过组织设计，建立恰当的工作模式，把人员的分工和协作、时间和空间的连接等各个环节合理地组织起来，形成一个有机的整体。常见的护理组织结构（nursing organizational structure）包括几种基本类型，即直线型、职能型、直线 – 职能型以及矩阵型。在实际工作中，大部分组织并不是某一单纯的类型，而是多种类型的综合体。

1. 直线型结构 直线型结构（pure line structure）又称单线型结构，由一条纵向的权力线，从组织上层逐步到组织基层，即命令与服从的关系（图7-2）。该结构的优点是组织关系简明，各部门目标清晰，使各级管理人员明确命令的发布者与执行者，方便对组织目标的贡献进行评价。其缺点是组织结构较简单，不适用于较大规模、业务复杂的组织；权力的高度集中有造成掌权者主观专断、滥用权力的倾向。

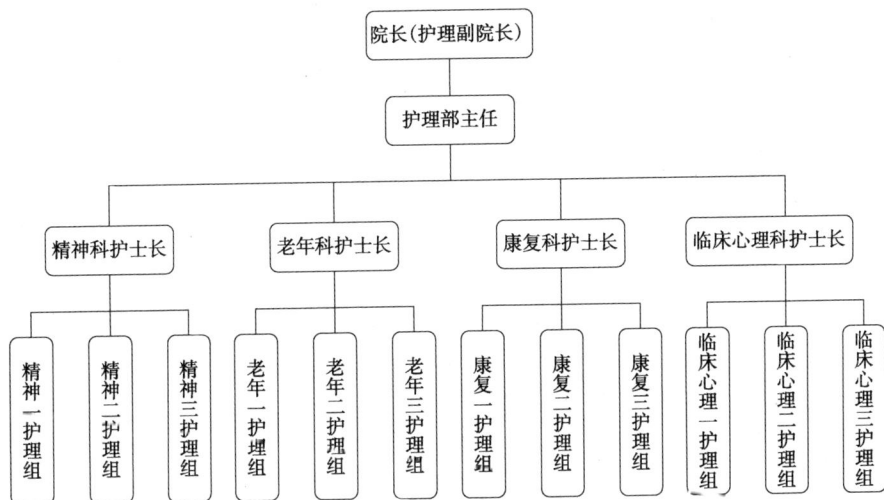

图7-2 直线型结构示意图

2. 职能型结构 职能型结构（functional structure）称多线型结构，是在各级领导下，按照专业分工设立管理职能部门的组织结构（图7-3）。各职能部门在分管业务范围内直接指挥下属。该结构的优点是管理分工较细，能充分发挥职能部门的专业管理作用，减轻上层管理者的负担。其缺点是多头领导，不利于组织统一指挥；各职能部门间横向联系不够；适应环境变化的能力有限。实际工作中，纯粹的此类结构较少。

3. 直线-职能型结构 直线-职能型结构（line and staff structure）是一种下级成员除接受一位直接上级的命令外，又可以接受职能部门管理者指导的组织结构（图7-4）。直线指挥人员在分管的职责范围内有一定的职权；职能部门管理者可提供建议与业务指导，在特殊情况下可指挥下属，并对直线主管负责。该结构的优点是既可以统一指挥，严格责任制，又可根据分工和授权程度，发挥职能人员的作用。目前医院广泛采用此结构。

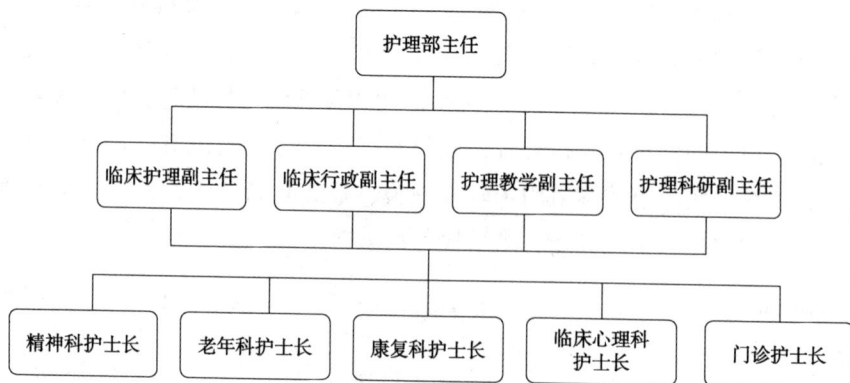

图 7-3 职能型结构示意图

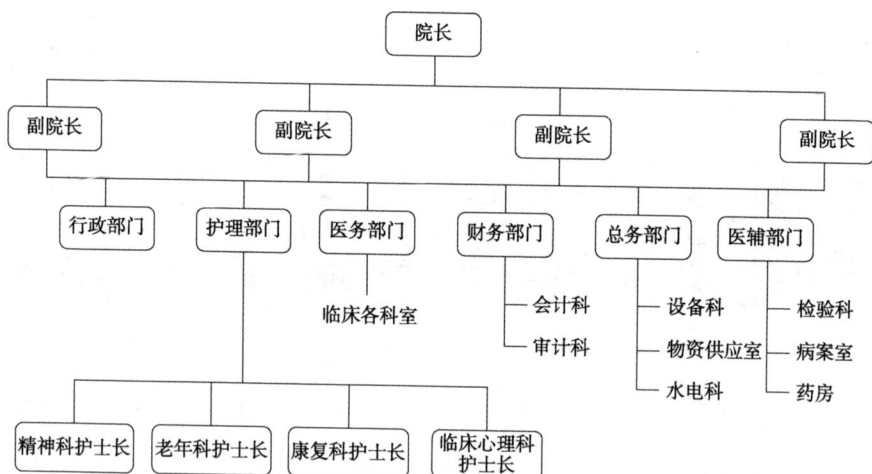

图 7-4 直线-职能型结构示意图

4. 矩阵型结构 矩阵型结构（matrix structure）是一种将组织目标管理与专业分工管理相结合的组织结构（图 7-5）。这种结构的命令路线有纵向和横向两个方面，直线部门管理者有纵向指挥权，按职能分工的管理者有横向指挥权。在一个矩阵式护理组织中，按目标负责的护理部副主任与护理行政、质量、教学、科研等职能的副主任共同负责各护理单元工作。护理部主任居于矩阵之外，基本职能是全面管理、协调、平衡权力和处理各种关系等。

5. 其他 团队（team）是为了实现某一目标而由相互协作的个体组成的正式群体。构成团队的基本要素包括目标、人、定位、权限及计划。团队合理利用每一个成员的知识和技能进行协同工作，解决问题。达到共同的目标。团队较传统的组织结构更具优势，更灵活，反应更迅速，可以创造团结精神，促进成员之间的合作，提高员工的士气，促进成员参与决策，增强民主气氛，提高工作绩效，可作为传统组织结构的补充。

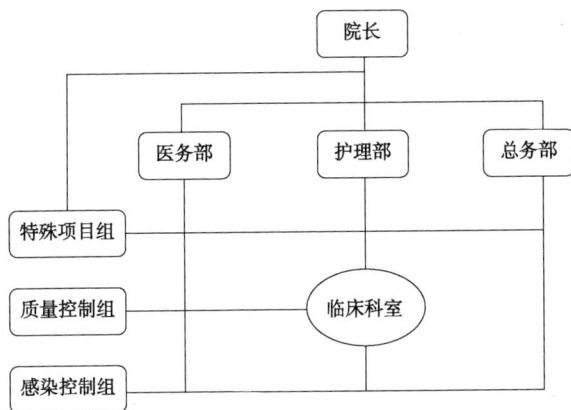

图 7 - 5　矩阵型结构示意图

委员会（committee）是由来自不同部门的专业人员和相关人员组成的、研究各种管理问题的组织结构。委员会常与上述组织机构相结合发挥功能，主要起咨询、合作、协调作用。委员会的组成一般考虑成员应具有高度的个人意愿，即使命感及充足的时间和精力等；并且应由具有不同工作经验及教育背景的成员组成，如护理职称评定委员会应由临床护理专家、护理行政管理者等组成。委员会的优点是可以集思广益，防止权力过分集中，利于沟通，能够代表集体利益，有一定的权威性，易获得群众的信任，能促进管理人员的成长；不足在于较费时间，职责分离，有些参与讨论的成员不负责执行决议或承担的责任少，不利于落实组织决定。

网络组织（network organization）是一个由活性结点的网络联结构成的有机的组织系统。这里的网络不仅指"互联网"，也指相互关联而没有中心的特定形态。网络组织结点可以由人、团队、部门或组织构成，信息流驱动网络组织运作，网络组织协议保证网络组织的正常运转，网络组织通过重组来适应外部环境，通过网络组织成员合作、创新来实现网络组织目标。网络组织中不存在必然的上级和下属，只有独立的"结点"，边界模糊，具有开放性、流动性和灵活性。例如，在"互联网＋"行动计划的引导下，精神科医院开展 HSH 康复模式，即 hospital（医院）＋ society（社区）＋ home（家庭），以中国精神医疗资源结合社区服务为基本形式，以心理及精神疾病问题为工作重心，以全民心理健康为目的，针对整个社会心理障碍患者和精神疾病患者的一种联合性社区容纳型的精神治疗与康复体系。

四、护理组织管理职能

1. 护理行政管理系统组织职能　各级卫生行政组织中的护理管理机构与人员的职责和任务是在各级主管护理工作的管理者领导下，根据实际情况制定并组织贯彻护理工作的具体方针、政策、法规和护理技术标准；提出并实施发展规划和工作计划，检查执行情况；组织经验交流；负责听取护理工作汇报，研究解决存在的问题；与中华护理学会各分会相互配合，重视和支持各级护理学会的工作，积极开展学术活动。

2. 护理学术组织系统组织职能　中华护理学会是发展我国护理学科技事业的重要社会力量。学会的宗旨：遵守宪法、法律法规和国家政策，践行社会主义核心价值观，遵守社会道德风尚。执行国家发展护理科技事业的方针和政策。崇尚救死扶伤，以人为本，全心全意为人民健康服务的护理道德，坚持民主办会原则，充分发扬学术民主，依法维护护理工作者的合法权益，提高护理科技工作者的业务水平，促进护理学科的繁荣和发展。主要任务包括组织广大护理工作者开展学术交流和科技项目论证、鉴定；编辑出版专业科技期刊和书籍；普及、推广护理科技知识与先进技术；开展对会员的继续教育；对国家重要的护理技术政策、法规发挥咨询作用；向政府有关部门反映会员的意见和要求，维护会员的权利，为会员服务。

3. 医院护理管理系统组织职能　护理部是医院内部机构设置中的一个中层技术和行政职能部门。在院长或主管护理的副院长领导下，负责全院护理管理工作。它与行政、医务、教学、科研、后勤管理等职能部门并列，相互配合，共同完成医院各项任务。护理部的管理职能包括：制订并落实医院护理工作长远规划、年工作计划及培训计划；设定护理岗位，制订和实施人力资源调配方案；培养选拔护理管理人员，组织和参与护士考试考核录用、职称晋升工作；建立健全护理工作制度，各级各类和各岗位护士职责、护理组织等；建立健全护理质量管理体系，负责全院护理质量督导和评价，实施护理质量持续改进，不断提高护理质量；组织疑难病例护理会诊、查房和危重患者抢救；制订科学、规范化的疾病护理常规、护理技术操作规程、护理工作关键流程、护理质量评价标准等；配合医院业务用房建筑设计和装饰布局的审核；参与护理设施、相关耗材的购置考察与审定工作；安排和落实各项护理教学计划；对护理新业务、新技术进行管理，积极开展护理科研；对医院护理实施信息化动态管理等，将占医院总人数三分之一的护士组织管理起来，保障完成护理工作任务和不断提高护理工作质量，协调护理工作和医院的其他工作。

五、护理组织变革

（一）组织变革的概念

组织变革（organizational change）是指运用行为科学和相关管理方法，对组织的权利结构、组织规模、沟通渠道、角色设定、组织与其他组织之间的关系，以及对组织成员的观念、态度和行为，成员之间的合作精神等进行有目的、系统的调整和革新，以适应组织所处的内外环境、技术特征和组织任务等方面的变化，提高组织效能。

组织变革是由于内外环境共同作用产生的结果。内外环境的变化可推动组织变革，提高组织整体管理水平的要求。组织变革包括组织战略变革、组织结构变革、组织流程变革、组织文化变革。组织变革的方式可以是渐进式变革、激进式变革和动态均衡变革。渐进式变革是在原有的结构和管理过程框架内的变革，影响局部组织，是持续性的变革；激进式变革是指创建新的结构和管理系统，改变整个组织，是技术型的突破，以新产品创造新市场；动态均衡变革意味着渐进式变革和激进式变革的相互转化，通过激进式变革改变组织结构框架，而后通过渐进式变革进行不断的改进和完善。

（二）护理组织的数字化转型

护理组织的数字化转型是以人工智能、大数据、云计算、物联网、移动技术、5G 技术、区块链等一系列新兴数字化技术、数字化产品和数字化平台等基础设施为支撑起点，进而对企业的运营模式、流程管理、组织架构以及发展战略等方面进行彻底性变革。《全国护理事业发展规划（2021—2025 年）》提出加强护理信息化建设，推行数字化。医院组织的数字化转型的核心是赋能医务人员、患者及家属。医院组织的数字化转型最终体现在患者的价值感知中。因此，战略、组织、领导力、人力资源、工作方式的数字化转型最终都要落实到患者端。组织的数字化转型的三个核心要素是业务、技术和组织。其中，业务是载体，技术是驱动，组织是保障。数字化转型的成败，取决于组织和组织中的人，即组织结构是否转变，人的意识是否转变，能力提升方法是否转变。

（1）电子病历和知识系统：基于护理程序，设计结构化电子病历，规范护理病历书写，节约护士记录时间。在综合评估基础上，应用护理智能决策支持系统，指导护士为患者提供同质化、精准化、标准化的健康照护。

（2）智能医疗设备和技术：引入智能医疗设备和技术，如健康教育机器人、智能输液系统、远程监护设备、健康穿戴设备等，实现护理服务的智能化、自动化和精准化，提高护理诊断和治疗的准确性和效率。通过收集、整合和分析医疗数据，利用大数据分析和人工智能技术，挖掘数据中的信息和知识，以支持护理决策、疾病风险预测、流行病监测等，提高护理管理质量和效率。

（3）患者数字化参与个性化医疗：数字化转型鼓励患者以数字化方式参与个性化医疗。通过数字化平台和工具，患者可以主动管理自己的健康数据、预约挂号、移动缴费、流程引导、院内导航、报告查询、医患互动、健康教育等，从而实现个性化的护理服务和关怀。

（4）数据质量管理与保护：数字化转型可以提升医疗质量和安全水平。通过数字化系统的应用，护理管理者可以建立质量管理体系，实施电子化的护理质量控制和监管，减少护理差错和降低不良事件风险，提高护理服务的安全性和可靠性。建立健全的数据管理制度和隐私保护机制，加强数据加密、访问控制和安全审计，确保医疗数据的安全性和机构的合规性。

（5）远程医疗和互联网医疗：通过互联网和通信技术，实现远程医疗和在线诊疗，将医护人员和患者连接起来，实现远程会诊、远程监护、远程诊断和远程药物管理等服务。这有助于解决地域医疗资源不均衡的问题，提高医疗服务的可及性和便利性。

（6）虚拟医疗成为新场景：虚拟医疗技术利用虚拟现实和增强现实等技术，通过虚拟环境和智能系统，提供更沉浸式医疗体验，实现更高效、个性化的医疗服务。应用于临床康复治疗、医学教育、心理治疗等领域。如在创伤后应激障碍患者的治疗中，使用虚拟现实技术——情景暴露疗法，使患者面对类创伤情景触景生情，唤起患者的创伤记忆，然后对病理部分进行治疗。

六、精神科护士应具备护理组织能力

（一）护理组织能力的定义

护理组织能力指护士能够与医疗团队成员合作以确保护理质量和患者安全，包括与团队成员进行有效的沟通与合作，参与临床护理实践相关要素的组织协调，确保多学科合作，提高护理质量和患者安全等。根据2001年美国护士协会确定的专科护士七大核心能力，组织与管理能力是护士应具备的核心能力之一。

（二）精神科护士应具备的护理组织能力

（1）与护理学术组织建立联系并参与学术活动的能力。

（2）与多学科团队合作，为精神障碍患者提供个人、家庭和社区健康服务的能力。

（3）在多学科团队中充当桥梁作用，协调患者治疗和护理的能力。

（4）开展精神科护理相关知识和技能培训的能力。

（5）突发事件应急处理能力，可有效运用团队力量解决问题的能力。

（6）临床护理实践的前瞻性和预判性，有效识别护理实践中的风险因素，并采取积极干预措施，保证治疗和护理质量的能力。

（7）熟练运用常用质量管理工具，分析护理质量中存在的问题的能力。

七、培养精神科护士护理组织能力

1. 提供培训机会　积极开展关于护理组织和管理相关的培训，内容涉及制定护理计划、协调团队、管理资源、制定护理标准等知识和技能，使护士获得护理组织管理相关知识。提供临床实践的机会，如进修、参与日常组织管理工作，承担组织管理工作任务等，通过实践，让精神科护士了解实际工作中的护理组织内容并掌握管理技巧，不断提升组织管理能力。

2. 激励　完善绩效考核机制，纳入创新性管理、风险管理合理化建议，以评比或采纳情况予以恰当的奖励，鼓励护士发散性思维、评判性思维的运用，启发护士人人参与管理，在护理质量、工作效率提高等方面参与管理。

3. 强化团队意识 以团队合作为出发点，鼓励团队参与下的病房管理，以联合查房、头脑风暴、质量分析等多种方式，营造依托、促进的成长氛围，同时互相学习借鉴护理经验，提高团队的凝聚力，提高护理组织和管理的有效性。

4. 带教或导师制 就新步入管理岗位的护理人员进行岗前培训，上岗带教，通过阶段的临床培训与实践，迅速提升新晋升人员的组织管理能力。

5. 职业规划 鼓励精神科护士不断学习和更新护理组织和管理方面的知识和技能，以适应不断发展变化的医疗环境和健康需求。管理者在组织内搭建发展平台，开通进阶通道，实现护理人员的个人成长，完成护理组织的梯队建设。

第二节 护理管理能力

护理管理在卫生事业管理中占有举足轻重的地位，护理管理的水平直接影响医疗护理的质量、医院管理的水平以及卫生事业的发展。

一、护理管理定义

不同的专家对护理管理的解释不同，美国护理学家 Swansburg 指出：护理管理是有效地利用人力和物力资源，以促进护理人员为患者提供高质量护理服务的过程。美国护理管理专家 Gillies 指出：护理管理是护理人员为患者提供照顾、关怀和舒适的工作过程，并认为护理管理的任务是通过计划、组织以及对人力、物力、财力资源进行指导和控制，以达到为患者提供有效而经济的护理服务的目的。所以，护理管理是一种有效的组织调节有关护理活动的系统过程，旨在促进护理质量的提高和成本的降低，使护理更加规范有效。

二、护理管理的目的

护理管理是现代医疗机构中不可或缺的一项工作，护理管理的目的是通过合理规划、组织、协调和控制，充分利用护理组织内部资源，提高护理质量，确保患者的安全和满意度。

三、护理管理的内容

为了科学、高效、经济地开展护理管理，护理管理的主要内容涉及以下几个方面，主要包括护理政策与制度管理、护理人员管理、护理质量管理、护理资源管理和护理风险管理等。护理管理的实施需要护理管理人员具备良好的组织管理能力和护理专业知识，通过合理的管理方法，不断提高护理工作的效果和效益。

（一）制度管理

护理制度是护理管理的依据，通过制定科学合理的护理管理制度，包括：护理服务的宗旨、原则、规范和标准；护理人员的职责和与工作流程；护理质量管理标准与安全管理制度，以及患者权益保护的机制等。规范护理行为，提高工作效率和保证护理安全。护理制度是护理人员执行护理工作的标尺，一旦建立，不得违反。值得注意的是，制度并非是一成不变的，随着环境、社会发展、护理人员结构等诸多要素的影响，制度可能存在"失效"情况，护理管理中应善于识别制度的失效模式，及时改进，以防止不利因素对护理工作的影响。

（二）护理人员管理

护理人员是医疗机构中最重要的资源之一，护理人员管理包括护士职业素质、人力资源统筹、护理人员组织结构等多方面的内容。

1. 护士素质管理 在日常工作中，护士应维持良好的职业形象，精神饱满，仪表端庄，在岗位上不能行有损患者之事，落实行为规范，依法执业。

2. 护理人力资源管理 包括医疗机构对护理人力资源的合理配置和利用的过程。通过人力资源有效整合、有效分工，保证护理工作的有效顺利进行。护理部承担全院护理人员的整合与分工，参与绩效考核制度的制定，建立有效的激励机制，促进护理人员凝心聚力。

3. 护理人员组织结构管理 精神科护理在护理部的领导下开展工作，采取分层护理的方式，以满足临床工作专业性和组织性需要。综合考量护理人员临床护理、专业技能、组织管理、工作经验及履历等要素，对应岗位胜任力予护理人员分层级管理。不同层级护士工作内涵、管理要求、照护对象有所差异，原则是以资深护士照护患者为重，因工作量、工作难度、工作风险不同予相应的绩效分配。护士分层管理及使用，体现护理能级对应，促进临床持续专业化发展，提升护理价值感受，能够优化护理人力资源。目前临床常见护理分层模式多划分为 4~5 个等级，结合岗位特点设置，一般是由责任护士、责任组长、副护士长、护士长组成。

（1）责任护士：需具备专科护理能力，如掌握沟通技巧及风险评估技术；可熟练使用各种抢救器材，熟悉急救技术；熟悉精神科常规药品及其不良反应；能够为患者实施健康教育，康复指导；日常参与患者的管理，包括患者外出、探访、消毒隔离、病情观察、护理文件书写等工作任务。

（2）责任组长：参与病房的会诊及查房，能够制定护理计划、实施个案护理，就护理实施及效果作出评价。在团队中发挥积极作用，配合其他岗位完成护理工作任务，指导下级护士工作。参与患者管理及护理小组的管理，每年完成一篇护理综述文章。危急情况能够紧急启动应急预案。

（3）副护士长：指导下级护士工作，承担教育及培训工作任务，参与疑难病例的讨论、护理查房等任务；为患者实施整体护理，包括护理评估、制定护理计划、落实护理措施，及时做出评价；具备较强的病情观察、护理文件书写、沟通能力；参与病房组织及管理；参与急危重症患者抢救、参与病房的质量控制及管理工作（与护士长建立替代机制）；自觉学习新业务、新技术，参与护理科研工作。每年完成一篇专题报告或护理论文，每2年发表一篇护理论文。

（4）护士长：熟悉专科危重患者护理及救治原则，紧急情况下指挥急救并制定危重症患者护理计划；参与危重症、疑难病例讨论，分析患者存在的护理问题，提供可行性、指导性意见和建议，督导计划的实施；有计划、有组织地实施护理方案，加强重点患者的管理；落实各项规章制度，合理调配人力资源。监控病房护理质量，检查护理工作落实情况。参与专科护理小组的工作，参与护理科研教学任务，每年完成一篇护理论著，每2年发表一篇科研论文。

（三）护理质量管理

护理质量管理是提高护理水平和服务质量的重要环节，指在护理过程中护理人员依据科学的质量管理理论，就护理行为及服务质量进行评估、反馈、改进的过程。藉此规范护理行为，为患者提供有效、舒适、安全的护理服务，以达到预期的护理效果。护理质量管理包括护理质量控制、护理质量持续改进和质量管理责任三方面的内容。

1. 护理质量控制

（1）搭建质量管理框架：临床多采取二级或三级质量控制管理模式，

在护理质量控制部的领导下开展工作。护理部下设质量管理委员会（专职质量管理员、兼职质量管理小组）执行护理质量管理职责。各处室质量管理以护士长为核心，采取二或三级质量管理模式（据护理人员结构决定），强调小组管理、护士自我管理。

（2）质量管理程序

1）建立质量管理检查标准：质量标准一般依据医院等级评审标准、医疗行业标准、护理行为规范等要求制定，紧紧围绕护理敏感指标监测护理服务、护理管理内容。质量标准应具备标准明确、内容全面、可比较、动态更新的特点。质量检查标准化的实现，为护理质量管理提供了参考依据，为实现同质化护理服务奠定基础。质量检查标准应具体到检查内容、检查方式、检查细则、对应的考核及合格标准。

2）护理质量评价与考核

①落实质量检查计划：制定检查计划，明确质量检查方式，落实质量检查内容。通过开展有目的、针对性、计划性的质量检查，起到发现问题、以查促改的作用。

②加强日常质量检查：以发现问题为导向，评估护理服务过程，实施包括技术水平、风险监测的质量检查；检查内容覆盖护理工作整体内容。

③针对已经发生的问题检查：落实质量问题的整改，在规定时间内完善，以弥补缺陷，避免事态扩展。一般在发现问题后，管理部门提出整改要求，执行部门落实整改方案然后自查，管理部门就问题核查，以合格为标准。

④质量考核：护理质量考核与评价相对应，得出质量检查的结论。考核有可能对应的是护理过程；也可以对应护理实施结果，包括患者满意度等。

2. 护理质量持续改进 包括四方面的内容，即质量检查存在的问题、针对问题的原因分析、改进措施及整改效果的评价，直至问题去除，通过闭环的管理实现质量持续改进。质量持续改进以问题为导向，以整改为举措，以检验为手段，从而促进护理质量的提高。

3. 质量管理责任 质量管理是全员参与的过程，各司其职，责任到人。护理部层级：完善质量管理制度、质量检查标准，制定质量检查计划并敦促落实，明确质量检查办法并建立质量管理的机制。质量控制专员：专职护理质量控制，落实质量检查标准，最大化地发现护理缺陷，落实质量持续改进的机制，积极开展质量问题培训并督查培训效果。监察管理员：最大化发现质量问题，不同的视角观察，聚焦某工作重点，规范护理工作过程。自我管理：职责落实，保质保量完成工作任务，建立工作自查及离岗必查的机制，避免隐患的发生。

（四）教育培训的管理

教育培训工作随着护理职业的发展日臻完善，与护理行政管理、业务发展管理一道，作为一项管理工作须重点落实。

1. 搭建教育培训组织管理架构 护理教育培训组成在护理部的领导下开展工作，下设在教育培训委员会或教研室，由教学主管（教学秘书）及教育培训委员组成；负责教学计划的制定，教学任务的达成，结合护理发展方向、医院发展动态开展教育培训活动，履行教育培训的职责。

2. 落实教育培训管理制度，使教育培训规范化、可持续发展 不断完善教育培训制度，与考核建立紧密联系，依托制度及考核管理提高护理人员的重视程度。有计划、分步骤实施教育培训，明确教育培训的目标，采取针对性的措施，建立教育培训长效机制，常抓不懈。

3. 结合教育培训需求及护理工作需要开展培训 开展教育培训工作的核心目的是提升护理人员专业核心能力，实现护理人员的个人成长。培训前应积极调研，评估护理人员专业能力现状，了解护理人员职业发展培训需求，使教育培训工作有的放矢。这不仅能够激发护理人员的培训热情，更使教育培训工作与解决问题、满足需要相结合，从而发挥教育培训的作用。

4. 教育培训工作的落实

（1）计划性教育培训：制定教育培训计划，融合临床需要、护理发展、专业技能及护理行为规范等，通过理论授课、技术操作考核、规范化培训、病例导入式查房等多种方式实现，做到以临床需要为先，贴合护理实际。

（2）鼓励自助、自主学习：分析护理需求与需要之间的差距。针对护理需求方面，鼓励自助、自学。针对需要内容开展集体培训，敦促学习。教育培训管理组织应给予大力支持，如搭建教育培训平台，不断更新理论知识内容，开通多种学习方式的通道，如线上、线下、网络、推送等，建立教育培训内容清单，护士可清晰地了解需参与的培训内容，并在规定时间内实现。

（3）积极开展新知识、新技术的培训：从掌握到应用新知识、新技术需要过程，通过教育培训起到渗透作用。激发护理人员对新知识、新理论的思考及探索，鼓励发散性思维及创新性护理理念。

（4）培训的内容多元化，满足不同护士的培训需要：新入职护士的教育培训围绕成为一名可独立操作的护士开展，内容设定包括临床护理技能、临床常用操作技术、精神科基本理论、精神科专业技术等，并实现同质化测评，建立出科考核程序及标准；不同层级的护士因教育背景、工作履历、承担工作任务不同，培训目标以提升护理团队护理综合能力为主，实现护理人员梯队建设，开通成长路径。护理培训围绕专业能力、依法执业行为规范、教育咨询、组织管理、应急处置、研究与发展等开展，不同层级护士培训内容不尽相同，培训中明确进阶目标及要求。专科护士培训，需了解专科护士需求，拟定教育培训大纲，结合动态调整方式，满足临床、发展、专业化、指导性需要。

（5）培训方式：培训方式根据实际情况而定，临床常用的教育培训方法包括问题教学、病例导入式教学、情景模拟式教学、理论培训、小组讨论等。教育培训不拘泥于形式，旨在培训效果。

教育培训管理需注意：学习终是护理人自发的力量，它建立在对职业的认同感之上，护理发展目标的前景下。教育培训秉承激发护理人对护理的热爱，对疾病困扰者的关心，对护士自我成长的需要。藉此，护理教育培训有序开展。

（五）护理风险管理

护理风险管理是护理管理的重要内容。护理工作中常见风险有不良事件、医疗事故、感染传播、药物误用等。护理风险管理重点围绕患者展开，积极对风险做出预判，规范护理行为，落实护理操作规范和安全措施，减少和控制风险的发生，保护患者的安全和利益。

1. 患者管理

（1）住院方式管理：根据患者疾病特点，对患者的住院管理办法不尽相同。

①封闭式病房住院管理：精神疾病患者采用封闭式管理的模式，限定

患者的活动范围，对精神疾病患者进行统一管理。封闭式病房住院管理利于护士观察患者病情，促进护士工作整合，能够在多容纳患者的前提下，维护患者安全。具体包括维护安全、舒适的住院环境：在患者入院前要做好安全检查，并向家属宣教安全管理规定；探视时要安排专人看护，避免家属将危险品带入病房。每日进行全面的安全检查，包括患者及病房环境设施的检查，有问题及时解决。患者外出过程中注意患者的行为，避免外出过程中带入危险物品；努力创造舒适愉快的休养环境，有利于患者的早日康复。建立合理的作息制度：合理的作息与规章制度是维持病房正常秩序的关键，是促使患者养成良好生活习惯的重要措施。调动患者的积极性：护士要带领患者学习、娱乐和劳动，丰富患者的住院生活，为患者回归社会打下基础。病房要定期组织工休座谈会，及时听取患者的建议，满足患者的合理需求，既密切了与患者之间的关系，又利于病房的管理。医护人员应鼓励患者在住院期间自觉遵守医院的规定，真实地向医护人员反馈病情变化。

②开放式病房住院管理：随着社会的进步和医学模式的转变，精神科住院患者的管理模式由单一的全封闭式管理向着开放等管理模式转变，以满足患者及家属不同需求，改善就医体验。开放式病房住院管理秉承以人为本、家庭化治疗为宗旨的发展方向，能够提高患者住院的舒适度及治疗的依从性。但开放式管理适用对象有着较严格的界定：以自愿住院，或者虽然被动住院但对疾病有一定的认识，愿意接受治疗的精神障碍患者且无严重的自伤自杀、攻击外走等风险及行为的患者为主。开放式病房管理与封闭式病房不尽相同，包括患者的活动区域，不局限于病房之内；强调人性化与安全并重的管理理念。

开放式病房住院管理要求护理工作人员在护理过程中，关心患者感受，设身处地为患者解决实际问题；不断更新工作理念，提高服务意识，满足患者的正当需求；积极解答家属提出的疑问，耐心、热情地予以回应；不断完善基础设施，创造温馨、舒适、安全的住院环境。

（2）患者入院管理

1）执行新入院患者护理程序

①门诊护士：了解新入院患者风险，与收治病区沟通。

②病区护士：做新入收治准备，人力准备，患者床位及物品准备。

③门诊护士与病房护士：完成身份确认、交接。

④病房护士：安置患者于易观察的病室，防止危险物品的带入。予患者更衣查体，关注患者皮肤及躯体情况，注意保护患者隐私。予新入院患者健康教育，了解患者感受，予患者风险评估，遵医嘱完成诊疗。

2）护理注意事项：风险评估不仅可保护患者安全，更可提示护理人员注意自身安全。新入院患者面临环境陌生，可能产生不适应的情况，护理风险往往容易在此间发生。此时注意保持安全距离，快速判断患者的风险后决定进一步的护理举措。帮助患者尽快消除陌生感及恐惧，可以采取环境介绍、医护人员介绍的方法打消患者顾虑，帮助患者熟悉环境。安全教育也尤为重要，包括物品带入、通话及食品的管理等，避免与患者发生冲突。

（3）患者探访管理：《精神卫生法》规定精神病患者享有探访、通话等权利。

①医院根据实际情况设定患者访视办法，尊重患者的意愿，满足患者的合理需求。

②探访者须持有效证件以证明身份，明确与被探访患者的关系，并登记。

③探访须在指定地点完成。在此过程中，提示患者注意安全。病情危重、卧床或特殊原因不便外出的患者，可选择病房内或指定地点接受探访，必要时由医护人员陪伴。

④探访结束，探访者需将患者送回病房与医护人员完成交接。医护人员就患者携带物品、探访过程进行了解，发现异常情况及时追溯。

⑤执行探访管理注意：详细探访告知，请探访者做好对患者的照护，避免患者做危险、剧烈运动；探访者不得离开患者，严禁带患者离院。探访结束后，病房接待护士注意严格检查物品带入情况，避免不宜存储、有害于患者身体健康的食品，贵重物品如现金、首饰等及危险物品带入病房。

（4）患者物品、食品管理

①病房安全管理要求：鉴于精神疾病的特殊性，为了住院患者的安全，严禁危险物品带入。

②物品种类：尖锐物品，如各种刀具、利器、钥匙、玻璃制品或铁器制品等；绳索类物品，如绳索、围巾、鞋带、耳机线、塑料袋、肩带较长

的内衣等；易燃易爆物品，如火柴、打火机、家用电器、各类酒等；贵重物品等；各种药品，包括中药、中成药和西药、保健品等；其他可能危害患者健康、危及患者安全的物品。

③食品管理：患者带入病房的食品须符合病房食品带入要求，避免过期、变质、影响患者身体健康的食品带入病房。患者食品统一管理，患者进餐应在护士或护工看护下进行，剩余食品及时清理，防止患者藏匿食品，以保证患者饮食安全。

④物品、食品管理注意：防止百密一疏而发生意外情况。把好入口关，日常加强物品及食品安全检查。服药过程规范，防止患者发生藏匿等情况。

（5）患者出院管理

①出院的办理：一般由监护人办理，特殊情况可以委托他人（需签署授权委托书）。

②出院办理程序：医生开具出院医嘱，经护士核准，确认无误后方可执行。责任护士予患者提供出院协助：告知家属办理出院手续，协助患者整理物品，予患者及家属个体化出院健康教育。家属办理手续后，予护理人员回执确认。医护人员再次确认家属身份及与患者关系无误，准患者离院。患者出院后，病历整理后及时归档，避免资料遗失。

③出院健康教育内容：服药注意事项、康复指导、复诊与延续性护理支持，接受患者对本次住院过程做出的客观评价，以敦促护理质量的提升。

2. 落实分级护理管理 分级护理根据患者病情和生活自理能力划分。分级护理管理依据分级护理管理制度实施，即针对不同护理级别的患者实施护理管理，以指导临床医护人员护理措施规范、到位。精神科护理一般分为以下四个等级（因地方差异略有不同）。

（1）精神科监护

①精神科监护标准：适用于精神障碍急性期患者，存在自杀、自伤、兴奋、冲动、伤人、毁物及外走等安全风险的患者，严重妄想、幻觉和木僵的患者，病情危重、随时需要进行抢救的患者，有意识障碍或伴有严重躯体合并症的患者，生命体征不稳定的患者，严重药物不良反应患者。

②精神科监护管理内容：将患者安置在重点病室重点照护，安排在护士的视线内活动，密切巡视，巡视间隔小于30分钟，随时观察患者病情变化，安全护理措施到位，防止患者发生自杀、自伤、兴奋、冲动、伤人、毁物、外走等行为。根据患者情况采取必要的护理措施。进食障碍者遵医嘱记录24小时出入量。给患者实施治疗、用药，严密观察药物不良反应，确保过程安全、顺利。观察睡眠、饮食及排泄情况，提供适宜的照顾和健康指导。落实基础护理，做好晨、晚间护理。了解患者心理需求，及时沟通和疏导，做好心理护理。

落实床旁交接班，每班客观书写护理记录。内容包括：生命体征、意识状态、精神状况、认知、情感、意志行为、对治疗合作度、安全性、进食、排泄情况、一般生活自理情况、药物不良反应及躯体合并症等。监测患者的体温、脉搏、呼吸、血压，每日记录四次，入院时及每月测体重一次并记录。

（2）精神疾病护理（Ⅰ级）

①精神疾病护理（Ⅰ级）标准：适用于病情不稳定、随时可能发生波动的患者，卧床、生活完全不能自理或生活部分自理的患者，特殊治疗需观察病情变化的患者，有跌倒、坠床、压力性损伤、噎食风险的患者。

②精神疾病护理（Ⅰ级）管理内容：将患者安置在护士易于观察的病室内，每30分钟至少巡视一次，观察患者病情变化。每日测量患者生命体征。根据医嘱正确实施治疗、用药及护理。落实基础护理，看护服药与进食，观察睡眠及排便情况，协助生活护理。实施安全措施，针对疾病进行健康教育，做好心理援助、康复指导及相关告知。每周书写护理记录一次，病情波动时及时书写护理记录。

（3）精神疾病护理（Ⅱ级）

①精神疾病护理（Ⅱ级）标准：适用于精神疾病缓解期患者，生活部分自理的患者或行动不便的老年患者。

②精神疾病护理（Ⅱ级）管理内容：至少每2小时巡视一次，观察病情变化；每日测体温、脉搏、呼吸一次，每周测量血压一次，每月测量体重一次。根据医嘱正确实施治疗、用药及护理。督促患者完成生活护理，看护服药与进食，观察睡眠及排便情况。根据患者身体状况，实施护理措施和安全措施，为患者提供适宜的照顾和康复。了解患者心理需求，及时

沟通和疏导，做好心理护理。提供护理相关健康指导，督促参加各种康复活动，促进患者精神康复。定期书写护理记录，病情波动时及时书写护理记录。

（4）精神障碍护理（Ⅲ级）

①精神疾病护理（Ⅲ级）护理标准：适用于生活完全自理的患者，病情稳定、康复期的患者。

②精神疾病护理（Ⅲ级）管理内容：执行精神病护理常规，至少每2～3小时巡视一次，动态观察患者病情变化，据医嘱实施诊疗并保证准确，予患者康复指导及健康教育，规范书写护理记录。

3. 护理安全管理 护理安全是提高护理质量的基础，是护理优质服务的关键。为创造一个安全、高效的护理环境，确保患者的生命安全，需要制定相关管理原则和要求。

（1）护理安全管理原则与要求

①安全管理的原则：护理人人都是安全的管理人，安全管理责任到人。

②安全管理要求：建立健全安全管理制度，加强重点环节的管理（晨晚间、进餐、服药过程），不断完善各项应急预案并开展演练（心肺复苏、冲动干预、消防、针刺伤等）。护理人员严格落实岗位职责，严格执行各项规章制度和操作规程，知晓关键环节、薄弱环节的所在，密切观察患者病情，与患者建立沟通机制，发现患者的病情变化，重点患者（自杀、自伤、外走等高风险及危重患者）重点关注。将安全管理纳入质量管理并作为重点督办事项，不仅要重视结果，更应加强过程的管理。管理部门制定护理人员职业安全防护措施，不断完善防护设施，督促落实。处室应结合自身环境、患者结构、护士人力资源匹配情况及医护合作等诸多信息予以整合，形成处室工作要求。护理组织定期开展安全知识和技能的培训，就质量问题、不良事件等采取通报、案例分享的方式传达。护理注意：安全无小事，安全防护人人有责。护理安全与护理各项工作任务息息相关，护理人员需要在熟悉的环境里发现不熟悉，习惯性的行为里建立评判和发现，善于总结和汲取，并不断提高急救能力、应急处置能力、临床发现和采取有效措施的能力，致力于提高专业水平，并报以责任心、关心，以实现患者安全为己任。

四、精神科护士应具备护理管理能力

护理管理能力是精神科护士必须掌握的技能之一，包括学习护理管理的相关理论知识，有能力评估护理团队的现状，扬长避短，合理有效地组织好护士，激励、营造和维持一种良好的工作环境等。合理、有效地运用领导力，把组织的功能发展到最大化。

五、培养精神科护士管理能力

关注护士的管理能力，可以从以下多渠道进行培养。

1. 培训管理学基础知识　从多渠道、多层次、多角度进行管理学理论的学习、研讨与领会，使护理管理者正确认识计划、指挥、协调、组织和控制这五大管理职能的含义与要领。明确不同级别的护理管理人员不同管理能级的管辖职责。弄清楚如何正确利用自身权力范围内的人力、物力、财力、信息等资源，来有效地组织任务从而不断推进队伍建设。管理学理论与技能培训至关重要，建议在整个管理层面，每年对管理学知识进行温故知新。对新加入护理管理队伍的人员，要进行就职前的针对性管理培训，使之明确和掌握管理学原理、方法及目标，从而增强其岗位信心，清楚其自身所要切入的管理路径。

2. 学会评估护士队伍建设现状　运用管理学理论与方法，评估现有护士队伍建设的基本状况，找出优点与不足所在，发扬长处，弥补不足，在管理工作实践中才能够有的放矢。只有逐步增强管理活动内在规律性的正确认识，才能有效提高护理工作的管理水平。

3. 懂得"以人为本"，认识人的特性　管理者用随机制宜的方法对待护士的各种需求，运用激励手段，激发护士的积极主动性。激发护理人员的参与意识，参与管理的程度和在实践中相互支持的程度，决定着管理者在制定和实现目标方面是否能够成效显著。

4. 努力营建学习型组织　管理者必须重视知识的更新，尊重人才的效能，倡导与鼓励护理人员自学成才。注重发挥护理团队的整合效应，把培养和开发各类护理人才放到管理的重要位置，实施人本管理，使护理工作焕发勃勃生机。

5. 掌握管理艺术与技巧　护理管理者要善于运用语言艺术、处事艺术、激励艺术、表扬与批评艺术、掌握时间艺术、开会艺术等，将管理学知识良好地运用到管理实践技巧当中。

6. 正确实施领导的功能　领导的功能主要包括组织功能、激励功能、营造和维持一种良好的工作环境等。只有正确发挥领导的功能，才能有效地组织人力、物力、财力去实现护理管理目标，激励护理人员保持旺盛的工作积极性，使护理团队运转状态和谐。这些是护理管理工作取得良好成效的重要保证。

7. 有效运用领导的影响力　护理管理者在使用合法权利的同时，必须发挥感情的影响力，才能最大限度地发挥领导者的作用，使下属在感情上与领导心心相印。

（刘　晓　王书芬）

第二篇 精神科疾病篇

第八章　心理健康与亚健康

近年来，随着社会经济的飞速发展、生活节奏的加快和人们生活水平的不断提高，心理健康对人生的幸福和成就以及对构建和谐社会所产生的影响越来越明显，心理健康问题已日益成为社会各界共同关注的热点问题。中国城镇居民心理健康白皮书的调查结果显示：73.6%为心理亚健康；16.1%存在不同程度的心理问题；心理健康者仅占10.3%。专家认为，心理健康与生理健康密切相关。躯体健康状况越差，心理问题发生率越高。躯体健康人群有4.7%的人有心理问题倾向，躯体亚健康和疾患人群中分别有31.4%和50.3%的人有心理问题倾向。

通常情况下，心理健康水平低，出现心理障碍，无法正常学习、工作、生活的心理亚健康人群都应进行心理咨询。在一定条件下，心理亚健康状态的人群可向心理医生寻求帮助。医院的心理咨询偏向于心理治疗，纠正异常心理。社会上的心理诊所帮助健康人群舒缓心理压力，调节情绪。两者都可以帮助个体缓解心理痛苦，减少极端行为的发生。

第一节　心理健康

一、健康的定义

健康是人类的基本需要和共同追求的目标，是促进人类全面发展的必然要求。健康是一个复杂、多维和不断演变的概念，且因文化背景、个体价值和社会风俗等因素差异而有所不同。健康是指一个人在身体、精神、心理和社会等方面都处于良好的状态。1989年WHO提出了健康新概念，即健康不仅是没有疾病，而且包括躯体健康、心理健康、社会适应良好和道德健康，首次将道德健康纳入健康的内容，形成四维健康观。这也意味着现代人的健康观念已经从简单的没有疾病扩展到了更为全面的身心健康和社会适应等方面。此外，健康概念还强调了道德健康的重要性。道德健康是指个体能够按照社会道德行为规范约束自己，履行对社会及他人的义务。这也是一个完整健康人不可或缺的重要方面。

因此，现代人的健康观念已经扩展到了更为广泛的领域，这些方面的全面健康才能让一个人真正地健康并享受幸福的生活。

二、健康的标准

健康是人类生存的要素，属于个人也属于社会，既包括生理健康也包括心理健康。健康标准是多元的，包括以下几个方面。

1. 身体方面

（1）身体发育正常：各器官系统功能良好，没有疾病和症状。

（2）睡眠良好：能够保证足够的睡眠时间和质量，没有失眠、多梦等问题。

（3）饮食正常：能够保持正常的饮食规律和营养均衡，没有暴饮暴食、偏食等问题。

（4）运动适当：能够保持适当的运动量和运动方式，没有过度疲劳和运动损伤等问题。

2. 精神方面 包括智力正常，能够保持正常的智力水平，没有智力障碍或认知障碍等问题；情感稳定，能够保持稳定的情绪状态，没有过度焦虑、抑郁等问题；意志坚定，能够正确认识自己和他人，具有积极向上的心态。

3. 心理方面 包括能够保持心理平衡，有较好的适应能力，能够应对生活中的挫折和压力。

4. 社会适应方面 包括能够与他人建立良好的关系，具有良好的人际交往能力和社会适应能力。

总之，要保持健康的状态，需要从多个方面入手，包括良好的饮食习惯、适当的运动、充足的睡眠、良好的心理状态和社会适应能力等。

三、心理健康的含义、标准和影响因素

心理健康又称心理卫生，包括两方面含义：①指心理健康状态，身体处于该种状态时自我情况良好而且与社会契合和谐；②指维持心理健康，减少问题和精神疾病的原则和措施。心理健康还有狭义和广义之分：狭义

的心理健康的主要目的在于预防心理障碍或行为问题；广义的心理健康则促进人们心理调节，发展更大效能，目标是使人们生活环境健康，保持并提高心理健康水平，从而更好地适应社会生活，更有效地为社会和人类作出贡献。

（一）衡量心理健康的标准

心理健康是指一种健康状态，在这种状态中，个人能够认识到自己的潜力，能够应对正常的生活压力，能够有成效地从事工作，并能够对社会作出贡献。

（1）世界卫生组织制定的心理健康的 10 条标准：①充足的安全感。②了解自己，相信自己，正确认可自己的能力和作品等。③接触外界，不孤僻。④生活目标切合实际。⑤保持个性完整和和谐。⑥有一定的学习能力。⑦具备良好和谐的社会人际关系。⑧有一定的表达自我情绪的能力。⑨有限度地发挥自己的才能与兴趣爱好。⑩在不违背社会道德规范的情况下，个人的基本需要得到一定程度的满足。

（2）中国人的心理健康标准：中国心理卫生协会理事长蔡焯基教授提出了中国人心理健康的 6 条标准：①情绪稳定，有安全感。②认识自我，接纳自我。③自我学习，独立生活。④人际关系和谐良好。⑤角色功能协调统一。⑥适应环境，应对挫折。

（二）心理健康的影响因素

心理健康的影响因素主要有以下四个方面。

1. 身体因素 身体状况对心理健康有着直接的影响。例如，先天性脑发育不全或缺陷，以及后天因素导致的身体残疾，都可能对心理健康造成负面影响。此外，任何器官的病变，特别是脑部疾病，都会对心理状态产生深远的影响。

2. 心理（意识）因素 个体的心理状态，包括认知模式、情绪和情感的控制能力、意志力、性格类型以及需要和动机等，都会对心理健康产生影响。这些因素决定了我们如何看待自己和周围的世界，以及我们如何应对生活中的挑战和压力。

3. 行为因素 个体的行为会受到来自外部环境和内心评价的影响。这种评价可能来自于他人、社会或自我认知，并可能对心理健康产生影响。例如，得到他人的赞赏和认同可能会增强个体的自信心和幸福感，而遭受批评和否定则可能对心理健康产生负面影响。

4. 环境因素　自然环境、社会环境、家庭环境、人际关系环境等都会对心理健康产生直接或间接的影响。例如，自然环境中的气候变化、环境污染等可能会影响个体的心理状态；社会环境中的政治、经济和文化因素也可能会对心理健康产生影响；家庭环境和人际关系环境则可能对个体的情感支持和情感健康产生重要影响。

第二节　亚健康

一、亚健康的定义

亚健康（sub health）又称第三状态，是介于健康与疾病之间的中间状态，通常表现出一定时间内的活力降低、功能和适应能力减退的症状，但不符合现代医学有关疾病的临床或亚临床诊断标准。相对于健康状态，亚健康是指机体在内外环境的不良刺激下引起心理、生理发生异常变化但尚未达到明显病理性反应的程度。从生理学角度来讲就是人体各器官功能稳定性失调但尚未引起器质性损伤，医学上称为慢性疲劳综合征（chronic fatigue syndrome，CFS）。亚健康的发生机制并不是单一的，往往是多方面原因综合起来导致的。环境、生理、社会等多种因素，引起机体的神经 - 内分泌 - 免疫网络功能以及氧化应激损伤，导致基因的表达紊乱，最终导致亚健康的发生。亚健康状态可能涉及心理、身体和社会适应等多个方面的问题，需要综合评估和治疗。亚健康状态通常与现代社会的生活方式、工作环境、心理压力等因素有关。因此，预防和治疗亚健康状态需要从改善生活方式、减轻压力、调整心理状态等方面入手。同时，对于亚健康状态的管理和治疗也需要综合考虑个体的情况，采取个性化的措施。

二、亚健康的表现和症状

（一）亚健康的表现

1. 轻度亚健康　在日常生活中，尽管饮食基本规律且平衡，但可能会间歇性地出现一些不健康的习惯，例如熬夜或食用垃圾食品等。此时，尽管身体可能尚未出现明显的疾病或虚弱症状，但个体可能会感到一些轻微的不适，例如疲劳、头痛或失眠等。

2. 中度亚健康 在这种情况下，个体的作息时间可能变得不规律，他们可能经常在外就餐或只是"随便吃一口"。此外，他们的短期记忆可能会逐渐变差，可能会经常感到不舒服，但还没有严重到需要去医院接受检查的程度。此时，身体的不适感可能会变得更加明显，但仍然没有出现严重的疾病症状。

3. 重度亚健康 在这个阶段，个体的典型特征是经常发生感冒、口腔溃疡、颈椎不适等小毛病。他们可能会感到疲劳，记性可能会变得很差，甚至出现明显的强迫性症状。此时，身体可能已经出现了一些明显的疾病症状，需要及时的检查和治疗。

（二）亚健康的症状

1. 躯体不适 全身疲乏无力，自感身体虚弱，步伐沉重，头晕、头痛、腰酸背痛，四肢肌肉酸痛。

2. 睡眠障碍 失眠，多梦，想睡睡不着，睡着睡不深，睡深睡不久，睡久睡不安，经常做噩梦。

3. 功能下降 免疫功能下降，性功能下降。

4. 功能紊乱 自主神经功能紊乱，表现为感觉忽冷忽热，常出汗，胃肠功能紊乱，食欲不振，厌食，腹泻，便秘等。

5. 心理异常 表现为精神不愉快、情绪不稳定、烦躁、易怒、紧张、恐惧、嫉妒、焦虑、抑郁、记忆力下降、注意力不集中及反应迟钝等。

6. 人际关系不协调 适应社会环境和复杂自然环境的能力变差，工作能力明显降低。

三、发生亚健康的相关因素

1. 亚健康的易发人群

（1）青年人：通常是指 18～30 岁的年轻人。这个年龄段的人面临着各种生活和工作压力，如学业、职业、婚姻等。这些压力可能会使他们出现亚健康状态，如疲劳、情绪波动、睡眠质量差等。

（2）女性：通常是指 14～55 岁的女性。女性在经期、孕期、产期和绝经期可能会感到身体和心理上的不适，从而导致她们出现亚健康状态。

（3）老年人：通常是指 60 岁以上的老年人。随着年龄的增长，老年人的身体和认知能力可能会逐渐退化，从而导致他们出现亚健康状态。

（4）患者：患有某些疾病的人也可能会处于亚健康状态，例如慢性疾病患者、精神病患者等。

为了预防亚健康，我们应该注意保持良好的生活习惯和心态，适当进行运动和休息，及时调整自己的情绪和压力，以及积极治疗疾病。

2. 外在影响因素 根据多位学者的观点，亚健康的发生原因、发生机制及危险因素可以归纳为以下三个方面。

（1）社会因素：随着科学技术的迅速发展，社会环境发生了剧烈的变化。为了适应这种快速发展，人们不得不提高自我要求，从而导致工作压力和工作负荷的增加。长时间的精神过度紧张可能导致机体内分泌系统、免疫系统等失调和紊乱，从而产生亚健康状态。

（2）环境因素：在现代化建设飞速发展的同时，人们的生活环境也在不断恶化。水源污染、空气污染、噪声污染、微波和电磁波以及其他化学和物理因素污染几乎存在于我们日常生活的每一个角落，成为亚健康的高危因素之一。

（3）个人因素：个人不良的生活方式和不健康的心理状态是导致亚健康的重要原因。长期高盐、高脂和高热量饮食、吸烟饮酒以及缺乏锻炼，容易导致机体功能减退、免疫力下降，从而引发疾病。过度追求功名和利益、情感沟通困难以及社会适应能力差等也容易导致心理健康方面的损害。

综上所述，社会因素、环境因素和个人因素都对亚健康的发生和发展产生了影响。因此，人们应该关注这三个方面的影响因素，采取积极的生活方式和心理调节方法，预防和改善亚健康状态。

四、健康维护与促进

健康相关行为（health related behavior）是指人类个体和群体与健康和疾病有关的行为。按行为对行为者自身和他人健康状况的影响，分为促进健康的行为和危害的健康行为，简称健康行为（health behavior）和危险行为（risk behavior）。

1. 促进健康的行为 促进健康的行为是指客观上有利于个体或群体健康的一组行为，包括以下七类。

（1）日常健康行为：指日常生活中一系列有利于健康的基本行为，是维持和促进健康的基础，如合理膳食、适当运动、控制体重和充足睡眠等。

（2）保健行为：指正确、合理地利用卫生保健服务，以维护自身健康的行为，如定期体检和预防接种等。

（3）避免有害环境行为：指主动避开自然环境和社会环境中对健康有害的各种因素的行为，如远离污染源和其他危险环境、做好职业安全防护及积极应对紧张生活事件。

（4）戒除不良嗜好行为：指戒除对健康有危害的个人行为偏好的行为，如戒烟限酒和不滥用药物等。

（5）预警行为：指预防事故发生和事故发生后正确处理的行为，如驾车系安全带、车祸后的自救和他救行为等。

（6）求医行为：指察觉到自己有某种疾病时寻求科学可靠的医疗帮助的行为，如及时就诊、主动咨询和提供真实病史等。

（7）遵医行为：指确认有病后积极配合医疗和护理的行为，如遵从医嘱、规律服药和积极康复等。

2. 危害健康的行为　危害健康的行为是指偏离个人和社会，不利于个体和群体健康的一组行为。危险行为可分为四类：①不良生活方式。②致病行为模式。③不良疾病行为。④违规行为。

3. 促进健康的护理活动　促进健康的护理活动是通过护士的努力，使公众建立和发展促进健康的行为，减少危害健康的行为，从而维护和提高人类的健康水平。根据不同人群的健康状况，促进健康的护理活动应有所侧重。

（1）健康人群：护士通过健康教育，帮助人们树立正确的健康观念，获取有关维持或增进健康所需的知识及资源，如指导其合理膳食、保证充足睡眠、定期预防接种及做好安全防护等。

（2）亚健康人群：护士应帮助亚健康人群减少或消除影响健康的各种因素，诱导和激励其产生促进健康的行为，积极促使个体或群体从亚健康状态回归到健康状态，如帮助其改变不良生活方式、教导其压力管理方法及指导其强化营养增强免疫力等。

（3）患者：护士应运用专业知识和技能，明确患者现存或潜在的健康问题，有计划地开展护理活动，从而改善和促进患者的健康状况，如告知遵医行为的重要性、指导高血压患者低盐低脂饮食、运用松弛疗法减轻疾病给患者带来的痛苦，协助术后患者实施早期功能锻炼及为残障患者制定康复护理计划等。

（高淑敏）

第九章　精神障碍

第一节　精神障碍概述

根据国家最新精神疾病流行病学调查显示，我国精神障碍（精神疾病）总患病率高达16.6%，全国严重精神障碍登记在册患者达614.83万人。精神病患者具有特殊性表现，往往会出现社会功能减退、社交退缩等情况。该群体出院后常常处于被歧视的状态，难以融入社会。

精神障碍主要的治疗方式是抗精神病药物的系统治疗。针对精神病的症状或综合征，考虑此病的临床特点、临床类型、病程和病期、占主导的临床症状等选择相应药物，充分发挥药物的最大效能，以缓解症状，稳定病情，减少伤残，提高康复程度和最大限度改善患者生活质量。在药物治疗的全过程中，应给予心理治疗、精神康复治疗。经过系统治疗，精神病的愈后较好，大部分患者能恢复正常工作和生活，回归社会；也有部分患者因为不及时治疗或不规范治疗而导致发展成难治性精神疾病。

一、精神障碍的定义

精神障碍（mental disorder）又称精神疾病，是指在各种生物学、心理学以及社会环境影响下，大脑功能活动发生紊乱，导致认识、情感、意识和行为等精神活动不同程度障碍的疾病。精神障碍主要包括神经发育障碍、精神分裂症谱系障碍、心境障碍、创伤及应激相关障碍、物质使用障碍、神经认知障碍及人格障碍等。

2015年中国精神卫生调查（China mental health survey，CMHS）结果显示，我国各类精神障碍终生患病率为16.57%（不包含老年期痴呆），12月患病率为9.32%（5.37%～13.28%）。65岁及以上人群老年期痴呆加权后的患病率为5.56%。18岁以上人群中，焦虑障碍患病率最高，加权后终生患病率为7.57%，12月患病率为4.98%；心境障碍其次，加权后终生患病率为7.37%，12月患病率为4.06%；酒精药物使用障碍第三，加权后终生患病率为 4.67%，12 月患病率为 1.94%；间歇暴发性障碍第四，加权后终生患病率为 1.54%，12 月患病率为 1.23%；精神分裂症及其他精神病性障碍加权后的终生患病率为 7.46‰，30 天患病率为 6.13‰；进食障碍加权后终生患病率为 0.06%，12 月患病率为 0.03%。

二、精神障碍的病因

按照生物 – 心理 – 社会医学观点，可将精神障碍的病因划分为生物因素、心理因素和社会因素三个不同层次。

（一）生物因素

生物因素又称躯体因素，是指通过生物性途径影响中枢神经系统的功能，导致精神障碍的因素。包括以下几类。

1. 遗传　是指遗传物质基础发生病理性改变，从而发挥其致病作用。如染色体数目和结构异常，以及基因突变等。

（1）染色体畸变：如 21 三体引起的先天愚型、Turner 综合征、Wolf 综合征等。脆性 X 染色体不仅可导致精神发育迟滞，而且与儿童学习困难、儿童行为障碍和儿童孤独症等有关。

（2）单基因病：如苯丙酮尿症、半乳糖血症、Huntington 病、结节性硬化等。

（3）多基因病：如精神发育迟滞、精神分裂症、心境障碍等。

2. 感染　全身感染、中枢神经系统感染和其他系统感染均可引起精神障碍。病原体可为寄生虫、螺旋体、立克次体、细菌、病毒等。最常引起精神障碍的感染有败血症、流行性感冒、伤寒、斑疹伤寒、肺炎、脑膜炎、神经梅毒以及获得性免疫缺陷病等。

3. 化学物质　各种对中枢神经系统有害的物质都可引起精神障碍。常见的有：成瘾物质如海洛因、吗啡、苯丙胺、大麻；酒精；医用药物如阿托品、异烟肼、利血平以及皮质类激素；工业毒物如苯、有机汞、四乙基铅等易挥发性物质和重金属；一氧化碳；有机磷农药；食物如小美牛肝蕈等。

4. 脑和内脏器官疾病　颅脑疾病包括颅脑损伤、脑血管疾病、颅内肿瘤、脑变性疾病，是引起脑器质性精神障碍的主要原因，特别是脑的弥漫性损害和位于额叶、颞叶、胼胝体、基底节和边缘系统的病变更易引起精神障碍；内脏器官疾病如：各种原因引起的慢性肺功能不全；高血压、动脉硬化和各种原因引起的心功能不全；肝功能不全及慢性胃肠功能紊乱；肾功能不全和治疗肾功能不全的透析疗法；垂体、甲状腺、甲状旁腺、肾上腺和性功能紊乱；糖尿病、卟啉病、铜代谢障碍所致肝豆状核变性；红斑狼疮等。

5. 年龄与性别 年龄不是致病因素，而是某些精神障碍的重要发病条件。童年和少年期容易出现发育障碍，老年期痴呆发病率大大增加。性别对一些精神障碍发病有重要影响，如精神分裂症等精神障碍在月经期间有症状加剧倾向，产褥期容易发生妇女特有的产后情绪低落。抑郁症、神经症性障碍等的发病率女性高于男性；物质依赖、慢性酒精中毒等男性远高于女性。

（二）心理因素

心理因素简称心因，包括心理素质和心理应激两方面。心理素质往往是条件因素，心理应激则为致病诱因。

1. 心理素质 人格是个体心理素质的体现，特别是气质常反映个体的先天素质。Eysenck 人格测验的结果表明：神经质（neuroticism）特征突出者容易产生各种神经症性障碍；而精神质（psychoticism）特征突出者容易产生精神分裂症等精神病性障碍。童年遭受躯体和性虐待者，成年以后容易患抑郁障碍和分离障碍等神经症性障碍。童年期受到过分保护，其应对机制往往不健全，处于应激状态时容易产生应激障碍。这两种情况表明童年早期受到不利环境的影响，可形成对某些精神障碍的易感素质。

2. 心理应激 一般是指某种事件或处境对个人心理产生的压力或不利影响。心理应激对于健康的人并非都是有害的。适当的心理应激，具有动员机体潜力，应付各种困难作业，鼓舞旺盛斗志的作用。但是对于心理素质不健全的人，过度强烈的应激常导致急性应激反应或创伤后应激障碍。具有某些精神疾病易感素质的人，则在一些不特别强烈的应激影响下也会发生精神障碍或心身疾病。

（三）社会文化因素

社会文化因素包括社会文化、社会变迁、社会压力和社会支持，对精神障碍的发生、发展、结局均有一定的影响。社会环境和文化传统对躯体健康都产生重要影响，如分离障碍、恍惚状态和附体状态在低文化群体中患病率高于较高文化群体；社会变迁如城市化、工业化、移民的迁徙都会对精神障碍的疾病谱产生重大影响。社会压力如战争、种族、暴力犯罪、政治迫害及贫困等对心理健康可造成严重损害。良好的社会支持对应激造成的有害影响可起到保护作用。

【案例】患者，男，67岁。病前性格内向，不善交际。患者有脑梗死病史1年半，急性期曾经出现右侧肢体活动不灵，经内科治疗后未遗留后遗症。后来逐渐表现性格改变，易怒，爱发脾气，常因为一些小事哭泣。1年前因与邻居发生经济纠纷之后出现闷闷不乐，什么事都不想做，也不与人接触，对以前感兴趣的事失去兴趣，伴有紧张、坐立不安、眠差、食欲减退，经常在家发脾气，觉得活着没意思，病情一直不见好转，半月前自服"老鼠药"自杀，经抢救脱险后仍然想死，入院治疗。

精神检查：患者意识清晰，定向力完整，接触被动，存在思维迟缓，自我评价低，自责、无价值感；未查出幻觉、妄想等精神病性症状，存在睡眠障碍、食欲减退、体重减轻，自杀意念及行为，智能无损，表现情绪低落，情绪不稳定，焦虑，易激惹，兴趣减低，精力丧失，伴有社会功能受损。

躯体检查及神经系统检查：BP：147/93mmHg，余未见明显异常。

辅助检查：心电图提示窦性心动过缓。

头部CT：颅内多发脑梗死伴软化灶形成；脑白质缺血改变；脑萎缩。

心理测验：HAMD（17）：44分，HAMA：20分；PANSS：36分；日常生活能力量表：26分；社会功能缺陷量表：职业工作，婚姻，家庭，个人生活等均有严重功能缺陷。

诊断：器质性抑郁障碍。

【病因分析】

脑梗死、脑白质疏松、脑萎缩等脑器质性疾病是患者发病的生物学因素；病前的内向性格是发病的心理因素；频繁的生活事件刺激则为患者发病以及症状得以维持的心理应激因素；患者67岁发病，年龄也是不可忽视的发病条件之一。

第二节 常见精神症状

一、幻觉

（一）幻觉的定义

幻觉（hallucination）是一种虚幻的知觉，是指个体在没有现实刺激作用于感觉器官的条件下，而感觉到的一种真实的、生动的知觉体验。如没有人与自己当面讲话时听见别人讲话的声音。幻觉是知觉障碍的一种，是临床上最常见的精神病症状之一，多出现在精神病状态下，常与妄想合并存在。健康人有时也会出现幻觉，主要发生在入睡前和醒来后。正常的幻觉通常是短暂的、单纯的，如听到铃声或一个人的名字。

幻觉具有两个主要特点：①幻觉是一种真实的知觉体验，并非想象。②幻觉多数来自外部世界，一般意识清晰时出现幻觉是精神疾病的象征。

按照幻觉主要涉及的感觉器官不同，临床上将其分为以下类型：幻听、幻视、幻触、幻嗅、幻味。

（二）幻觉的临床表现

1. 幻听 幻听（auditory hallucination）是一种最常见的幻觉，指没有声音刺激时出现对声音的知觉体验。

幻听的内容可以是单调的机器轰鸣声、流水声、鸟叫声或性质难辨的噪音，但大多数为言语声，有时为唱歌声。声音可以模糊不清，也可以非常清晰、鲜明。清晰时，患者能判别声音是否熟悉，是男是女，是小孩、年轻人还是老人，是一人还是多人，也能判断声音的远近并能描述声音的内容。如果患者听见的内容为言语交谈，成为言语性幻听；若听到的声音是命令患者做某事时，称为命令性幻听；若是对患者的道德品行进行评判，甚至斥责、嘲笑、讽刺，称为评论性幻听；若听到的几个声音之间意见不一，站在不同的角度谈论患者，甚至相互之间发生争吵，称为争论性幻听。言语性幻听尤其是命令性幻听、评论性幻听对精神疾病的诊断有重要意义，常见于精神分裂症。

其他特殊的幻听，如思维化声、功能性幻听。思维鸣响或思维化声（audible thought or thought–echoing）是指患者想到什么就听见自己的想法被说出来了。患者听见的是当时自己所想的事。如患者想到吃饭，耳边就听见"吃饭，吃饭"的声音。思维鸣响或思维化声见于精神分裂症。

功能性幻听是指患者在听见现实客观刺激时产生幻听。临床特征是幻听和现实刺激同时存在，同时消失。功能性幻听的现实刺激多为单调的声音，如流水声、钟摆声等。患者在听见这些声音的同时，出现言语性幻听，如患者听见自来水的流水声时，听见有人在骂他。功能性幻听主要见于精神分裂症。

【案例】一位30岁女性患者，被诊断为精神分裂症。于12年前开始出现凭空听见有人在窗户外面骂她，说她坏话，一天中持续有人说，声音有男有女，有时很多人一起说；近几个月来又听到有人命令她跳楼死了算了，欲想跳楼自杀被家人及时发现（命令性幻听）。

2. 幻视 幻视（visual hallucination）也较常见，指没有视觉刺激时出现视觉形象的体验。

幻觉内容可为单调的闪光、颜色、图案、物体，也可为复杂的情景性场面。其形象可以模糊不清，也可以鲜明生动。可以是黑白色，也可以是丰富的彩色景象。幻觉形象有时固定不动（稳定性幻觉），有时是活动多变的场面（舞台性幻视）；有时比正常物体的形状大，称视物显大性幻视；有时比实物形象小，称视物显小性幻视，或称小人国幻视。少数患者可以体验到视野之外的幻视称域外幻觉。有时幻视形象单调平淡，为日常生活事物，患者以旁观者的身份出现，可对幻视置之不理，不引起明显的情感反应。而有时幻视形象为猛兽、毒蛇、鬼怪等恐怖性内容，患者以参与者的身份出现，伴有强烈的恐惧情绪，发生逃避甚至越窗跳楼的行为。幻视多见于有意识障碍时，在意识清晰的情况下出现的幻视多见于精神分裂症。

【案例】一位42岁男性患者，被诊断为酒精所致精神障碍。自诉"看到家里墙上有许多虫子和蛇，盖的棉被里也有小虫子"（小动物性幻视）。

3. 幻触 幻触（tactile hallucination）也称皮肤与黏膜幻觉。患者感到皮肤或黏膜上有某种异常的感觉，如虫爬蚁行、电流通过、风吹拂、液体流动（称为潮湿性幻觉）、针刺、触压、被人击打等。幻触多见于精神分裂症，也见于周围神经炎、中毒等。有性器官接触感觉称为性幻触，可见于精神分裂症、癔症。

【案例】一位16岁的女性患者自诉近1个月来在上课看书时突然将书

扔掉，因为她感到书中发出强烈的电流刺激；有时前胸、后背也会出现电击样感觉，有时很痛，有时麻麻的，起初觉得很奇怪，到处求医，都找不到原因。

4. 幻嗅 幻嗅（olfactory hallucination）指没有相应嗅觉刺激时，能闻到特定的气味，如腐败的尸体气味、化学物品烧焦味、血腥味、农药味等，往往引起患者不愉快的情绪体验。可继发被害妄想，或在被害妄想基础上产生幻嗅。常见于颞叶癫痫、颞叶器质性损害和精神分裂症。

【案例】一位45岁的女性患者，近半年来经常闻到家中有消毒液的味道，觉得特别刺鼻，并用棉花将自己的鼻孔堵得严严的，家中其他人闻不到，即使在冬天也要把窗户打开放味。

5. 幻味 幻味（gustatory hallucination）指没有相应味觉刺激时能体会到饮食中有某种异常的特殊味道，常因此拒食，常与幻嗅觉同时出现，可继发被害妄想或更加坚信受人迫害，主要见于精神分裂症。

【案例】一位30岁男性患者，每天早餐家中其他人都喝牛奶，而他拒绝喝牛奶，因为他尝到了牛奶里有毒药味，这是幻味的一种表现。

（三）幻觉给患者带来的影响

1. 情绪方面的影响 经常出现幻听时，大多数患者会逐渐表现出情绪的异常变化，往往会易怒和情绪激动，可能影响正常的社会生活。幻嗅通常带着浓厚的情感色彩，患者在闻到某一种气味后情绪上也会发生一些变化，比如说喜悦、兴奋或者忧郁。有些患者闻到煤气的味道，便会产生恐惧和害怕心理，始终认为别人要放煤气毒害他；如果闻到一些芳香宜人的气味，他们就会变得特别愉快或兴奋。

2. 感知方面的影响 幻听会造成患者无法有效地听到正常的外部声音；也会严重影响患者的注意力，导致患者无法集中精力完成正常的学习和工作。

3. 脏器系统的影响 幻嗅可能会引起内脏的神经反射，最容易影响的就是消化系统，比较常见的是食欲不振、恶心或呕吐。

4. 行为方面的影响 患者出现幻听时往往会倾听、凭空对话、大骂等；有些患者的幻听内容可能是命令他去自杀或者去伤害某些人，这时患者可能会出现自杀、自伤以及攻击他人的行为，甚至出现肇事肇祸的行为。幻视的内容形象、逼真，通常可能引起患者出现恐惧、逃避等行为。

精神分裂症导致的幻嗅患者会闻到尸体腐烂的味道、化学物品烧焦的味道或者是食物发出来的难闻气味等，会做出掩鼻的动作，有些患者还会直接拒绝进食，因为他们闻到了食物腐烂的味道，认为眼前的食物已经坏掉了，不能吃。幻味也常引起患者拒食、食欲下降、营养不良、体重下降等。

（四）幻觉的风险评估

首先要评估幻觉是否存在。如果存在，则要关注幻觉的种类、性质、强度、出现时间、持续时间、频度、对社会功能的影响、与其他精神症状的关系以及患者对幻觉采取的应对态度。可以从病例记录、家属叙述病史中所反映的情况等为切入点，采取封闭或开放式问诊的形式启发、引导患者暴露幻觉症状。

1. 幻觉的种类 是幻听、幻视、幻味、幻嗅还是幻触，对诊断意义较大的幻觉种类要重点检查。

2. 幻觉的内容 是单调的还是丰富复杂的，幻觉内容与思维内容有无关系。如命令性幻听、关系妄想、被害妄想、内心被揭露感、被控制体验等，并设法了解患者对精神症状的应对方式，如绝对服从、对抗、求助、无所谓等，从而评估患者可能存在的自杀、冲动、出走等风险行为及严重程度。

3. 幻觉的结构 幻觉结构是否完整，完整的程度和性质，是真性幻觉还是假性幻觉，幻觉的清晰程度如何，是鲜明生动还是模糊不清。

4. 幻觉出现的时间和频率 是白天出现还是晚上或睡前出现，或是随时出现；是偶然、断续的，还是持久存在的。

5. 幻觉出现时患者的情绪和行为反应 当时的意识状态如何，有无意识障碍。关注患者的感受、情绪，了解有无自杀意念、自杀行为、冲动伤人想法等。

（五）幻觉的护理措施

幻觉状态以大量的、持续时间较长的幻觉为主要症状，是精神分裂症常见症状之一。患者常对幻觉的内容坚信不疑，不仅影响其思维和情感，而且可以支配其意志和行为，干扰日常生活，甚至发生自伤、自杀、逃跑、伤人、毁物等危险行为。如对听到的"批评自己的声音"勃然大怒，以冲动的手段报复"对方"；在"命令"的支配下，去伤人、伤己；看到

"恐怖的场面"而惊慌失措；嗅到、尝到不愉快的气味、味道而拒食拒药等。因此，在护理上要加以重视。

1. 详细了解病情 首先应了解病情，并从患者的言语、行为表现中了解幻觉发生的时间、频率、内容、规律性，根据患者对幻觉所持的态度合理安置病室。对幻觉症状频繁，并受症状支配而产生冲动、伤人、自伤、毁物者，应安置在重点监护室，列为精神科监护特级护理，有专门护士护理，密切观察情绪变化，防止意外发生。不要与其争辩说话的对象是否存在，要感同身受，产生同理心，与之沉浸在同一个环境中，了解患者的感受，因为幻听或其他幻觉可能会导致其做出冲动或攻击性行为，因此情绪上的舒缓非常重要。

2. 建立护患关系 与患者建立信赖的护患关系，主动关心患者，满足合理需求。对沉浸在病态体验中影响基本生活的患者，应在生活上给予帮助，保证其基本需求，有利于增进护患关系，提高患者的合作程度。患者谈及幻觉内容时，护理人员应认真倾听，接受其真实感，给予同情和安慰，稳定患者情绪。如护理人员可以用温和的语气告诉患者："我相信你听到这些声音，看到这些奇怪的景象，但我没听到，也没看到。这样的感觉，一定让你觉得不舒服。"针对性地处理患者情感上的需要比让他承认自己的幻听存在与否更实际，使患者感受到被理解、关心和信任，愿意继续谈下去。

3. 主动问询帮助 当患者因幻觉而焦虑不安时，应主动询问，提供帮助。可根据幻觉出现的内容，改变环境，设法引导，缓解症状。如听到窗外亲人的哭叫声而表现不安的患者，可陪患者去声音的来源处散步，证实确实无客观存在，澄清事实；感到床上有电使身体有麻木感的患者，可给其调换床位或更衣，可能会暂时缓解症状；对因幻嗅、幻味而拒食的患者可更换饮食、集体进食或让其他人先尝等，以减轻疑虑。有些患者幻觉的出现具有一定规律性，可在其幻觉出现之前，安排从事一定的娱乐或作业活动，分散其对幻觉的注意力。在幻觉中断期间，可以向患者讲解关于幻觉的基本概念，告诉他不要受症状支配行为，特别是不安全的行为。有些患者认识到是幻觉，但无力控制行为，可指导患者在幻觉出现、付之于行动前，向护理人员寻求帮助。

4. 适当解释疏导 当患者病情稳定，自知力逐渐恢复时，可试着与其谈论幻觉在其生活上所带来的困扰，并帮助认识症状，教导如何自我控制、中断及对抗。

5. 积极应对幻觉方法 应该鼓励患者说出幻觉的内容，不能轻易批评患者的幻觉，向患者说明幻觉的不真实性，预防意外发生。在幻觉缓解期，可以向患者讲解一些幻觉的基本知识，教会患者怎么应对幻觉，比如通过寻求护士帮助、看电视、听音乐、睡觉、散步、读书等来转移注意力，从而不受幻觉的控制。

（六）幻觉的健康教育

1. 疾病常识的健康教育 使患者认识到幻觉是一种常见精神疾病的症状，能够分辨，可与幻觉共存，带着症状生活。按时门诊复查，在医生的监护、指导下用药，不可擅自加药、减药或停药。使患者能够识别常见的药物不良反应，并指导患者一旦发生严重的不良反应，应立即就医。

2. 及时就医的症状 自行停药或拒绝服药，睡眠障碍、发愣发呆、情绪不稳、烦躁易怒，幻觉又重复出现，不能工作和社交、懒散，生活不能料理等。如出现上述症状，应及时到医院就医。

3. 进一步恢复社会功能 避免精神刺激，生活要有规律。实践证明，在家庭关系紧张的情况下疾病复发的概率比家庭气氛融洽时高四倍，因此，应向患者及家属进行治疗性引导，使患者能够生活在一个温暖的环境中，并有一定的与亲属交往的空间，避免应急事件的刺激，保持良好的心境、充足的睡眠、适当的劳动、适度的娱乐、有规律的生活，最终帮助患者自立。

4. 对家属的宣教 减少周围环境的不良刺激，为患者提供一个较安静、和谐的空间，陪伴患者参加一些喜爱的活动，转移注意力，减轻幻听对患者的影响。加强观察沟通，识别幻觉症状，帮助患者积极应对。告知家属避免在患者看不到却听得到的地方说笑或在患者面前说悄悄话，以免引发幻觉、出现意外行为。

5. 安抚患者情绪 宣教时留意患者情绪上的转变并加以照顾，让其感受到被支持及产生安全感。

6. 指导患者参加工娱活动 尽量不要独处，体验现实生活环境，减少幻觉发生的频率。

7. 及时求助 告诉患者当有幻觉出现困扰自己时，一定要第一时间告诉家属及医护人员，大家都会耐心地帮助他走出困境，战胜幻觉。

二、思维障碍

思维是人脑将感觉和知觉获得的映象，借助词的作用，进行分析、综合、比较、抽象和概括，摒弃事物表面的、个别的属性，抓住事物内部的、共同的本质属性，形成概念的整个过程，是人脑对客观现实概括的、间接的反映。思维障碍可分为思维形式障碍（思维联想障碍和思维逻辑障碍）与思维内容障碍等。

（一）思维内容障碍

1. 妄想

（1）妄想的定义：妄想（delusion）是在病态的推理和判断的基础上所形成的牢固的信念。妄想具有以下特征。

①妄想内容与事实不符，缺乏客观现实基础，甚至有相反的证据，但患者仍坚信不疑。

②妄想内容是个体的心理现象，不为相同背景或信仰的人群所共有，并非集体信念，但文化背景和个人经历对妄想内容的表达会有所影响。

③妄想内容涉及患者本人且与个人有利害关系。只有在确定个体的思维同时满足上述特征时，才能认定为妄想。

临床上有些患者的病理性观念在未达到坚信不疑的程度时，不能确定为妄想，称为类妄想观念，如牵连观念、被害观念、妒忌观念等。这些类妄想观念与妄想可能有一定的关联，多数为妄想的早期表现。

（2）妄想的临床表现：妄想分类目前仍按其内容划分，常见的妄想有以下几种。

①被害妄想（delusion of persecution）：患者毫无根据地坚信别人在迫害他及其家人。迫害的方式可以多种多样，如在背后议论、诽谤和造谣中伤，偷窃他的财产，在食物中放毒，用高科技手段损害他的身体或跟踪监视（跟踪妄想）并试图逮捕或暗杀他。迫害的人可以是个别人或某些人，可以是陌生人、熟人、亲友甚至家人，也可以是教会、帮会等组织。患者可能采取一系列保护措施或报复行为，如反复上诉（称作诉讼妄想）、报警或随身带刀预防。有时患者感觉对手过于强大，在抵抗无效时会出现自杀行为。此妄想最常见，主要见于精神分裂症和妄想性障碍。

【案例】一位 28 岁女性患者，表现为紧张害怕、失眠、关闭门窗、不敢外出，怀疑有人要害自己，对父母说："说话小声点，很危险"。她说自己得罪了别人，他最近正在集结一帮人要害她。她不与人来往，不敢上班；不敢开灯洗澡，洗澡时穿着衣服洗，说这帮人会用高科技手段拍她的裸照放到网上去⋯⋯

②关系妄想（delusion of reference）：也称牵连观念，患者把周围环境中一些与他无关的事同自己联系起来，认为都与本人有关。其表现形式多种多样，如认为周围的人随意的交谈是在议论他；别人吐痰、咳嗽是在蔑视他；别人扫地意味着他是垃圾；别人关门，甚至一举一动都是针对他；别人的眼神与言行都不怀好意，都是含沙射影、话里有话；电视、报纸或网络上的某些文章也是针对他等。关系妄想的内容多对患者不利，常与被害妄想伴随出现，也可发生于钟情妄想、嫉妒妄想的前后，是临床上最常见的妄想之一，主要见于精神分裂症。

【案例】一位 22 岁男性患者在图书馆看书，看到同学在一起讨论、交谈、各种举动，都认为他们话里有话，含沙射影，在讲究自己，针对自己；不认识的同学碰到他都故意绕道而走或带有敌意地盯着他，经常看到他们三五成群地议论他。认为网上经常有关于他的一些新闻，影射他是追星族，说他喜欢某明星⋯⋯

③罪恶妄想（delusion of guilt）：患者坚信自己犯有某种严重罪行，轻者认为自己做错了事，说错了话，应该受到惩罚（如患者坚信自己在吃饭时掉了几粒饭在桌上，而给单位造成了不可挽回的经济损失）；或者反复计较以前做过的一些小错事；重者认为自己犯有不可饶恕的罪行，对不起国家、同事及家人，给国家造成了巨大的损失，因而多次到公安局投案自首，要求劳动改造、坐牢或枪毙，因而拒食，或以整天干重活脏活，甚至以自杀自伤的方式来赎罪。主要见于抑郁症，也见于精神分裂症。

【案例】一位 56 岁女性患者，于 1 年前突然出现失眠、紧张害怕，不敢外出，嘀咕一些"神灵"的内容，说自己说错话了，办错事了，自己违反神的旨意，犯有不可饶恕的罪行，对不起国家、同事及家人，给国家造成了巨大的损失，"神灵"要惩罚她，因而不吃不喝，并以死谢罪。

④物理影响妄想（delusion of influence）：又称影响妄想或被控制感。患者坚信自己的心理活动与行为受到外界某种特殊东西或仪器的干扰与控

制，或认为有外力刺激自己的躯体，产生种种不舒服的感觉，有的甚至认为自己的内脏活动（如胃肠蠕动、血压、脉搏等）都受到外力的操控和控制。这些体验并非患者本人意愿，有明显的不自主感和被迫感，为精神分裂症的特征性症状之一。

【案例】一位45岁女性患者，整天将门窗关闭，白天也拉严窗帘，怀疑家里被装了监控，说邻居用摄像头等仪器控制、监视自己活动；任何人打电话都不接，然后报警，感觉自己不安全，家里多次换了密码锁，还是感觉不安全。

⑤内心被揭露体验（experience of being revealed）：又称被洞悉感或读心症。患者坚信自己的思想未经过言语和其他方式表达出来就被别人知道了，甚至尽人皆知，自己成了一个"透明人"，毫无隐私可言。但别人究竟是如何知道的，患者却不一定能描述清楚。主要见于精神分裂症。

【案例】医生查房时，一位23岁男性患者说："自己所想的事已经被病友们知道了，好像他们会读心术，能读懂他的心灵"，反复询问病友："你们知道我的想法吗"？在得到否定回答之后，患者仍认为自己毫无隐私可言，都不敢想问题了。虽然说不出是怎样被人探知的，但仍然确信已经尽人皆知，而且搞得满城风雨，甚至全国全世界的人都知道他所想的事情。

⑥夸大妄想（grandiose delusion）：患者坚信自己具有非凡的能力、地位和权力；自己是科学家，是伟大的发明者；自己是伟人或名人的后裔、国家领导人、世界统治者等。常见于躁狂状态、精神分裂症及麻痹痴呆等脑器质性精神障碍。

【案例】某位只有小学文化的躁狂患者，在医生查房时眉飞色舞地说："我当国家主席一点儿问题也没有，现在的许多政策都是我提出来的。你知道吗？美国总统拜登都是在我的帮助下选上的。我有几个亿的资产，等我出院送你几千万。"

⑦钟情妄想（delusion of love）：患者坚信某一异性对自己产生了爱情，即使遭到对方严词拒绝也毫不质疑，而认为是考验自己对爱情的忠诚，仍纠缠不休。常见于年轻患者，女性居多，有时伴有相应的性幻觉。

⑧嫉妒妄想（delusion of jealousy）：患者捕风捉影地认为配偶另有新欢或外遇，坚信配偶对自己不忠诚，并对配偶的行为加以监视或跟踪，有时出现报复行为。常见于妄想性障碍、偏执型精神分裂症、慢性酒精中毒所

致精神障碍伴有性功能减退的男性患者等。

【案例】某位女性患者，每天跟踪丈夫上班。即使陌生女性跟丈夫说几句话，都会上前破口大骂。患者经常翻阅丈夫的手机通话记录，逐个核实有无女性通话者，甚至丈夫与年迈的母亲说话也认为他们眉来眼去，有不正当关系。

⑨疑病妄想（hypoch ondrial delusion）：患者毫无根据地认为自己患了某种严重疾病甚至是不治之症，但患者根本不寻求检查与治疗。有的患者即使经过系列检查予以排除，但依然不能纠正其病态信念。见于更年期和老年期患者，内容荒谬者见于精神分裂症。

⑩非血统妄想（delusion of non‐consanguinity）：患者坚信父母不是自己的亲生父母。多见于精神分裂症。

【案例】某位正在远方城市读书的精神分裂症患者，忽然回到家中，告诉家人有人要害他。问其原因，患者回答："我是国家领导人的儿子，现在的父母是养父母，但他们不知道这件事情。有人害怕这件事被泄露，所以他们要杀死我。"

⑪被窃妄想（delusion of being stolen）：这类妄想常见于脑器质性精神障碍患者。患者坚称自己所收藏的东西被人偷走了，即使后来找到，也认为不是自己原来的东西。这可能与老年人的心理生理特征、记忆力减退有关系。

（3）妄想给患者带来的影响

①对患者感知的影响：严重的妄想常常会影响患者理解能力，在嘈杂的环境中使患者休息不好，感到极度无聊，导致头晕、注意力不集中和听力下降。

②对患者情绪的影响：因为各种妄想如关系妄想、被害妄想、嫉妒妄想等，患者容易产生情绪低落或易激惹等情绪变化，甚至对周围人产生不信任，认为有人迫害自己。随着时间推移得不到良好治疗的情况下极易形成抑郁状态。

③主观意志受限：妄想患者往往有着特殊的性格，如主观、敏感、多疑、自尊心强、以自我为中心等。妄想的出现会导致人的主观意志受限，不能够看到自己的病情，也不会听从别人的意见或建议，完全沉湎在自我的世界中，不会在意别人的想法，缺乏认识自己的动机和态度。

④对自知力的影响：妄想患者不承认自己的病情，不接受事实和理性

的纠正，这样会给患者和家庭带来很大的精神压力，不利于家庭和谐。

⑤产生自杀企图与暴力行为：患者往往处于恐惧状态，没有安全感，感觉遭人暗算，被人追杀、诬陷、财产被劫等。自罪妄想者认为自己罪大恶极，往往有自杀企图。如果患者有被害妄想或关系妄想，则很可能在妄想支配下出现伤人、毁物等暴力攻击行为。

⑥影响正常工作和生活：出现妄想会使患者感到烦躁不安、恐惧及精神过度紧张，整天陷入悲观以及烦躁的心情中，影响患者的睡眠和工作，加重精神负担，严重影响其身心健康。妄想会使患者与他人产生隔阂和矛盾，导致社交关系破裂。妄想也可能使患者在工作中表现出怀疑和敌对心态，患者常常对自身的能力和成就过于自信，无法接受他人的意见和建议，从而影响工作效率和团队合作。

（4）妄想的风险评估

①护士可以通过提问发现患者有无妄想等症状，有没有对什么事或情况害怕、对身体和健康特别焦虑，有没有觉得什么事奇怪或不真实，或者有没有感到有脱离到自己身体以外的情形，有没有觉得被别人议论、窥视，有没有觉得自己的想法或行为是由别人或其他力量控制的，是不是觉得别人能读出他的思想，还可以通过提问判断患者的思维过程是否系统、有组织、合逻辑，自我表达是否清楚，从一个话题转到另一个话题是否有困难，是否有问题。

②如果患者存在妄想，需要评估妄想的种类、内容、性质、出现时间，涉及范围是否固定，有无泛化的趋势，对患者行为的影响。

③妄想确定以后，要注意询问妄想的具体内容，是原发性还是继发性，是一过性还是持续性，是系统性还是片段性，涉及的范围和广度如何，荒谬性与泛化倾向，与精神因素有无关联。另外，还需要评估妄想内容对被检查者情感、行为有多大影响，以及妄想出现时被检查者的情感、意识状态等。首先要确定患者的信念与其文化背景是否有关。当检查者与被检查者处于不同文化背景下，检查者应向同一文化背景的人了解此种信念是否他们共有。

④关注主要精神症状及应对方式。特别关注有危险患者的精神症状，如关系妄想、被害妄想、内心被揭露感、被控制体验等，并设法了解患者对精神症状的应对方式，如绝对服从、对抗、求助、无所谓等，从而评估患者可能存在的自杀、冲动、外走等风险行为及严重程度。

（5）妄想的护理措施：妄想是精神分裂症患者最常见的症状之一。患者可在妄想内容的支配下发生自杀、伤人、毁物、外走等行为。由于患者对妄想的内容坚信不疑，不能通过其亲身体验加以纠正，且妄想的范围有泛化的趋势。因此，对妄想患者的护理是精神科护理工作的重要内容之一。

①接触技巧：护士要关怀、体谅、尊重患者，让患者感受到护士的亲切、病区的安全和温暖。对于妄想症状较为顽固的患者尤其是新入院者，因其妄想未动摇，护士在与其接触及交往过程中，应尽量不触及患者的妄想内容。若患者自行谈及妄想内容，护士要仔细倾听，接受其真实感，不要急于纠正或与其争辩，防止患者加重妄想，增加对护士的敌意，妨碍良好护患关系的建立。对于有关系妄想的患者，在与其交谈时，一定要注意用语和动作，更应注意不要在患者面前与其他人低声交谈，以免引起患者猜疑。

②掌握妄想内容，对症处理：妄想的临床表现多种多样，在护理过程中应避免引导患者反复重复其妄想的体验，以免强化其病理联想，使症状更加顽固。对于不同妄想内容的患者，应根据症状特点，采取不同的护理措施。护士要了解其妄想产生的原因，让患者依据原因重要性排序，然后与患者共同讨论其他可能的解释方法。同时，护士还要根据患者妄想的内容及涉及的范围，以及患者对妄想内容的反应，并根据病情合理安排病室。

③心理社会护理：建立信赖的护患关系，关心体贴患者，取得患者信任，消除敌对情绪。在病情缓解和恢复阶段，要加强对患者的心理护理，鼓励患者面对现实生活，做好疾病知识宣教，并争取家属合作，预防复发。

④积极应对妄想方法：通过交谈了解妄想的内容，在妄想初期不与患者争辩妄想的内容，在妄想动摇期，帮助患者认识妄想是病态思维，和患者探讨妄想对生活的影响，帮助患者恢复自知力。鼓励患者说出妄想的内容，并学会主动寻求帮助。

（6）妄想的健康教育

①做好相关疾病知识的宣教。使患者认识到妄想是一种常见精神疾病的症状，护理人员可组织患者学习妄想相关知识，提高认识，消除顾虑，有利于患者克服病态心理，树立治愈信心，保持自信乐观的心态，从而积

极配合治疗与护理。

②按时门诊复查，在医生的监护、指导下用药，不可擅自加药、减药或停药。即使病情稳定，仍要定期进行精神检查，使医生动态地、连续地了解病情，使患者处于精神科医生的治疗监护之下，以便早期发现病情复发的征象，及时调整治疗方案，改善患者的预后。通过复查，也可使患者得到咨询和心理治疗，帮助患者解决在生活、工作及药物治疗中的困惑，对预防复发具有重要的意义。

③指导患者及家属识别病情波动、复发的早期症状，以便及早得到处理。如无故自行停药或拒绝服药，睡眠障碍，发愣发呆、情绪不稳、烦躁易怒，病中的症状反复出现，不能工作和社交，懒散，生活不能料理等。如出现上述症状，应及时到医院就医。

④教会患者识别常见药物的不良反应，并指导患者一旦发生严重的不良反应，应立即就医。如过敏反应、白细胞下降、直立性低血压、急性肌张力障碍等。

⑤进一步锻炼和恢复自己的生活与社会功能。鼓励患者练习和掌握一些人际交往和社会技能，对于患者因患病产生的自卑心理应予以疏导，主动扩大与周围环境的接触面，较好地完成社会和家庭中的角色功能。

⑥避免精神刺激，生活要有规律，保持良好的心境、允足的睡眠、适当的劳动、适度的娱乐，最终帮助患者自立。

⑦协助患者亲属对妄想的了解，明确患者实际可达到的程度，以降低家属对患者的过高期望，解释患者出院后，家属可能面对的问题及困难，如经济问题、就业问题、照顾问题等，共同讨论，以谋求对策，引导患者为尽快回归社会做好准备。

（二）思维形式障碍

1. 思维形式障碍的临床表现

（1）思维联想障碍

①思维奔逸（flight of thought）：患者表现为联想速度明显加快，甚至都来不及表达。患者联想过程异常迅速，新的概念不断涌现，内容十分丰富，思维有一定的目的性，但常常被环境中的变化吸引而转移其话题，不能贯彻始终（随境转移）；或按某些词汇的表面连接（同音押韵，音联）或某些句子在意义上的相近（意联）而转换主题。患者的言语增多，辞藻

华丽，高谈阔论，口若悬河，滔滔不绝，诙谐风趣，引人发笑。因联想加速致患者感到自己的语速跟不上思维的进程，可表现为话题跳跃，但有别于思维破裂。主要见于躁狂状态。

【案例】一位住院的躁狂患者，表现话多，控制不住自己，自称"脑子里的想法特别多，转得特别快，可与计算机的运行速度相媲美。"在回答医生的问题时说："我家靠近大观园，我也是个官儿，当官不为民做主，不如回家卖红薯。"此时患者说到"红"字，又因看见桌上有一本儿红色封皮的书，于是又高唱："五星红旗迎风飘扬，胜利歌声多么嘹亮……"

②思维迟缓（inhibition of thought）：这是一种抑制性的思维联想障碍，其表现与思维奔逸相反，以概念形成缓慢、联想困难、反应迟钝为主要特点。因此患者言语简短，语量减少，速度缓慢，语音低沉。患者有强烈的"脑子变得迟钝了"的感觉，并为此而苦恼着急。此类症状常见于抑郁障碍。

③思维贫乏（poverty of thought）：指联想数量的减少，概念贫乏。患者体验脑子里没有什么可思可想。交谈时言语贫乏，内容单调，词穷句短，回答简单，或以"不知道""没什么"作答，或以点头或摇头作答，常给人漠然处之之感。主要见于慢性精神分裂症，也见于脑器质性精神障碍和精神发育迟滞等。

④思维松弛又称思维散漫（looseness of thought）：表现为联想结构松弛，内容混乱，对问题的叙述不中肯，也很不切题，往往交谈困难。一般情况下谈话的语句尚完整，但语句之间的结构缺乏紧密联系，使人难以理解其主题和意义。严重者发展为思维破裂。主要见于精神分裂症。

⑤思维破裂（spliting of thought）：患者在意识清晰的情况下思维联想过程破碎，缺乏内在意义上的连贯性和应有的逻辑性，概念与概念之间完全脱节。思维结构的松弛较联想散漫时更为严重，言语支离破碎，甚至不能表达一个完整的句子，词汇杂乱堆积，称"词的杂拌"。见于精神分裂症。

【案例】医生问一位精神分裂症患者："你在哪里工作"？患者回答："这是多余的问题，现在我很高兴，这里的环境很美。这个地方的空气很差，前几年我们的经济状况很好……"医生又问："你近来好吗"？患者答："我的心情很好，家中没有房产，我想回家"。

⑥思维不连贯（incoherence of thought）：在意识障碍情况下出现的类

思维破裂，其言语内容可能更加杂乱、语句片断，毫无主题可言。常见于感染或中毒、颅脑外伤引起的意识障碍、癫痫性精神障碍。

⑦思维中断（blocking of thought）：患者是在无意识障碍或外界干扰等情况下思路突然被阻，表现为谈话突然中断，言语突然停顿片刻后再开口时内容又换了一个话题，患者常形容此刻的思路出现了"空白"，并赋予妄想性的解释。主要见于精神分裂症。

⑧思维云集（pressure of thought）又称强制性思维（forced of thought）：是指思潮不受患者意愿的支配，强制性地大量涌现在脑内。内容往往杂乱无章，出乎患者意料之外，甚至是厌恶的。常突然出现、迅速消失。患者会强烈地感受到他的意志不起作用，根本无法抵抗，感觉完全无能为力。多见于精神分裂症、脑炎或颅脑外伤所致的精神障碍。

⑨强迫思维（compulsive thought）：指脑内反复不自主地出现同一内容的思维，自己知道没必要想，大多有摆脱的强烈愿望，但就是不能自控，因而苦恼。其内容和形式多种多样。若患者脑子中出现某一概念或某话句时，立刻联想到另一概念或另一话句，称为强迫性联想。若联想的概念正好与原来的概念意思相反，如想到安全，立马联想到危险；想到希望，立即联想到绝望，称为强迫性对立思维。对自己的思想和言行的正确性总是产生怀疑，如老是认为门没关好、钱数错了，因而反复检查核对，称为强迫性怀疑与强迫性核对。对一些简单的自然问题反复思索，刨根究底，如反复思考牛为何喜欢吃草，兔子尾巴为什么短等问题，称作强迫性穷思竭虑。不能自制地反复回忆既往经历中发生的事情时，称作强迫性回忆。不由自主地反复数数，称强迫性计数。不能控制地反复询问同一个问题称为强迫询问等。多见于强迫症，也见于精神分裂症。

【案例】一位患者上班的路上总是数上楼的台阶数，并且必须要数到6或16，否则不吉利。若不小心被他人打断，则下楼重新上楼继续数台阶。为此严重影响了患者的工作和生活，患者也明知没有必要，但就是摆脱不了，感到十分痛苦。

（2）思维逻辑障碍

①病理性象征性思维（symbolic thinking）：属于典型的概念转换，以无关的具体概念代替某一抽象概念，不经患者解释，旁人无法理解；但具体概念与抽象概念之间仍存在某种表面上的联系，可能有字音、字形、意

义或形体上的某些相关，因而有别于释义妄想。比如某一患者赤身裸体，问其原因，回答：表明自己光明磊落。常见于精神分裂症。

②语词新作（neologism）：患者自创一些新的符号、语言、文字或图形，并赋予特殊意义，他人无法理解。有时把几个不相关的概念或不完全的词拼凑成新的概念或词，代表某种新含义。常见于精神分裂症。

【案例】一位精神分裂症患者整天写 RAT，问他为什么总是写"老鼠"这个英文单词？他回答说"不是"，他解释为："R是人，A是房子，T是两个人住在房子里，意思是婚姻美满"。

③逻辑倒错性思维（pairalogic thinking）：以思维推理缺乏逻辑性为特点。表现为推理结论缺之前提依据，或因果倒置，令人觉得离奇古怪，不可理解。如一患者吃生菜叶、吃草，他解释说："我的属相属牛，牛是吃草的，所以我应该吃草。"

2. 思维形式障碍给患者带来的影响

（1）对其他精神活动的影响：可影响患者的感知、情感及意志行为活动。如思维奔逸的患者，思维敏捷，感觉说话跟不上脑子的转动，语量增多、语速快、说话眉飞色舞，注意力不集中，随境转移。

（2）对行为的影响：患者存在思维迟缓，感觉脑子变慢甚至不会思考了，简单的事情也不能完成，自觉什么也做不了，自认为一无是处，于是郁郁寡欢，出现悲观甚至想死的念头，绝望时甚至发生自杀行为。

（3）对社会功能的影响：不同程度的思维形式障碍，使患者不能准确地表达思想，无法有效沟通，无法集中注意做某件事情，认为自己一事无成，甚至陷入无助和绝望。患者的社会功能严重受损，无法正常的工作、学习，甚至影响全部的生活状态。

3. 思维形式障碍的风险评估

（1）评估的内容：充分收集患者信息，评估患者症状对行为的影响，发现患者的风险及需要解决的问题：如营养失调、睡眠紊乱、扰乱医疗秩序、对环境造成困扰、社会功能缺陷，甚至存在或潜在冲动、自杀、自伤、外走等风险。

（2）评估工具：详见第一章第三节。

4. 思维形式障碍的护理措施

（1）安全护理：掌握病情，了解疾病特点，严密观察病情变化，必要时适当限制患者的活动范围，存在易激惹、行为紊乱的患者须分开安置，防止危险物品进入病房，防止患者发生攻击、外走、自伤、自杀行为。

（2）症状护理：对思维贫乏患者，多给予信息及语言刺激，对患者关心体贴，多与其交谈沟通，寻找患者感兴趣的话题，用患者经历过的重大事件诱导启发患者用语言表达，刺激大脑的兴奋性。对思维奔逸患者，不应试图说服或者纠正患者的病态观念，更不可以同样的方式对待患者滔滔不绝的讲话，可以采用引导、转移注意力等方法减少患者精力过多地消耗。

（3）心理护理：建立良好的护患关系，尊重患者的人格，体谅患者的病态行为，对患者的精神症状予以理解和接纳，恰当地应用沟通技巧，耐心倾听患者的诉说，鼓励患者表达内心的感受，对恢复期患者耐心安慰，提供支持性心理护理。

（4）康复护理：对患者开展难度适宜的社会功能训练，如生活技能训练、药物自我处置技能训练、社交技能训练、职业技能训练、学习行为技能训练等，增强患者对社会环境和家庭的适应能力。

5. 思维形式障碍的健康教育

（1）服药教育：思维障碍患者需要规律服用药物，家属应监督并看护患者按医嘱服药，不得随意自行加减药物或滥用药物。了解药物不良反应，出现不适及时送往医院。应定期随诊。

（2）生活教育：患者需要养成良好的生活和卫生习惯，避免精神压力过大和紧张。适度运动、规律作息对疾病有一定益处。

（3）家属教育：保持和谐的家庭氛围，多与患者沟通，鼓励患者参加一些力所能及的家务劳动，注意识别复发的早期症状，发现问题及时到医院就诊。

三、自知力缺乏

（一）自知力缺乏的定义

自知力（insight）是指患者对自己所患精神疾病的认识能力。患者对自己的精神状态失了判断能力，否认自己有病，拒绝治疗，此时称为自知力缺乏。

（二）自知力缺乏的临床表现

询问患者自知力是否全面，一般涉及以下四方面。

（1）是否能认识到其他人观察到他/她有不正常的地方（如情绪、言行等方面）？

（2）如果能认识到，是否觉得这些现象是异常的？

（3）如果认识到是异常的，能否认识到是精神疾病所致（有的患者认为这种异常是躯体疾病或别人下毒等所致）？

（4）如果认为是精神疾病所致，能否认识到需要治疗？是否有主动接受治疗的意愿或能否服从治疗？

当上述四方面条件都具备时说明患者自知力完整；仅仅对疾病及部分症状有些认识时为部分自知力；患者否认自己有病，拒绝治疗，为自知力缺乏。

临床上自知力障碍多见于精神分裂症、双相情感障碍患者，他们不认为自己有病，更不承认自己有不正常的行为，因而拒绝治疗；而焦虑症患者基本保持自知力完整，能主动就医诉说病情及社会功能相对保持完好。

（三）自知力缺乏给患者带来的影响

自知力缺乏在临床上可作为判断精神障碍的指标之一。自知力完整程度及其变化，又往往被看作是判断病情恶化、好转或痊愈的一个标准。经过治疗，病情好转后患者的自知力逐渐恢复，并能对患病期间的精神异常表现做出恰当的判断和认识。自知力是影响治疗依从性的重要因素，但不是唯一因素。临床观察发现，有的患者自知力完整，但由于药物不良反应的影响而不愿服药；有的患者虽能长期坚持服药，但对疾病却毫无认识。

（四）自知力缺乏的风险评估

自知力的风险评估应该从三个方面入手，即对治疗的依从性、对疾病的认识、对精神病性体验的正确分辨和描述。一般认为，自知力水平与依从性程度相平行，自知力缺乏的患者一般住院及治疗依从性较差，住院期间存在外走的风险。评估工具可使用《自知力及治疗态度问卷（ITAQ）》。

（五）自知力缺乏的护理措施

自知力缺乏的患者主要存在治疗依从性差与外走风险。护理措施主要有以下几个方面。

1. 依从性差的护理措施

（1）护士首先要加强患者治疗依从性的评估，对于自知力缺乏患者不愿服药时，护士应耐心劝导并严格执行操作流程，劝说看护患者治疗服药，鼓励患者表达对治疗的感受和想法。

（2）对于症状较重、拒绝治疗的患者，应选择注射药物或口腔崩解片等药物的特殊剂型，确保患者治疗的实施。

（3）对于藏药的患者，护士应该给予特别关注，如单独看护服药，与餐同服，服药后注意观察患者口腔、水杯是否藏存药物，确保患者服药到位。

2. 外走的护理措施　患者自知力缺乏，不愿住院治疗，会使外走风险增加，护士应了解患者不安心住院的原因，给予解释、安慰并与患者达成不擅自外走的协议。应密切看护，使患者活动范围不离工作人员视线，严防患者外走。

（六）自知力缺乏的健康教育

1. 入院教育　对于自知力缺乏的住院患者，入院教育要建立在共情的基础上，医护人员要理解、同情、支持患者。教育内容主要涉及医院的各项规章制度，如探视制度、生活制度、护理制度等；床号、主管医生及责任护士；病区环境、设施以及患者应尽的义务及享有的权利，如探视、打电话等权利。入院教育可以使患者消除因进入陌生环境引起的紧张、焦虑和敌对情绪，满足患者的归属感，积极调整心理状态，尽快适应环境，配合治疗和护理，促进疾病康复。

2. 疾病教育　如果患者因自知力缺乏，不能主动配合治疗和护理，在教育内容的选择上，应根据疾病的不同阶段及治疗、护理特点，进行针对性、系统、深入的教育。可以在病区内设置患者园地、健康咨询室、宣传栏、精神疾病相关书籍、挂图，召开专题专病知识讲座，或利用探视时间点等多种方式对患者进行健康教育。责任护士或负责健康教育的护士应该为每位患者实施个体化的健康教育，增加患者对疾病的认识和对治疗的依从性。

3. 出院教育　对精神疾病患者的家属进行健康教育指导，能有效地提高患者及家属对精神疾病知识的认识，改善患者的治疗依从性，降低复发率和再入院次数，提高患者的社会功能。

四、注意力缺陷

（一）注意力的定义

注意力是指人的心理活动指向和集中于某种事物的能力。分为主动注意力和被动注意力。主动注意力又称有意注意，是自觉的、有目的的注意，如学生考试时必须排除自身内外的干扰才能将注意集中于答题上。个体对认识对象的需要程度、兴趣大小、利害轻重等影响其主动注意力的发生和保持。被动注意力又称为无意注意，是外界刺激所激发的没有目的的注意，不需任何努力就能实现，如上课时听到教室外的鸟叫声，开车时看到窗外树木的移动等。被动注意力受外界刺激物的强度、性质，主体对刺激物的兴趣、态度以及主体当时的情绪状态等因素的影响。通常所说的注意力是指主动注意力。

注意力具有以下特征：①广度。②集中性。③稳定性。④选择性。⑤分配。⑥转移。

注意力的上述特征是相互联系的，注意力高度集中时其范围变窄。引起注意力分配的活动越少，注意力越容易集中，当指向单一任务时，才可能达到最大程度的集中。注意力越集中，转移就越慢。注意力的转移与分散密切相关，随着注意力的转移，注意力的分配和范围也随之发生变化。注意力缺陷时，上述这些特征均可出现异常变化。

（二）注意力缺陷的表现

1. 注意力增强（hyperprosexia） 指个体对一些事物的注意异常增强，包括主、被动注意力，注意力的紧张性和稳定性都增强，转移困难。如关系妄想患者对环境的高度警惕，嫉妒妄想患者对配偶行踪以及疑病症患者对自身躯体不适的格外关注等。多见于神经症性障碍、妄想性障碍、抑郁障碍等。

2. 注意力减弱（hypoprosexia） 又叫注意力迟钝。指个体对外界刺激的注意力减弱，包括主、被动注意力的减弱，表现为注意力集中困难，稳定性差，范围狭窄。多见于躯体虚弱状态、意识障碍、弥漫性脑损害及多种精神疾病。

3. 注意力涣散（divergence of attention） 指主动注意力的明显减弱。表现为难以将注意力集中与保持在一定对象上，易于分散。见于神经衰弱、精神分裂症和注意缺陷与多动障碍等。

4. 注意力缓慢（blunting of attention） 指注意力集中缓慢和转移困难，常常与思维迟缓伴随出现。多见于抑郁发作。

5. 注意力狭窄（narrowing of attention） 指注意力范围显著缩小，

主动注意力明显减弱。患者在缩窄的注意范围内能比较正常地感知，超出这一范围时，一般刺激很难引起其注意。见于意识朦胧状态和严重痴呆患者。

6. 随境转移（distractibility）　指被动注意力明显增强，注意力的稳定性差。表现为很容易受外界刺激影响而不断转移注意对象。主要见于躁狂发作。

【案例】患者，女，20岁。医生进入病房后距离其尚远就对医生说"Hi，Hello，医生好"，并跑过来与医生握手，交谈时眉飞色舞地谈及自己的经历。当看到护工拖地板时，又马上跑过去说"阿姨，我来帮你拖"，刚拖了几下，当看到一患者自言自语时，马上又跑到医师身边告知此患者的表现。刚说了几句，看到病友拿起球拍后，又对医生说"拜拜，我要打球去。"

7. 注意力固定（fixationofattention）　指注意力的稳定性特别强，长时间集中于某一事物或活动上，其他刺激和旁人的干扰难以使其转移注意力，如强迫症患者专注于其强迫思维和强迫行为，妄想性障碍患者专注于其妄想内容。见于正常人、强迫症以及妄想性障碍。

（三）注意力缺陷给患者带来的影响

1. 生理社会功能　注意力缺陷影响患者生活自理能力和环境适应能力，如进食自理缺陷，易发生噎食等；睡眠型态紊乱；穿着、修饰、卫生自理缺陷；语言沟通障碍；社交障碍及自我防御能力低下，易发生跌倒等。

2. 认知功能　注意力是认知能力的前提和基础，没有注意力的支持，认知能力无法进行有效的信息处理和理解，因此，当注意力缺陷时极易引起患者记忆力下降、智能障碍，甚至思维障碍。

3. 情绪状态　注意力缺陷时易出现焦虑、抑郁、恐惧、易激惹、情感淡漠等异常情绪，有时出现低自尊、自卑心理等。

4. 意志行为　注意力缺陷时有攻击、外走发生的风险及不依从行为等。

（四）注意力缺陷的风险评估

通过谈话、观察等方式，从患者的言语、行为表现中了解注意力缺陷的表现，除了根据注意力缺陷不同程度的临床表现及对患者在生理社会功能、认知、情绪和行为等方面的影响进行评估外，还要充分运用各种评估量表进行风险评估。

1. 生理及社会功能方面

（1）生活自理能力：有无穿衣、吃饭、洗澡等不能自理情况；有无意识障碍，如贪食导致噎食或食欲减退导致营养不良；有无睡眠障碍，如入睡困难、早醒、睡眠节律紊乱等。可以采用《Barthel 指数量表》进行生活自理缺陷评估，见表 9 - 1。

（2）环境适应能力：①学习能力：有无现存或潜在的学习困难，学习成绩如何。②语言能力：有无言语沟通障碍。③自我控制与自我保护能力：有无现存或潜在的自我控制力、自我防卫能力下降。④社交活动：有无人际交往障碍，是否合群等。

2. 认知功能 有无注意力涣散？注意力是否受到外界干扰？有无记忆和智能障碍？采用《简明智力状态检查量表（MMSE）》进行评估，见表 9 - 2。

3. 情绪状态 有无焦虑、恐惧、情绪不稳、易激惹导致自伤、暴力行为的危险。

4. 意志行为 有无攻击、外走发生及不依从行为等。可采用量表进行评估。

（五）注意力缺陷的护理措施

注意力缺陷是精神障碍患者最常见的症状之一，注意力缺陷对患者的生理社会功能、认知、情绪和行为都带来相应的影响，有些患者个人生活难于自理，与人沟通存在障碍，情绪不稳定，甚至出现攻击等危险行为，这些都是注意力缺陷重点护理内容。

1. 生活护理 评估出噎食风险的患者，应专人看护，进食过程中避免大声喧哗，运动幅度避免过大。对于注意力不集中的老年人，要特别注意防止跌倒发生，以免发生骨折；对于年龄较小或生活自理能力较差的患者，反复训练叠被、穿衣、洗漱等日常自我照护。制定合理的作息时间，培养良好的生活规律，保证充足的睡眠，从每件小事培养患者专心的习惯。

2. 安全护理 主要是利用各种护理手段来稳定患者的情绪，保证患者的安全。评估出攻击、外走风险的患者要专人护理，控制患者的活动区域，避免接触危险物品，做好心理疏导，如了解注意力狭窄患者的喜好，避免强制打扰，防止出现叛逆情绪，做出攻击行为；学会与患者沟通，用正确方式进行干预；密切观察情绪的变化，有出现意外的征兆时及时给予控制，如患者情绪激动时，避免激惹，耐心说服，及时给予引导，使患者的愤怒与不满以正当的方式疏泄，必要时给予保护，保证患者的安全；避免患者从事竞争性较强或冒险的游戏，并向其讲解活动中存在的危险性；组织患者参加一些需要精力的活动，同时强调注意安全，如登山、打球、跑步等，以发泄患者多余的精力。

3. 康复训练 注意力缺陷的康复是认知康复的中心问题，只有纠正了注意力缺陷，记忆、学习、交流、解决问题等认知障碍的康复才能有效地进行，因此，注意力缺陷患者的康复训练十分重要。

注意力缺陷康复训练方法如下所述。

（1）生活自理能力的训练：护理人员除了协助和督促患者做好晨晚间护理外，还应在生活自理能力方面给予指导和训练，如使患者严格遵守作息时间，保持良好的个人卫生习惯等。

（2）信息处理训练：①兴趣法，用患者感兴趣或熟悉的活动刺激注意，如使用电脑游戏、专门编制的软件、虚拟应用等。②示范法，如打太极拳，一边让患者看到刚柔并济、舒展流畅的动作，一边抑扬顿挫地讲解动作要领，使患者视觉、听觉都调动起来加强注意。③奖赏法，临床上常用的代币法就是一种奖赏方法。④电话交谈，在电话中交谈比面对面谈话更易集中患者注意力，这是由于电话提供的刺激更专一。

（3）以技术为基础的训练：这种训练不仅要集中注意力，尚需要一些理解和判断能力，包括猜测游戏、删除作业、时间感、数目顺序。

（4）分类训练：其目的是提高患者不同难度的注意力。操作方法多以纸笔练习形式进行，要求患者按指示完成功课纸上的练习，或对录音带、电脑中的指示做出适当的反应。

（5）电脑辅助法：电脑游戏等软件对注意的改善有极大的帮助，通过丰富多彩的画面、声音提示及主动参与，能够强烈吸引患者的注意，从而改善注意力缺陷。

4. 药物治疗的护理 对需要用药物治疗的患者，指导其遵医嘱按时服药，密切观察服药情况，以及服药后的表现，提高患者的依从性。

（六）注意力缺陷的健康教育

1. 对疾病认知的指导　向患者及家属介绍注意力缺陷基础知识、发生注意力缺陷流行病学情况、患者的具体临床表现、对以后生活的影响及常见问题等，使患者及家属对注意力缺陷有一个大体认识，引起其重视。要结合患者的具体生活环境、年龄、爱好等情况给予个性化健康教育，如对于年龄较大的患者，告知家属更要注重照顾患者生活，防止营养缺乏、感染、跌倒、骨折、压疮等发生；对于年龄较小的患者，改变家长和教师把患儿当成是不服管教的"坏孩子"这一错误认识，教育他们用"表扬""鼓励"的正性强化方式代替单纯的惩罚教育。

2. 干预措施指导　指导患者或其家属依据注意力缺陷特点掌握至少三种合适的康复训练，指导患者及家属学习康复训练的技巧，使患者能在家属协助下自行安排每日的生活和训练，进行下象棋、打扑克等游戏，按时服药等。

3. 家属指导　使患者家属能够客观地认识患者的注意力缺陷，理解患者由于注意力缺陷表现出的异常，并能很好地与患者沟通，配合患者进行注意力训练，帮助患者完成角色转变等，提高患者治疗的依从性。

五、情绪障碍

（一）情绪障碍定义

情绪（emotion）和情感（affect）在精神医学中常作为同义词，是指个体对客观事物的主观态度和相应的内心体验（如喜、怒、哀、乐、爱、憎等）。心境（mood）是指一种较弱而持续的情绪状态。情绪障碍（mood disorders）亦称"情感障碍"或"心境障碍"，是以情感或心境改变为主，伴有相应的行为认知、人际关系、躯体症状等方面改变为特征的疾病的统称。

（二）情绪障碍的表现（症状）

常见的情绪障碍包括以下几种。

1. 情感高涨（elation）　正性情绪增强。最特征表现为患者自我感觉良好，兴高采烈，言多话快，不知疲倦，心境特别愉快，内心体验与周围环境一致，具有感染力，能引起周围人的共鸣。多见于躁狂发作。

2. 欣快（euphoria） 患者表现出与周围环境不协调的愉快状态，似乎十分满足、幸福，但表情大多单调刻板，给人以愚蠢的感觉，不能引起周围人的共鸣，因而与情感高涨有着本质不同。多见于脑器质性精神障碍、痴呆。

3. 情绪低落（depression） 负性情绪增强。常表现为与所处环境不相称的情绪不振、悲观郁闷、愁眉苦脸、言语行动减少、反应迟钝、悲观绝望，甚至自罪自责，严重者出现自杀念头或行为。多见于抑郁发作。

4. 焦虑（anxiety） 是指在无客观根据的情况下，持续性地表现为紧张、担心和害怕并伴有多种躯体和自主神经功能紊乱（如心悸、出汗、四肢发冷、便秘、腹泻等）的症状。多见于焦虑障碍。急性的焦虑发作称为惊恐发作（panic attack），患者呈现发作性的极度焦虑、惶恐不安，体验到濒临死亡之感，伴有呼吸困难、心跳加快等，一般发作时间可持续数分钟至半小时。

5. 恐惧（phobia） 指对某种客观存在的事物或处境产生持续的惧怕与回避的现象。患者自知过分或没有必要，但难以自控，因而出现回避和逃离行为。多见于恐惧障碍。恐惧具有以下特点：①对一种特定的场景或平时无关紧要的物体、活动感到持续的较长时间的恐惧。如动物恐惧患者，见到蛇出现明显的恐惧，甚至见到一根绳子时也表现出明显的恐惧情绪。②恐惧对象是存在于个体之外的，常是对特定事物的恐惧。③患者自觉痛苦，并出现对恐惧情景的回避，以致影响社会功能。

6. 情绪不稳（emotional instability） 指情绪容易波动，易从一个极端走向另一个极端，情绪的变化可没有原因或仅有轻微外界诱因。如患者表现为突然的大悲大哭，转瞬又破涕为笑。多见于脑器质性精神障碍。

7. 易激惹（irritability） 指一般性刺激即引起强烈而不愉快的情绪体验。患者遇到轻微的挫折时激动不安，生气愤怒，甚至暴怒发作。见于癔症、躁狂发作、器质性精神障碍等。

【案例】患者，女，36岁，病前性格温和。3年前因脑出血合并癫痫发作住院一个月后出院。出院后表现脾气大，性格一反常态，经常与老公争吵，动不动就打孩子，为此与老公离婚而与父母同住。由于父母无法忍受而动员其住院治疗，入院前几天表现尚好，由父亲陪护。某日早餐，患者吃了四个包子还要继续吃，其父讲了一句"别吃太多，你已经发胖了"，患者当即大怒，将剩下的稀饭泼在地上，骂父亲老不死，哪有这样的父亲，吃个包子都要管，又哭又闹，并将自己的手机砸坏。

8. 强制性哭笑（forced crying and laughing） 指无外界刺激作用而突然出现自发的、刻板的、不能控制的哭与笑。此时患者并无相应的内心体验，仅为面部表情的变化，因此又被称为表情失禁。多见于脑器质性精神障碍。

9. 病理性激情（pathological affect） 指一种突如其来、强烈而短暂的情感反应，常伴有意识障碍，发作后有遗忘。通常表现为特殊的紧张、兴奋和不满情绪，然后暴发为十分猛烈的情感冲动。患者对此不能自控，且不能意识到自己行为的后果，甚至出现冲动伤人行为。多见于癫痫、颅脑损伤性精神障碍、中毒性精神障碍等，也可见于精神分裂症。

10. 情感淡漠（apathy） 指对外界任何刺激缺乏相应的情感反应。表现为对亲友冷淡，对周围事物漠不关心，缺乏内心体验。此症状常与意志减退相伴出现。多见于精神分裂症衰退期、严重的器质性痴呆患者。

11. 情感倒错（parathymia） 指情感反应的表达正好与外界刺激的性质相反，如听到令人高兴的事件引起悲哀的反应，听到悲痛的事件表现心情愉悦，面带笑容。多见于精神分裂症。

12. 矛盾情感（ambivalence） 指同一患者对同一事物同时产生两种相反的、互相矛盾的情感体验，也称为对立情感。如又爱又恨，既喜欢又讨厌。患者对此矛盾情感不加分析和批判，也不会因此感到焦虑和痛苦。多见于精神分裂症，是精神分裂症患者的特征性症状。

（三）情绪障碍可能带来的影响

情绪障碍是比较常见的精神疾病，患者无法控制个人情绪，情绪有可能在短时间内发生较大波动。这些情绪障碍往往会给患者本人及其家庭带来难以承受的痛苦，影响社会功能，降低生活质量，也给家庭和社会带来沉重的经济负担。

（四）情绪障碍的风险评估

1. 生理及躯体评估 评估患者所存在的躯体症状，如生命体征；营养状况及体重变化；睡眠情况有无入睡困难、早醒、醒后难以入睡等；饮食情况有无暴饮暴食或食欲减退；有无自杀自伤或暴力行为导致的躯体损伤等；生活自理程度等，采用《日常生活能力评定量表》评估患者日常生活活动能力，见表 9-1。

2. 情绪状态评估 评估有无兴奋、情感高涨，夸大、自负或抑郁、焦虑、易激惹等症状表现及其导致的自伤、暴力行为的危险。对于情绪低落者重点评估有无自杀想法和行为。对情感高涨、易激惹患者重点评估有无外走、冲动、伤人、毁物等行为。可借助量表进行评估。

3. 心理状况评估 评估患者病前个性特征、成长经历及其对应激认知反应、情绪反应、行为方式等。

4. 社会状况评估 评估患者幼年时的成长环境、父母教养方式、家庭经济情况及其成年后的学习、工作、婚姻、家庭、人际关系、经济状况等社会因素。

（五）情绪障碍的护理措施

1. 基础护理

（1）饮食护理：根据患者情况，为患者提供营养丰富、易消化的食物，保证足够的营养、水分摄入。

（2）睡眠护理：提供安静的环境，保证充足睡眠。指导患者养成规律的作息习惯，如白天可鼓励其适当参加体育锻炼和工娱治疗，减少白天的睡眠时间，夜间营造良好的睡眠环境等。睡前避免兴奋性活动或进食兴奋性食物（如咖啡、浓茶、巧克力等）和药物。还可应用一些放松技术帮助患者入睡，如睡前热水泡脚、饮牛奶等；严重入睡困难者，可遵医嘱给予镇静催眠的药物治疗。

（3）生活护理：指导并协助患者养成良好的卫生习惯，尊重患者，减轻患者心理压力。

2. 安全护理

（1）为患者提供安全、舒适的住院环境，减少环境中的刺激因素，规范危险品管理，严格进行床头交接班，按照要求巡视，对特殊病情患者需要增加巡视频次，加强巡视质量，保证患者安全。

（2）全面掌握患者病情，防止发生意外，对有情绪不稳、易激惹、自杀倾向等症状的患者做到心中有数，严密观察病情变化，及时发现预警先兆，采取有效防范措施，必要时遵医嘱给予保护性约束。

（3）观察患者服药后的药物副作用，为患者进行健康宣教，预防患者跌倒等不良事件。

3. 用药护理 对症状明显需要药物治疗的患者，遵医嘱规范给药，注意观察药物的疗效和不良反应，当发生药物不良反应时，要及时通知医生进行处理。

4. 心理护理

（1）与患者建立良好的护患关系，以获得患者的充分信任，鼓励其积极表达自己内心的不良感受；关注患者的心理感受和情绪变化，教育患者运用适当的方法宣泄不良情绪；帮助其认识及改变自我的个性缺陷，建立良好的应对模式，提高其对负性生活事件的应对能力；教育患者学会寻求和利用社会支持系统帮助自己。

（2）正确运用沟通技巧，护士应耐心倾听患者诉说，鼓励其用语言表达内心感受，与患者交谈时态度亲切温和，语言具体、简单、明确，给患者足够的时间回答，同时不与患者争执有关妄想的一些内容。

（六）情绪障碍的健康教育

（1）帮助患者及家属了解疾病相关的知识，促使其认识和接纳疾病，教会患者不断进行自我锻炼和矫正。

（2）鼓励患者积极配合治疗，树立战胜疾病的信心，指导家属做好家庭治疗与护理，以帮助患者早日恢复健康。

（3）教会患者及家属识别疾病复发的先兆表现，尽早识别，及时到医院就医，定期到门诊复查，宣传坚持服药的重要意义。

（4）教会患者运用正确的方式处理压力，培养积极乐观的生活态度，保证积极的心境。

（5）指导家属正确对待患者，提供良好的家庭系统支持，促进患者康复。

（6）保证患者营养和水分的摄入，鼓励其参加康复活动，促进躯体功能的恢复。

六、意志行为障碍

（一）意志行为的定义

1. 意志 指个体在生活和社会实践中自觉地确认目的，并根据目的调整自己的行为，克服困难，以达到预定目标的心理活动。

2. 行为 有动机、有目的地进行的复杂随意运动。

3. 意志行为 在意志过程中，受意志支配和控制的行为。

（二）意志行为障碍的表现

1. 意志障碍

（1）意志增强（hyperbulia）：指意志活动增多。在病态情感或妄想支配下的患者，为了达到病态的目的，可以不顾一切、长期顽固地进行某些行动。主要见于妄想性障碍，也见于精神分裂症。

（2）意志减弱（hypobulia）：指意志活动的减少和意志力量的普遍减退。表现为动力不足、目的不明、自制力差等。主要见于单纯型和慢性精神分裂症。

（3）意志缺乏（abhulia）：指意志活动的缺乏或极度减少以及意志力量的极度减退。患者的行为既无动机也无目的，除了极简单的生活需求外，余无他求。见于精神分裂症晚期和严重的痴呆患者。

（4）意向倒错（purabulia）：指意志行为违背常情，让人难以理解。例如食意向倒错者吃泥土、粪便、木头等物质；性意向倒错者出现自虐、施虐、恋物等。主要见于精神分裂症和人格障碍。

（5）矛盾意向（ambitendence）：指个体同时表现出两种截然相反、相互矛盾的意志活动。见于精神分裂症。

（6）强迫意向（compulsive intention）：指个体难以自控、反复出现想做某一违背自己意愿的行为的强烈的内心冲动（但不会付诸行动）。多见于强迫症。

2. 运动与行为障碍

（1）精神运动性兴奋（psy‑chomotor excitement）：指行为动作和言语活动的显著增加。由于行为受思维和情感活动的影响，因此这类患者同样具有思维和情绪方面的异常。临床上，根据兴奋的具体表现以及伴随现象，可分为以下形式。

①躁狂性兴奋（manic excitement）：指言语、行为、思维和情感活动均普遍性地增多，精神活动之间及与外界环境之间基本协调，能进行有效的言语交流，行为能被人理解。情感活动能引起旁人的共鸣。多见于双相障碍躁狂发作。

②青春性兴奋（hebephrenic excitement）：指言语和行为均增加，但缺乏目的性和指向性，杂乱无章，与思维、情感活动明显不协调。言语支离破碎，情感喜怒无常、变化莫测，行为幼稚愚蠢、做作、离奇，本能意向亢进等。为典型的不协调性精神运动性兴奋状态。多见于精神分裂症。

③紧张性兴奋（catatonic excitement）：指缺乏动机目的，难以预料，常常突然出现，持续时间较短的一种不协调的运动性兴奋状态。患者表现为突然出现伤人、毁物的冲动性行为，行为单调刻板，甚至有作态。常伴有刻板、模仿和重复动作，很少伴有言语兴奋。多见于紧张症，与紧张性木僵交替出现。

④器质性兴奋（organic excitement）：兴奋状态与脑损害时的痴呆和人格改变有关。患者的行为具有冲动性、攻击性和刻板性，伴有情绪欣快、情感脆弱、强制性哭笑、病理性赘述、持续言语、重复言语等情感和思维的异常。主要见于慢性器质性脑损害所致的精神障碍。

⑤谵妄性兴奋（delirium excitement）：指在意识障碍的基础上出现的一种与幻觉、错觉交织在一起的兴奋状态。表现为恐惧不安，兴奋躁动，有冲动攻击性行为，行为杂乱无章，有时出现职业性动作。言语支离破碎。常伴有肢体粗大震颤和自主神经功能紊乱的症状。见于各种原因所致的急性脑病综合征。

⑥心因性兴奋（psychogenic excitement）：指在强烈的精神刺激后突然出现兴奋躁动，激越喊叫，痛哭流涕，甚至情感暴发和痉挛发作等。言语内容与心因有关。持续数小时或数天后恢复。主要见于分离性障碍和应激障碍。

（2）精神运动性抑制（psychomotor inhibition）：行为动作和言语活动显著减少。临床上包括木僵、蜡样屈曲和缄默症。

①木僵（stupor）：指行为动作和言语活动的普遍减少或完全抑制。患者长时间卧床或呆立呆坐，不动不语。如表现为偶有翻身、坐起、走动或有少量自发言行者称亚木僵状态。

②蜡样屈曲（waxy flexibility）：在木僵的基础上，患者的肢体可任人摆布于某种位置并维持较长时间而不主动改变，如同泥塑蜡铸一般。如将患者枕头抽走，其头部保持悬空而不主动放下，称为空气枕头（airpillow）。此症状见于紧张症。

③缄默症（mutism）：患者缄默不语，也不回答问题，有时可以用手示意。其多见于分离障碍及精神分裂症。

（3）违拗症（negativism）：患者对别人提出的要求没有相应的行为反应，而且表现出无意的、不自主地对抗。若患者的行为反应与护理人员的要求完全相反称作主动违拗（active negativism）。如要求患者张口接受检查时反而紧闭着口，要他伸出手来时反而将手缩回去。若患者对护理人员的所有要求都拒绝做出反应，称作被动违拗（passive negativism）。多见于精神分裂症紧张型。

（4）被动服从（passive obedience）：患者被动地接受旁人的任何指令，即使会引起痛苦的后果也照样服从。如在寒冷的冬天，要求其脱光衣服，尽管冷得发料也会立即执行。见于精神分裂症紧张型及催眠状态。

（5）模仿动作（echopraxia）：患者不自主地、刻板地模仿他人的行为。如护理人员检查完患者后去洗手，他也跟着去洗手，护理人员从口袋中拿出钢笔写记录，他也做出从口袋中拿笔写字的动作，此症状常与模仿言语同时存在。多见于精神分裂症。

3. 定向力障碍　定向力（orientation）：指个体对时间、地点、人物以及自身状态的认识能力，对时间、地点和人物的认识能力称为对周围环境的定向力，对自身状态的认识能力称为自我定向力。

（1）对周围环境的定向障碍

①时间定向障碍：指患者对当时所处时间如白天或晚上、上午或下午的认识，以及年、月、日的认识出现错误。

②地点定向或空间定向障碍：是指对所处地理位置的认识出现错误。

③人物定向障碍：是指辨认周围环境中人物的身份及其与患者的关系障碍。

（2）自我定向障碍：包括对自己姓名、性别、年龄及职业等状况的认识发生障碍。

（三）意志行为障碍可能带来的影响

意志行为障碍往往给患者及家属带来很多不良影响，影响社会功能，丧失劳动能力，降低生活质量，也给家庭和社会带来一些危害和经济负担。意志行为障碍患者，无论是在家里还是在社会上，都不同程度地丧失了与人交流的能力。一种情况是，由于长期住院，患者社交能力退化，不会与他人交流；另一种情况是，由于精神疾病的影响，缺乏人际交往的动力。在交往过程中，注意力分散，难以集中，导致人际交往困难和失败。有些患者严重到无法正常生活、工作或学习。因为疾病的原因，他们有可能失去生存的技能，甚至无法满足自己及家庭的生活所需。

（四）意志行为障碍风险评估

护理人员应详细询问病史，仔细观察病情，结合量表评估，对患者意志行为活动进行评估。

1. 意志行为增强或精神运动性兴奋 评估常采用的量表详见第一章第三节。

2. 意志行为减退或精神运动性抑制 意志行为减弱或缺乏引起的自杀自伤常采用的量表详见第一章第三节。

3. 其他意志行为活动异常 意志行为减退缺乏或其他意志行为活动出现异常，评估常采用《日常生活能力评定量表》，见表9-1。

4. 定向力障碍 常采用的量表详见第一章第三节。

（五）意志行为障碍的护理措施

1. 建立良好的护患关系 在患者的治疗过程之中，护理人员要与患者做好沟通，与患者之间建立良好的交流关系，多去了解患者的生活日常和患者对生活的态度，理解患者病情发生的一系列可能原因，对其进行劝导和安慰，让患者能够在心理的改变之下逐渐改变自身的想法。同时护理人员时刻关注患者情况，避免患者遭到伤害及产生自我伤害想法从而造成危险。要多注意患者的康复情况，了解患者在治疗中获得的效果，并且针对其对自身未来生活的感受做出帮助和指导，减轻其心理压力，减轻患者对社会的恐惧，消除他们的不安和顾虑。

2. 生活护理 患者常常受症状支配，会作出一些不正常行为或可能导致其生活规律发生改变，同时自身控制力和自我能力下降，因此应重视患者日常生活护理，做好患者的基础护理，保证患者的安全。

3. 饮食护理 护理人员应督促患者每日规律进食，不要过量进食。进食适量蔬菜、水果，保证足够营养。部分患者由于疾病原因，可能出现不服药、饮食不规律、暴食或者绝食的情况，对此要给予相应的处理。当患者拒食时，应耐心劝导或与其他患者共同进食，以消除其顾虑；对暴饮暴食者，注意控制其进食量；老年人注意饮食软烂，避免辛辣，加强营养，促进消化。

4. 睡眠护理 良好的睡眠能够帮助意志行为障碍患者更好地康复。

（1）做好患者居住环境卫生安排，加强环境空气流通，安排好睡眠环境，帮助患者入眠。营造良好的睡眠环境，空气清新，避免噪音。

（2）为患者做好作息安排，做好日常活动、锻炼，增强其睡眠度，加强患者睡眠质量。

（3）不要让患者蒙头睡觉。

5. 安全护理

（1）合理安置患者的房间，使病房内的陈设尽可能简单，防止患者受到损伤；活跃、易激惹和情绪不稳定的患者分开安置，适当限制他们的活动范围。有自杀、自伤、奔跑和瘫痪的高风险患者应住在重点、易观察的病室，加强护理，防止发生意外事件。

（2）掌握病情，加强对所有患者活动场所的检查，护理人员要照顾好患者，密切观察患者动态。加强与患者沟通交流，做好医疗上的帮助，对患者关心，获得患者的信任，使患者能主动与护士交谈。中午、晚上、节假日要加强检查，防止患者发生意外。对有严重的负面情绪，冲动、自伤、伤人，出走言行和伴随严重身体疾病的患者，应安置在安全、独立、专人看护的房间。

（六）意志行为障碍的健康教育

（1）指导患者认识到坚持服药的重要性，遵医嘱服药，不擅自停药和减药。

（2）指导患者及家属了解一些精神卫生知识，提高自我防御能力，防止知识的缺乏带来不良影响。

（3）指导患者正确对待自己的疾病，要以积极乐观的态度适应现实环境，妥善处理和对待个人的生活、工作、婚姻、家庭、前途等问题。树立信心，消除思想顾虑和自卑心理。树立正确的人生观，增强适应及自我调节能力。

（4）患者病情波动期间要严加管理，防止自伤、自杀、伤人毁物，要关心体贴患者，尊重其人格。

（5）精神症状缓解后，要尽量鼓励患者参加各项康复活动、适当体育锻炼及文娱活动，尽可能多做些力所能及的劳动。杜绝饮酒，控制吸烟，注意休息，避免精神刺激，保持心态平和。积极参加社会活动，提高社会适应能力。

附表

表9-1 日常生活能力评定 Barthel 指数量表

项目	完全独立	需部分帮助	需极大帮助	完全依赖
1. 进食	10	5	0	—
2. 洗澡	5	0	—	—
3. 修饰	5	0	—	—
4. 穿衣	10	5	0	—
5. 控制大便	10	5	0	—
6. 控制小便	10	5	0	—
7. 如厕	10	5	0	—
8. 床椅转移	15	10	5	0
9. 平地行走	15	10	5	0
10. 上下楼梯	10	5	0	—
总分				

总分为 0~100 分，100 分为无依赖，61~99 分为轻度依赖，41~60 分为中度依赖，0~40 分为重度依赖。

表9-2 简明智力状态检查量表（MMSE）

评估内容		错误	正确	得分
	现在我要问您一些问题，多数都很简单，请您认真回答。			
	星期几	0	1	
	几号	0	1	
	几月	0	1	
I 定向力 （10分）	什么季节	0	1	
	哪一年	0	1	
	省市	0	1	
	区县	0	1	
	街道或乡	0	1	
	什么地方	0	1	
	第几层楼	0	1	
	现在我告诉您三种东西的名称，我说完后请您重复一遍（回答出的词语正确即可，顺序不要求）。			
II 记忆力 （3分）	皮球	0	1	
	国旗	0	1	
	树木	0	1	

续表

评估内容		错误	正确	得分
Ⅲ注意力和计算力（5分）	现在请您算一算，从100中减去7，然后从所得的数算下去，请您将每减一个7后的答案告诉我，直到我说"停"为止（依次减5次，减对几次给几分，如果前面减错，不影响后面评分）。			
	100－7	0	1	
	－7	0	1	
	－7	0	1	
	－7	0	1	
	－7	0	1	
回忆能力（3分）	请你说出我刚才告诉你让你记住的那些东西。（3分）			
	皮球	0	1	
	国旗	0	1	
	树木	0	1	
语言能力（9分）	命名能力（2分）			
	出示手表，问这个是什么东西？	0	1	
	出示钢笔，问这个是什么东西？	0	1	
	复述能力			
	我现存说一句话，请跟我清楚地重复一遍（四十四只石狮子）	0	1	
	阅读能力			
	（闭上你的眼睛）请你念念这句话，并按上面意思去做！	0	1	
	三步命令（3分）我给您一张纸，请您按我说的去做，现在开始			
	用右手拿着这张纸	0	1	
	用两只手将它对折起来	0	1	
	放在您的左脚上	0	1	
	书写能力			
	要求受试者自己写一句完整的句子（句子必须有主语、动词，有意义）	0	1	

续表

评估内容		错误	正确	得分
语言能力 （9分）	结构能力			
	（出示图案）请你照上面图案画下来！	0	1	
评估部分				

注：总分30分，分数值与受教育程度有关，文盲≤17分，小学程度≤20分，中学及以上程度≤24分，为有认知功能缺陷；24分以上为正常。13~23分为轻度痴呆，5~12分为中度痴呆，<5分为重度痴呆。

（侯　影　邱　英　杨　澜）

第三节　常见的精神障碍

一、精神分裂症

1. 定义　精神分裂症（schizophrenia）是一组病因尚未完全阐明的精神障碍，多起病于青壮年，具有认知、思维、情感和行为等方面的障碍，以精神活动与环境不协调为特征，一般无意识障碍及明显的智能障碍，常缓慢起病，病程多迁延，可导致明显的职业和社会功能损害。

2. 发病机制　精神分裂症的病因与发病机制目前还不十分清楚，可能与遗传、大脑结构异常、神经生化异常、神经发育异常、心理社会等多种因素有关。

3. 临床表现

（1）前驱期症状：①情绪改变：焦虑、抑郁、情绪不稳定、易激惹等。②认知功能改变：古怪或异常的观念，生活、学习、工作能力下降。③感知改变：对自我和外界的感知改变。④行为改变：敏感多疑、社会活动退缩、兴趣下降或丧失。⑤躯体症状：多种躯体不适感，如头痛、睡眠和食欲改变、乏力等。由于这种变化缓慢，可能持续几个月甚至数年，或者由于这些变化不明显，未给予特别的关注和干预，多在回溯时才被发现。

（2）显症期症状：①阳性症状：幻听、妄想是精神分裂症最常见的症状之一，以原发性妄想最具有特征性和诊断价值；瓦解症状群包含思维形式障碍、思维过程障碍，怪异的行为，不适切的情感表达等。②阴性症状：

意志减退、快感缺乏、情感迟钝、社交退缩、言语贫乏。③焦虑、抑郁症状。④激越症状（攻击暴力、自杀）。⑤定向、记忆和智能障碍。⑥自知力缺乏。

4. 治疗方法　精神分裂症的治疗是以降低复发率，最大限度地改善患者的社会功能和提高生活质量为目的。其中，抗精神病药物起着重要的作用，急性期可以进行无抽搐电休克治疗快速控制症状。另外，心理治疗包括支持性心理治疗、认知心理治疗等；心理社会康复措施也在预防复发和提高患者的社会适应能力中起到举足轻重的作用。

5. 风险评估

（1）暴力风险评估：患者会在幻觉、妄想的支配下做出违背本性、不合常理的举动，极易发生暴力风险。

（2）自杀、自伤风险评估：如果患者存在命令性幻听、评论性幻听或支配、被害妄想等情况可能会存在自我伤害的风险。

（3）出走风险评估：患者被强制送入院、无自知力等情况可能会存在出走风险。

（4）跌倒/坠床评估：对高龄、服用较多抗精神病药物、木僵等情况要注意有无跌倒/坠床风险。

（5）噎食风险评估：对高龄、吞咽功能差（可由药物不良反应引起）、无牙、进食过快等情况注意有无噎食风险。

（6）压力性损伤风险评估：对长时间约束在床、木僵等肢体活动受限患者，注意评估有无压力性损伤的风险。

6. 护理措施

（1）安全护理

①做好病房的安全管理，每日安全检查，禁止将危险物品带入病房。

②严密观察，掌握病情。护理人员要对每位患者的病情、诊断、护理要点做到心中有数并动态评估患者风险。护理过程中加强重点患者、关键环节、特殊时段的护理，加强晨晚间护理、午间及夜间护士稀少时间段的巡视，确保患者安全。

（2）服药护理：患者服药要做到"发药到手，看服到口，送水咽下，看后再走"，确保患者每次将药物全部服下，既保证药物治疗的效果，又能防止患者蓄积药物而达到自杀的目的。服药后，密切观察患者服药后的不良反应并采取适当的措施。

（3）生活护理

①饮食护理：评估进食情况，患者在幻觉、妄想等症状的支配下，会出现拒食行为，分析出现拒食行为的原因，采取针对性措施。

对于被害妄想患者，可采取集体进餐制，或者采取示范法，让患者看到其他患者取走食物的场景；对于自责自罪患者，可以把饭菜拌在一起，让其感觉是剩饭，以达到诱导进食的作用；对于衰退患者，专人看护，耐心等待，不可催促；对于不合作、木僵患者，诱导进食无效时应采取必要措施，如给予静脉输液或鼻饲，以保证患者机体营养需要量。

对于兴奋躁动可能出现抢食、暴饮暴食的患者，应尽量安排其单独进餐，专人看护，并适当限制患者进食量，以防营养过剩而导致患者肥胖。对于服用精神科药物或年龄较大而吞咽功能较差的患者，应专人看护，给予软食或流食，并适当限制患者进餐速度，以防噎食。

②睡眠护理：精神分裂症患者多伴有睡眠障碍，如失眠、早醒、入睡困难、多梦、睡眠过多等。严重的睡眠障碍会使患者焦虑、紧张、愁苦、郁闷，并可发生意外。良好的睡眠可促进病情早日康复。因此要为患者创造良好的睡眠环境。观察患者睡眠情况，评估睡眠障碍的类型，针对不同的原因，对症处理。首先可采用非药物干预，如果经诱导无效，可遵医嘱给予药物治疗。

③排泄护理：每天做好两便的监测工作，患者因少动或药物的不良反应会造成或加重便秘和尿潴留等问题。便秘时，要尽量鼓励患者多喝水，常活动，多吃新鲜的蔬菜和水果，经常做腹部按摩。3 天未解大便者，遵医嘱给予缓泻剂，必要时给予灌肠。尿潴留时，及时查明原因，给予诱导排尿，如让患者听流水声，温水冲洗会阴，下腹部放热水袋，按摩膀胱等，无效时可遵医嘱给药或者导尿。

④日常生活安排：按照病区规定的作息时间表，引导患者养成规律的治疗和生活习惯。

（4）心理护理

①建立良好的护患关系：精神分裂症患者通常意识清楚，智能完整，常常不暴露思维内容，戒备心强。只有与患者建立了良好的护患关系，取得了信任，才能深入了解病情，更好地护理患者。因此建立良好的治疗性护患关系是顺利开展护理工作的基础。

②正确应用沟通技巧：护理人员应耐心倾听患者的诉说，鼓励其用语

言表达内心感受而非冲动行为，并做出行为约定。在倾听时不要随意打断患者的谈话，对患者的谈话内容要有反应并运用共情，以更好地理解和帮助患者。和患者谈话结束时，用简短的话语反馈患者所要表达的意思，并给予分析指导，在沟通过程中不要说教、指责。

③恢复期患者的心理护理：当患者处于恢复期时，患者的自知力恢复，可能会产生自卑、自罪的情绪，此时应耐心安慰患者，教导患者出院后要遵照医嘱，按时服药，防止复发。帮助患者思考与预后有关的社会心理问题，如工作、学习、婚姻、经济等方面。同时，护理人员应向患者讲解疾病的相关知识，告诉患者在疾病发作时的一些表现只是疾病的症状，而不是他本人的行为，多给予患者一些支持性的心理护理。

（5）特殊症状的护理

①采用合理的方式，正确处理患者的幻觉、妄想等症状。

②根据风险评估结果，采取适当的措施，避免发生意外事件。

7. 健康教育

（1）提供疾病相关知识，指导患者认识并接受自己的疾病。

（2）告知患者疾病治疗的方法，让患者知晓疾病可以通过治疗进行控制。

（3）指导患者常见症状的应对方法。

（4）指导患者服用药物的可能不良反应及应对方法，有不舒适可以及时告知医护人员。

（5）指导患者按时服药、参加康复治疗、规律作息、保证饮食以促进疾病康复。

（6）配合医生进行各项检查化验，以更好地了解自身的药物治疗浓度及其对身体的影响。

8. 照护者应注意的事项

（1）督促患者按时按量服药，不自行增加或减少药物，更不能自行停药。服药宜用白开水，避免使用牛奶、茶等饮品服用药物，以避免影响药物治疗效果。

（2）服药期间，注意关注自身的躯体状况，在家定期监测血压、脉搏（建议每周一次），若服药过程中出现不适，随时就诊。必要时在医生指导下调整药物剂量。

（3）帮助患者建立规律的作息时间，注意劳逸结合。饮食要富含营养、易消化，不宜进食过咸、辛辣、刺激性、油腻的饮食。忌烟忌酒。可乐、咖啡等含有咖啡因，易引起情绪兴奋，不宜饮用。

（4）家属对患者要多鼓励、少批评；多劝说、少牢骚；在生理上、心理上多给予支持，宽松的环境利于患者康复。

（5）避免生活事件等精神刺激，使患者保持情绪的稳定和良好的心态。

（6）帮助患者增加人际交往，培养生活乐趣，促进工作或学习能力恢复。

（7）遵医嘱定期门诊复诊，进行必要的抽血化验等。

（8）识别复发征兆：拒药、失眠（易醒、早醒、睡眠少）、发脾气、疑心、懒散（个人卫生保持差）、饮食差。一旦出现复发征兆及时去医院就诊。

二、抑郁障碍

1. 定义 抑郁障碍（depressive disorder）是以与现实处境不相称的、显著而持久的情绪低落为基本临床特点的一类心境障碍。

2. 发病机制 病因及发病机制目前尚未完全阐明，可能是生物心理社会因素共同作用的结果。

3. 临床表现

（1）核心症状：情绪低落、兴趣减退、乐趣缺失。

（2）心理症状群：抑郁性认知、思维迟缓、注意力和记忆力下降、精神病性症状、自知力缺乏、焦虑、精神运动性迟滞或激越。

（3）躯体症状群：睡眠障碍、进食紊乱、性功能减退、精力下降、非特异性躯体症状。

4. 治疗方法

（1）药物治疗：抗抑郁药主要有选择性5－HT再摄取抑制剂、去甲肾上腺素及5－HT重复摄取药、5－HT受体拮抗剂及5－HT再摄取抑制剂、去甲肾上腺素与多巴胺重复摄取抑制剂、特异性5－HT能和NE能抑制剂、褪黑素类药。伴有精神病性症状的抑郁障碍可选用抗精神病药物与抗抑郁药物联合运用。

（2）非药物治疗

（1）无抽搐电休克治疗：对于有严重自杀倾向、木僵、拒食、拒药者，

或者是药物治疗效果不好的难治性抑郁障碍患者可采用无抽搐电休克治疗。

（2）重复经颅磁刺激治疗：重复经颅磁治疗抑郁障碍部位为左侧前额叶背外侧皮质，每日治疗一次，时间约30分钟，10次为一个疗程，一般连续治疗1~2个疗程。作为辅助治疗的方法，抗抑郁药联合重复经颅磁刺激治疗难治性抑郁障碍的疗效与安全性已有研究证实。

（3）心理治疗：心理治疗具有重要作用，应贯穿整个治疗过程。心理治疗可以帮助患者：①减轻和缓解症状；②恢复正常心理社会和工作功能；③预防复发；④改善对服药的依从性；⑤正确应对各种生活事件。

5. 风险评估 自杀/自伤风险：抑郁发作患者会因情绪低落、自责自罪、无价值感等产生自杀风险。

6. 护理措施

（1）加强安全护理，防止意外发生：抑郁障碍患者常因症状影响，出现悲观厌世、自责自罪，多数患者在抑郁障碍的长时间内潜在有自杀的危险性，严重者会危及患者自身安全，因此，保障抑郁障碍患者的安全是护理工作的重要内容之一。

①及时辨认出抑郁障碍患者自杀意图的强度与可能性，以及患者可能采取的自伤、自杀方式，有效防止意外的发生。护士必须密切观察病情，严格执行护理巡视制度。对有消极意念的患者，要做到心中有数，重点巡视并加强交接班制度，尤其是夜间、凌晨、午睡和交接班以及节假日等病房医护人员较少的情况下，要注意防范。

②妥善安置好患者，做好危险物品的管理。提供安全的环境，病房光线应充足、明亮，减少噪声的干扰，物品应简洁，清除所有的危险品，以免患者将其作为自杀工具。将有自杀企图的患者安排在便于观察的病室内，必要时设专人看护。

③如患者出现明显的情绪转变，言谈中表情欠自然，交代后事、书写遗书、反复叮嘱重要问题等情况，均视为危险行为的先兆，提示护士应加强防范。患者一旦发生自杀、自伤等意外，应立即隔离患者，与医生合作实施有效抢救措施，并及时通知家属。

（2）做好饮食护理，保证营养的供给：抑郁障碍患者常导致食欲下降甚至丧失，自责自罪等症状可使患者拒食。护士应根据不同的情况，制订相应的护理对策，保证患者营养的摄入，如陪伴患者进食、选择患者喜爱的食物、少食多餐等。必要时采取喂食、鼻饲、静脉输液等措施。

（3）加强睡眠护理，改善睡眠状态

①对出现睡眠障碍的患者，护士白天应安排或陪伴患者从事多次短暂的活动，减少卧床时间。

②睡前给予适温的饮料（如牛奶）或洗温水澡，保证安静的睡眠环境等。

③护士清晨应加强护理巡视，对早醒患者应给予安抚，遵医嘱给予必要的安眠药物，使其延长睡眠时间。

（4）协助做好日常生活护理工作

①患者可能因情绪低落影响到个人的生活自理能力，甚至连最基本的起居、梳理都感吃力，护士应提醒、督促或适当协助患者完成，设法改善患者的消极状态，鼓励和支持患者建立起对生活的信心。

②对重度抑郁，生活完全不能自理的患者，护士应协助做好日常生活护理工作，如沐浴、更衣、仪表修饰等。

（5）做好患者抑郁症状的护理

①进行有效的治疗性沟通，鼓励患者抒发内心体验。护士应与患者建立良好的治疗性人际关系，高度理解和同情患者，接纳患者的病态表现。在与抑郁障碍患者沟通时，应保持一种稳定、温和与接受的态度，适当放慢语速，避免简单、生硬的语言或一副无所谓的表情，尽量不要使用"你不要……""你不应该……"等直接训斥性语言，以免加重患者的自卑感。也不要过分认同患者的悲观感受，以免强化患者的抑郁情绪。通过眼神、手势等表达和传递对患者的关心和支持，会对抑郁障碍患者起到很好的安抚作用。

②改善患者的消极情绪，协助建立新的认知模式和应对技巧。定期抽时间陪伴患者，鼓励其诉说内心的痛苦。耐心倾听患者的诉说，要设法打断患者的一些"负性思考"，以使其从负性情感中解脱出来，培养其正性认知方式。对自罪妄想患者，要启发其回忆以往积极、成功、高兴的事情，指导患者用积极的心态面对未来。对疑病妄想患者，要通过必要的躯体检查来证实其躯体健康，对患者诉说的身体不适仅予以短期、必要的关心，不需事事都予以过分关注。

③训练患者学习新的心理应对方式：积极为患者创造和利用一切个体和团体人际接触的机会，协助患者改善以往消极被动的交往方式，逐渐建立起积极健康的人际交往能力，增加社会交往技巧。对曾经实施过自杀的

患者，不要歧视和埋怨患者，要一如既往地关心患者，了解其自杀前后的心理状态，做好自杀风险评估，完善护理措施。

7. 健康教育

（1）向患者及家属讲解相关疾病知识，帮助患者认识自身疾病的表现。

（2）介绍疾病治疗的方法，药物治疗的重要性和常见的不良反应。

（3）指导患者改变不合理的认知，教会患者处理情绪和压力的技巧。

（4）指导患者锻炼，培养身心健康和乐观面对生活的积极态度。

8. 照护者应注意的事项

（1）帮助患者拟定适合患者的作息时间表，督促患者养成良好的作息习惯。

（2）创造良好的家庭环境，锻炼患者生活及社会交往能力。

（3）督促患者按时按量服药，协助观察患者的可能不良反应。

（4）注意观察患者的情绪变化，严防自杀等意外发生。

（5）定期门诊复诊。

（6）及早识别复发症状，如睡眠不佳、情绪不稳、烦躁、疲乏无力等，及时到医院就诊。

三、双相障碍

1. 定义　双相障碍也称双相情感障碍，是指临床上既有躁狂或轻躁狂发作，又有抑郁发作的一类心境障碍。

2. 发病机制　病因及发病机制目前尚未完全阐明，可能是生物心理社会因素共同作用的结果。

3. 临床表现

（1）抑郁发作：同抑郁障碍临床表现。

（2）躁狂发作：典型临床表现是情感高涨、思维奔逸、活动增多"三高"症状，可伴有夸大观念或妄想、冲动行为等。发作应至少持续一周，并有不同程度的社会功能损害，可给自己或他人造成危险或不良后果。

双相障碍一般呈发作性病程，躁狂和抑郁常反复循环或交替出现，也可以混合方式存在，每次发作症状往往持续一段时间，并对患者的日常生活和社会功能等产生不良影响。

双相障碍Ⅰ型：至少出现一次躁狂发作或混合发作（最常见）。

双相障碍Ⅱ型：有明显的抑郁发作，同时有一次或多次的轻躁狂发作，但无躁狂发作。

环性心境障碍：主要特征是持续性心境不稳定。心境高涨与低落反复交替出现，但程度都较轻，心境波动通常与生活事件无明显关系，与患者的人格特征有密切关系。波动幅度相对较小，每次波动均不符合躁狂或抑郁发作的诊断标准。

4. 治疗

（1）药物治疗

1）心境稳定剂：①锂盐：临床上常用碳酸锂，是治疗躁狂发作的首选药物，既可用于躁狂的急性发作，也可用于缓解期的维持治疗，有效率约80%。②丙戊酸盐（钠盐或镁盐）和卡马西平，用于双相障碍维持治疗及锂盐治疗无效的快速循环型及混合性发作。③拉莫三嗪：在双相维持期有很好的治疗效果。

2）抗精神病药：对严重兴奋、激惹、攻击或伴有精神病性症状的急性躁狂患者，可早期短期联用。如奥氮平、利培酮、阿立哌唑、齐拉西酮、奎硫平等。

3）苯二氮䓬类药物：早期应用，以控制兴奋、激惹、攻击、失眠等症状。在心境稳定剂起效后即可停止，防止药物依赖。

（2）无抽搐电休克治疗：对于有严重自杀倾向、木僵、拒食、拒药、极度兴奋躁动者，或者是药物治疗效果不好的难治性抑郁障碍患者可采用无抽搐电休克治疗。

双相障碍的治疗应遵循以下原则。

①综合治疗原则：应采取药物治疗、心理治疗（包括家庭治疗）、物理治疗、康复训练等措施，其目的在于改善社会功能及更好地提高患者生活质量，预防复发和自杀。

②个体化治疗原则：个体对精神药物治疗的反应存在很大差异，制订治疗方案时需要考虑患者性别、年龄、主要症状、躯体情况、是否合并使用药物、首发或复发、既往治疗史等多方面因素。治疗过程中需要密切观察治疗依从性、治疗反应、不良反应以及可能出现的药物相互作用等，并及时调整，提高患者的耐受性和依从性。

③长期治疗原则：双相障碍几乎终生以循环方式反复发作，应坚持长期治疗原则。心境稳定剂为基础治疗原则。

④联合用药治疗原则：根据病情需要可及时联合用药，心境稳定剂可与苯二氮䓬类药物、抗精神病药物、抗抑郁药物联合使用。

5. 风险评估

躁狂发作患者精神活动异常高涨，易发生伤人、毁物等冲动行为，可能会有暴力风险。

6. 护理措施

抑郁发作期同抑郁障碍患者护理措施。躁狂发作的护理措施如下所述。

（1）合理安置患者的居住环境：情绪高昂的躁狂患者非常容易受到周围环境的影响，外界嘈杂的环境会加重患者的兴奋程度。因此应将患者安置于安静、安全、舒适的休养环境中，室内空气应清新，墙壁、窗帘应选择淡雅色，避免鲜艳的色彩、噪声等不良环境因素的干扰。室内陈设力求简单、实用，危险物品应及时移开，以防被患者作为伤人的工具。对极度兴奋、躁动患者，应安置在单人病室内，严密观察巡视，严防患者自伤或伤人。

（2）满足基本生理需求：躁狂状态患者往往由于终日忙碌、活动过度而忽略了基本生理需求。

①保证营养入量：护理人员必须为患者提供充足的食物和水。根据患者的具体情况，必要时安排单独进餐，可不受进餐时间的限制。食物的形式可多样，如提供可直接用手拿着吃的食物等，对于部分患者应防止其进食过快或抢食。

②衣着卫生及日常仪态护理：躁狂患者因受症状影响，对自己的行为缺乏判断，可能会出现一些不恰当的言行，如行为轻浮、喜好接近异性，乱穿衣服等。护理人员应鼓励患者自行完成一些有关个人卫生、衣着的活动，对其不恰当的言行给予适当的引导和限制。

③睡眠障碍的护理：合理安排好患者的活动，为患者提供安静的睡眠环境，使患者能得到适当的休息和睡眠。

④便秘的护理：鼓励患者多饮水、多食蔬菜和水果等。

（3）症状的护理：护理人员应合理安排有意义的活动，引导患者把过盛的精力运用到正性的活动中去，以减少或避免其可能造成的破坏性行为，发泄过剩的精力。可根据患者病情及场地设施等，安排既需要体能又不需要竞争的活动项目。也可鼓励患者把自己的生活"画"或"写"出来，这类静态活动既减低了活动量，又可发泄内心感触。对于患者完成的每一项活动，护理人员应及时给予肯定，以增加患者的自尊，避免有破坏事件的发生。

对患者的爱挑剔，护理人员应态度友善，接受患者，鼓励患者合作，避免争论和公开批评。对于好表现自己、夸大自己能力的患者，护理人员不要讥笑和责备他们，而应以缓和、肯定的语言陈述现实状况，从而增加患者的现实感。护理人员应充分运用治疗性沟通技巧，帮助患者改善人际交往中的缺陷，提高他们的社交能力，以期患者能够早日回归社会和家庭。

（4）暴力风险的护理：应对每位新入院患者评估其发生暴力行为的风险等级，详细了解患者既往有无冲动伤人行为及其原因。及时了解掌握患者可能发生暴力行为的原因，设法消除或减少引发暴力行为的因素，有效地防范暴力性事件。交谈中对患者的疑问和要求应及时回应，运用同理心等沟通技巧，向患者说明工作人员的关心和支持，设法稳定患者的情绪，转移注意力。对于不合理、无法满足的要求应尽量避免采用简单、直率的方法直接拒绝，可以根据当时的情景尝试采取婉转、暂缓、转移等方法，适当做些解释或疏导，努力稳定和减缓患者的激越情绪。若患者出现拉扯工作人员肢体、袭击等暴力行为，应保持沉着、镇静，设法分散患者的注意力，疏散周围其他患者，启动暴力行为处理应急预案，争取其他医务人员的支援配合，首先采用降温技术来缓和患者的情绪，尽可能地阻止患者的冲动行为，降温失败时可保护性隔离或约束，暂时制止患者的行为。

（5）药物治疗的护理：在应用药物治疗过程中，应注意密切观察患者服药的合作性、用药的耐受性和不良反应，特别是对应用锂盐治疗的患者要更加关注，注意血锂浓度的监测。若发现异常情况如恶心、呕吐、手的细小震颤等，应及时报告医生，并如实记录。

7. 健康教育

（1）告知患者及家属关于与疾病相关的病因、临床表现，使之认识和了解疾病。

（2）指导患者及家属了解疾病治疗的方法及治疗的连续性。

（3）告知患者坚持服药的原因，教会患者识别药物的可能不良反应及应对方法。

（4）指导患者如何通过转移注意力、发泄愤怒等方式积极处理情绪。

8. 照顾者注意事项

（1）帮助患者拟定适合患者的作息时间表，督促患者养成良好的作息习惯。

（2）督促患者按时按量服药，协助观察患者的可能不良反应。

（3）注意观察患者的情绪变化。

（4）定期门诊复诊。

（5）及早识别复发症状，如睡眠不佳、异常兴奋、情绪不稳、烦躁、疲乏无力等，及时到医院就诊。

四、神经认知障碍及相关疾病

（一）神经认知障碍

1. 定义

神经认知障碍（neurocognitive disorders，NCD）指的是获得性认知功能缺损，反映的是先前认知水平的下降。

常见的临床综合征如下所述。

（1）谵妄：又称为急性脑综合征，是一组表现为急性、一过性、广泛性的认知障碍，以注意力障碍和意识障碍为主要特征，在短时间内产生并在一天内症状呈波动变化的一组综合征。

（2）痴呆：指较严重的、持续的认知障碍。临床上以缓慢出现的智能减退为主要特征，伴有不同程度的人格改变，但无意识障碍。因起病缓慢，病程较长，故称慢性脑综合征。

（3）遗忘综合征：又称科萨科夫综合征，是由脑器质性病理改变所导致的一种选择性或局灶性认知功能障碍，以近事记忆障碍为主要特征。患者意识清，常出现错构或虚构，其他认知功能保持完好。

2. 发病机制

（1）谵妄：发病机制尚不明确，常见原因可分为脑源性（各种器质性脑病，如脑动脉硬化和脑外伤）和非脑源性（包括感染中毒、躯体疾病、精神创伤、物质滥用、心力衰竭、电解质紊乱、贫血等均可导致发病）。高龄是最肯定的发生谵妄的危险因素。此外，手术、药物因素和睡眠剥夺也会引发谵妄。

（2）遗忘综合征：酒精滥用导致硫胺（维生素 B_1）缺乏是最常见的

病因。

（3）痴呆：通常由脑细胞的损伤或破坏（特别是大脑皮层神经元的受损）引起。引起痴呆的病因很多，在某些情况下，这种损伤或破坏不是永久性的，痴呆症状是可逆的，通过适当的治疗可以缓解或治愈。

3. 临床表现

（1）谵妄：意识障碍和注意障碍为临床特征性表现，谵妄常进展较快，严重程度一天中会有波动，有昼轻夜重的特点。

①意识障碍：谵妄的核心症状是意识障碍，表现为意识水平下降，对环境甚至自身定向能力的减弱。

②注意障碍：主要表现为注意的定向、集中、维持以及转换注意力的能力下降，进而导致患者在对话时停留在先前问题中，无法随着问题的改变转移注意力，因此对患者的提问需要多次重复。患者也容易被无关的事情影响分神。

③学习或者记忆障碍：以即刻记忆和近记忆障碍最为明显，对新近发生的事情难以识记。好转后患者对病中部分不能回忆。54%~81%能回忆起谵妄发作的患者，体验是痛苦的。谵妄发作越严重，患者回忆起来的可能性就越小。

④定向障碍：特别是时间、地点定向障碍，严重者可出现人物定向障碍。

⑤知觉与思维障碍：知觉障碍如错觉或者幻觉，特别是视幻觉常见。思维障碍主要表现为思维不连贯、言语凌乱，被害妄想常见。谵妄患者会把自己体验的幻觉和错觉在他们的思维中形成凌乱的妄想，如凭空看到病房天花板中有火光，继而产生有要放火烧死自己的妄想。谵妄的妄想不同于精神病的妄想，组织松散，不持久固定。

⑥睡眠-觉醒障碍：包括日间困顿、夜间激越、入睡困难以及整夜清醒，易出现昼夜颠倒。

⑦情绪行为障碍：表现呈多样性，程度轻重不一。可表现为兴奋型：兴奋、躁动、极度紧张、拒绝各种治疗，有时伴有秽语、行为紊乱，甚至有伤人或自伤等危险行为；还可表现为淡漠型：情感淡漠，反应迟钝等。兴奋型谵妄易引起医护人员重视，淡漠型则易被忽略。而患者往往出现混合表现，有时兴奋，有时淡漠。

（2）遗忘综合征：核心是学习障碍（顺行性遗忘）和逆行性遗忘。顺行性遗忘通常也伴随着逆行性遗忘，后者在程度上更严重，虽然很少是完全性的。逆行性遗忘常常表现在起病的最先几年，通常离发病越近的记忆比越远的记忆受损越严重。患者对过去的某一事件仍有记忆，但是对其具体过程已经遗忘。患者在学校学到的语言、计算能力和知识以及生活习惯一般没有遗忘。虚构一直被认为是科萨科夫综合征的特征性表现，患者因为近记忆缺损，常编造生动和详细的情节来弥补。其他认知功能和技能则相对保持完好。

（3）痴呆：发生多缓慢隐匿。记忆减退是常见症状。痴呆的常见症状还有难以完成如做饭或打扫卫生之类的日常工作，找不到放错地方的东西，注意力集中能力下降，时有迷失方向，人格和情绪变化，难以口头或书面交流，判断力和推理能力下降，无法适应变化，无法准确判断问题，失去动力、冷漠和退缩。伴随痴呆的认知能力下降并不是一下子就发生的，痴呆的进展可以分为七个不同的阶段：第 1 阶段：无认知功能减退阶段，也可归类为正常功能阶段；第 2 阶段：年龄相关记忆障碍阶段；第 3 阶段：轻度认知功能阶段；第 4 阶段：中度认知功能障碍即轻度痴呆阶段；第 5 阶段：中度痴呆阶段；第 6 阶段：重度痴呆阶段；第 7 阶段：极重度痴呆阶段。

4. 治疗方法

（1）谵妄：主要包括病因治疗、支持治疗和对症治疗。病因治疗是指针对原发脑部器质性疾病或躯体疾病的治疗。支持治疗一般包括维持水、电解质平衡，适当补充营养等。

（2）遗忘综合征：主要针对病因治疗，如酒精依赖所致者需戒酒，并补充大量维生素 B_1 和大剂量的硫铵。

（3）痴呆

①药物治疗：首先，针对引起痴呆的原发疾病进行治疗，给予针对病因的药物；其次，应用改善痴呆症状的药物，如胆碱酯酶抑制剂、谷氨酸抑制剂、精神类药物。

②非药物治疗：认知刺激疗法、行为疗法、蒙台梭利疗法、现实定向疗法、验证疗法。

5. 风险评估

（1）出走风险评估：患者认知功能下降、遗忘，可能会存在出走风险。

（2）暴力风险评估：对伴有精神症状的患者注意有无冲动打人的风险。

（3）跌倒/坠床评估：对年龄较大患者注意有无跌倒/坠床风险。

（4）噎食风险评估：对年龄较大、吞咽功能差、无牙、进食过快等情况注意有无噎食风险。

（5）压力性损伤风险评估：长时间肢体活动受限患者，注意评估有无压力性损伤的风险。

6. 护理措施

（1）病情观察：观察患者的生命体征、意识变化，颅内感染、脑外伤、颅内肿瘤等患者要密切关其体温变化，通过观察患者的血压、脉搏、呼吸及瞳孔变化，判断其是否发生颅内压增高、脑疝等，检查患者的时间、地点、人物及自我定向力，并根据患者对疼痛刺激和言语刺激等反应判断其意识情况。

（2）营养支持：对意识障碍患者，可通过鼻饲或静脉输液补充营养，待患者意识障碍恢复，吞咽功能评估后，逐渐过渡经口进食。癫痫伴精神障碍患者应避免过饱，防止诱发癫痫。吞咽功能障碍患者，应专人看护，给予软食或流食，并适当控制患者的进餐速度，防止其因吞咽困难发生噎食或误吸。

（3）睡眠护理：运用支持性心理护理，帮助患者认识心理刺激、不良情绪对睡眠的影响，使患者会自行调节情绪，正确面对心理因素，消除失眠诱因。要为患者创造一个安静、舒适的睡眠环境，避强光刺激。夜间巡视应仔细观察患者的睡眠情况，对于睡眠障碍严重的患者，可根据医嘱给予药物干预；对于不合作或兴奋躁动影响睡眠的患者，除加强治疗措施外，可采取保护性措施，略加约束，防止意外事件发生，保证治疗的顺利进行。纠正睡眠-觉醒周期，不鼓励患者白天睡觉。

（4）生活护理：对于压力性损伤风险高的患者，应做好皮肤护理，保持床单元的整洁、干燥，防止压力性损伤及感染的发生。对于有部分自理能力的患者，则应指导、协助其料理生活，以维持患者的日常生活能力。

（5）预防走失的护理：护理人员要善于观察患者的病情变化，做好巡视工作。

（6）预防暴力的护理：评估发生暴力冲动的可能性，掌握其前驱症状。安置在工作人员视野内，保持环境安静，减少不良刺激，管理好危险品。必要时采用镇静剂或保护性约束。

7. 健康教育

（1）疾病相关知识：告知患者及家属疾病的相关知识，如发病原因、临床表现和转归等。

（2）药物相关知识：告知患者及家属患者所服药物的名称、剂量、服药方法、常见的不良反应等。告知患者及家属按照剂量服药，不可自行减药、加药或停药，否则会使病情加重、复发或发生严重的不良反应。

（3）告知患者及家属疾病自我照料及照顾技巧。

8. 照护者应注意的事项

（1）病情观察：精神症状的严重程度跟随原发疾病的性质及轻重程度而变化。当原发疾病得到控制以后，精神症状可以减轻或者消失。若发现患者有意识模糊、情绪激动、抑郁、焦虑、幻觉、妄想、自伤、伤人等症状的发生，家属应尽快带患者到医院接受治疗。

（2）帮助患者重新定向：关注患者的感官损害，提供墨镜、听觉辅助设备等。

（3）制定家庭康复训练计划：如每天坚持读报、看新闻，训练记忆电话号码、数字等，帮助患者康复。

（4）可使用外部记忆辅助工具（如图片、笔记、留言板等）弥补记忆减退。

（5）帮助患者保持固定的日常生活习惯。

（二）与神经认知障碍有关的常见脑部疾病

1. 定义

（1）阿尔茨海默病：是一种不可逆的神经系统变性疾病，其病理特征为老年斑、神经元纤维缠结、海马椎体细胞颗粒空泡变性及神经元缺失。

（2）血管性神经认知障碍：是脑血管病变及其危险因素导致的临床卒中或亚临床血管性脑损伤，涉及至少一个认知领域受损的临床综合征，涵盖了从轻度认知障碍到痴呆，也包括合并阿尔茨海默病等混合性病理所致的不同程度的认知障碍。

2. 发病机制

（1）阿尔茨海默病：与遗传因素、β 淀粉样蛋白、神经递质障碍有关。

（2）血管性神经认知障碍：危险因素、肥胖、高血压、糖尿病、高胆固醇血症、抽烟、低教育水平和心血管疾病。

3. 临床表现

（1）阿尔茨海默病：多在老年前期和老年期起病，起病隐袭，早期不易被发现，病情逐渐进展。核心症状为三部分，即：日常生活能力的逐渐下降，精神症状和行为障碍，认知能力下降。

①认知功能下降：典型的首发症状为记忆障碍，早期以近记忆力受损为主，远记忆力受损相对较轻。早期常被忽略，被认为是老年人爱遗忘，但逐渐会影响患者日常生活。同时语言功能逐渐受损，出现找词、找名字困难的现象，可出现计算困难、时间地点定向障碍、执行功能下降等。

②精神症状和行为障碍包括抑郁、焦虑不安、幻觉、妄想和失眠等心理症状；蹀步、攻击行为、无目的徘徊、坐立不安、行为举止不得体、尖叫等行为症状。发生率为 70% ~ 90%，影响患者与照料者的生活质量，是阿尔茨海默病患者住院的主因。

③日常生活能力的逐渐下降：表现为完成日常生活和工作越来越困难，吃饭、穿衣、上厕所也需要帮助，简单的财务问题也不能处理，日常生活需要他人照顾，最后完全不能自理。

（2）血管性神经认知障碍：起病较急，常出现夜间精神异常，少数患者可出现人格改变，可伴发抑郁、情绪不稳和情感失控等症状。患者有卒中或短暂性脑缺血发作的病史，有局灶性神经系统体征，CT 或 MRI 影像学检查可见多发性梗死灶。痴呆和脑血管病有相关性：①在明确的卒中后 3 个月内发生痴呆。②突然认知功能衰退，或波动性、阶梯样进行性认知功能损害。

4. 治疗方法

（1）心理社会治疗：进行认知刺激疗法、行为疗法等心理社会治疗以延缓衰退速度，延长患者的生命及改善生活质量。

（2）一般支持治疗：给予扩张血管、改善脑血液供应、神经营养和抗氧化等辅助用药。

（3）药物治疗：包括胆碱酯酶抑制剂及 N - 甲基 - D - 天门冬氨酸受体拮抗剂两大类。

5. 风险评估

（1）出走风险评估：患者认知功能下降、遗忘，可能会存在出走风险。

（2）暴力风险评估：对伴有精神症状的患者注意有无冲动打人的风险。

（3）跌倒/坠床评估：对年龄较大患者注意有无跌倒/坠床风险。

（4）噎食风险评估：对年龄较大、吞咽功能差、无牙、进食过快等情况注意有无噎食风险。

（5）压力性损伤风险评估：长时间肢体活动受限患者，注意评估有无压力性损伤的风险。

6. 护理措施

（1）病情观察：观察患者的生命体征、意识变化，颅内感染、脑外伤、颅内肿瘤等患者要密切关注其体温变化，通过观察患者的血压、脉搏、呼吸及瞳孔变化，判断其是否发生颅内压增高、脑疝等，检查患者的时间、地点、人物及自我定向力，并根据患者对疼痛刺激和言语刺激等反应判断其情况。

（2）营养支持：对意识障碍的患者，可通过鼻饲或静脉输液补充营养，待患者意识障碍恢复，吞咽功能评估后，逐渐过渡经口进食。癫痫伴精神障碍患者应避免过饱，防止诱发癫痫发作。吞咽功能障碍患者，应专人看护，给予软食或流食，并适当控制患者的进餐速度，防止其因吞咽困难发生噎食或误吸。

（3）睡眠护理：运用支持性心理护理，帮助患者认识心理刺激、不良情绪对睡眠的影响，使患者会自行调节情绪，正确面对心理因素，消除失眠诱因。要为患者创造一个安静、舒适的睡眠环境，避强光刺激。夜间巡视应仔细观察患者的睡眠情况，对于睡眠障碍严重的患者，可根据医嘱给予药物干预。对于不合作或兴奋躁动影响睡眠的患者，除加强治疗措施外，可采取保护性措施，略加约束，防止意外事件发生，保证治疗的顺利进行。

（4）生活护理：对于压力性损伤风险高的患者，应做好皮肤护理，保持床单元的整洁、干燥，防止压力性损伤及感染的发生。对于有部分自理能力的患者，则应指导、协助其料理生活，以维持患者的日常生活能力。

（5）预防走失的护理：护理人员要善于观察患者的病情变化，做好巡视工作。对于有走失史的患者，在患者的衣服里放入救护卡（包括患者的姓名、住址、家属的联系电话、血型、年龄、有何疾病等）。当患者外出治疗及检查时，应专人陪护，禁止单独外出。

（6）预防伤人、毁物的护理：护士应评估患者发生冲动性行为的可能性，掌握其前驱症状，如言语挑衅、拳头紧握等。对于冲动行为明显的患者，应安置在便于观察的房间内，保持环境安静，减少周围的不良刺激，管理好各种危险物品。当精神症状导致患者伤人、毁物时，护理人员要冷静应对，必要可使用保护性约束，遵医嘱给予镇静剂，保证患者及他人的安全。对于实施保护性约束后的患者，应加强巡视，满足其排泄需要，观察约束肢体的循环情况，定时翻身，防止发生肢体血运不良、压力性损伤或坠积性肺炎。

（7）改善社会功能的护理：对患者开展难度适宜的社会功能训练，如生活技能训练、职业技能训练、人际交往训练、应付应激技能训练、认知技能训练等，增强患者对社会环境和家庭的适应能力。对近期记忆和短时记忆受损的患者，可将训练方案与患者的日常生活习惯相结合，同时，使用日历、记事本等辅助工具，帮助患者记忆。对于远近记忆均受损的患者，可将患者置于熟悉的环境中，尝试以做代说来唤起患者的记忆。

7. 健康教育

（1）病情观察：精神症状的严重程度跟随原发疾病的性质及轻重程度而变化。当原发疾病得到控制以后，精神症状可以减轻或者消失。为了使患者的精神症状尽快地改善，应该积极地治疗原发疾病。若发现患者有意识模糊、情绪激动、抑郁、焦虑、幻觉、妄想、自伤、伤人等症状的发生，家属应尽快带患者到医院接受治疗。

（2）药物相关知识：告知家属患者所服药物的名称、剂量、服药方法、常见的不良反应等。告知家属督促患者按照剂量服药，不可自行减药或停药，否则会使病情加重、复发或发生严重的不良反应。

8. 照护者应注意的事项　在疾病的慢性期，患者主要以记忆力减退、智能减退和人格改变为主，此时家属应照顾好患者的日常生活，连续监测患者的服药情况以及他们的日常生活自理情况。

五、神经发育障碍

神经发育障碍是一组在发育阶段（18 岁以前）起病的疾病，会影响大脑发育，一般出现在发育早期，经常在学龄前发病，可能损害个体的社会

健康教育处方

功能。神经发育障碍包括智力发育障碍、孤独症谱系障碍、注意缺陷多动障碍、抽动障碍、交流障碍、特定学习障碍。

（一）智力发育障碍

1. 定义 是指个体在神经系统发育成熟（18 岁）以前，因先天或后天的各种不利因素导致智力发育停滞或受阻，以智力和社会适应能力发育迟缓，不能达到相应年龄水平为主要临床表现的一类精神障碍。

2. 发病机制 智力发育障碍的病因广泛而复杂，多数还无法明确。从围产期开始到 18 岁以前，影响中枢神经系统发育的因素都可能成为致病原因。目前已明确的病因主要有：遗传及先天性因素、围产期有害因素、出生后不良因素。

3. 临床表现 智力低下和社会适应能力缺陷为本病的主要表现。智力发育障碍患者的智商在 70 以下或低于同人群均值两个标准差。社会适应能力包括个人生活能力和履行社会职责能力两个方面。社会适应能力缺陷者表现为认知、语言、情感、意志、社会化等方面能力显著落后于同龄儿童。

患者可伴有一些精神症状，如注意缺陷、情绪易激动、冲动行为、刻板行为或强迫行为。有的患者同时也会存在相应躯体疾病的症状和体征。

4. 治疗方法 本病的治疗原则是早期发现、早期诊断、查明原因、尽早干预，以教育和康复训练为主，辅以心理治疗，仅少数患者需要对伴随的精神症状进行药物对症治疗。

5. 风险评估

（1）患者因智力水平低下、认知功能障碍，存在自理能力缺陷，有受伤害的危险。

（2）语言沟通障碍及社交障碍易引发暴力冲动风险的危险。

6. 护理措施

（1）生活护理：首先要保证患者正常的生活需求，如睡眠、饮食及活动环境等，护理工作中应密切观察其饮食、睡眠、二便等情况，根据患者的需求提供针对性的护理干预。此外，要做好基础护理，保持患者的清洁卫生。

（2）安全护理：患者居住的环境应简单实用，随时检查有危险隐患的物品和设施，如锐器、火柴、药品等，房间窗户应有相应的安全措施，禁止患者从事攀爬、打闹等危险活动。

（3）教育训练：生活自理能力训练、语言功能训练、劳动技能训练、品德教育。

7. 健康教育　针对家长和老师，使他们正确认识疾病特征和可能的预后，教会家长教育训练的方法，从患者的实际发展水平出发。

8. 照护者应注意的事项　对患者的发展前景寄予恰当的希望，鼓励患者多与外界接触，多说话、多练习，及时表扬和强化，提高患者的学习兴趣和信心。切忌操之过急和歧视打骂。

（二）孤独症谱系障碍

1. 定义　是一类起病于婴幼儿期的神经发育障碍性疾病，主要表现为不同程度的社会交往障碍、交流障碍、兴趣狭窄和行为方式刻板。

2. 发病机制　病因非常复杂，既往研究提示该类疾病与脑神经发育相关，目前已明确的病因主要有以下几个方面：遗传因素、脑结构和功能异常、神经生化因素、免疫学因素和母孕期不利因素。

3. 临床表现

（1）社会交往障碍：在社会交往方面存在质的缺陷，缺乏社会交往的兴趣，缺乏社会交往的技巧和方法，情感交流和互动少，难以理解他人的情绪和想法，不能根据社交情景和各种线索调整自己的社交行为。

（2）交流障碍患者：患者同时存在言语和非言语交流障碍，其中言语交流障碍更加突出。

①非言语交流障碍：患者会手指着需要的物品来表达需求，但是其他用于交流的表情、动作、姿势却很少。他们除了哭、笑等情感表达外，常常缺乏其他细腻的情感及表达。他们常常不会用其他手势动作表达自己的想法，也不会用点头、摇头表达含义。

②言语交流障碍：言语理解能力受损、言语发育迟缓、言语形式及内容异常、言语语调和语速异常、言语运用能力受损。

（3）兴趣狭窄、行为刻板：患者对正常儿童所喜爱的活动、游戏、玩具都不感兴趣，却对非玩具的物品有特殊兴趣和迷恋。患者固执地要求保持日常活动程序不变，若这些行为活动程序被改变，患者则会产生焦虑、易激惹等。

（4）其他症状表现：部分患者存在听觉过敏、触觉过敏或痛觉减退现象。有些患者情绪不稳定，烦躁哭闹，或出现自笑、多动、冲动、攻击、自伤行为。患者的认知发展可能不平衡，部分患者出现一些超出同龄儿童的能力，如文字记忆能力、计算能力等。

（5）共患病：智力发育障碍是常见的共患病之一，此外还有焦虑障碍、注意缺陷多动障碍、抽动障碍、心境障碍等。共患的躯体疾病包括胃肠功能紊乱、癫痫、神经皮肤综合征、脑瘫、感觉系统损害等。

4. 治疗方法 早诊断、早干预，根据患者的具体情况，运用多种治疗方法进行综合系统干预。

（1）教育与行为途径的干预训练：促进患者语言发育，提高社会交往能力，掌握基本生活技能和学习技能。目前国际和国内推荐的主要康复训练和教育方法有应用行为分析法、结构化教学法和人际关系发展干预法。

（2）药物治疗：目前没有药物能够有效地改善孤独症谱系障碍患者的社会交往障碍和交流障碍，但是研究表明，精神药物能够有效改善患者存在的情绪行为异常，如情绪不稳、易激惹、刻板重复行为、自伤及攻击行为等。

（3）家庭指导和支持：①家长的心理支持和指导。②疾病知识的教育。③教育训练的指导。

5. 风险评估

（1）因患者智力水平低下、认知功能障碍，存在自理能力缺陷危险。

（2）语言沟通障碍、社交障碍和情绪不稳，易引发暴力、自伤的危险。

6. 护理措施

（1）生活护理：首先要保证患者正常的生活需求，护理工作中应密切观察其饮食、睡眠、二便等情况，根据患者的需求提供针对性的护理干预。此外，做好基础护理，保持患者的清洁卫生。

（2）护理人员要密切观察患者的活动内容及情绪变化，找出不安全的隐患，做到心中有数，必要时专人护理，控制活动的区域。避免其接触危险物品，减少对患者的不良刺激。患者的情绪处于激动、兴奋时，要将其安置在安静的环境中，给予适当的引导，转移其注意力，鼓励患者多参加有组织的活动。出现不可避免的暴力行为和自杀行为时，要及时给予保护，避免伤害自身及他人。应及时了解兴奋、冲动的原因，以避免将来同样事情的发生。另外，在护理过程中，人员一定要保持耐心，态度和蔼，避免激惹患者，减少对患者的不良刺激。

（3）教育训练

1）生活自理能力训练：根据患者的智力以及现有的生活技能状况，制订出一个具体、明确的训练计划。将每一种需要训练的生活技能分解成若干个小单元的动作内容，由简单到复杂，并将每个训练计划分解成具体训练的步骤，如穿衣一项分为披衣、穿袖、系纽扣、翻衣领、整理等几个步骤。每天训练应达到的标准要根据患者接受和掌握的程度而定。每次实施后要对患者接受训练的情况进行记录。另外，在训练过程中，要进行强化，即对每一个小小的进步都要及时地给予言语、行动、表情及物质上的奖励。鼓励患者持续不断地完成每一项训练内容，直到患者掌握并固定下来，切不可半途而废。

2）语言能力训练：根据患者言语能力的水平，制订计划，从认物、命名到表述，从简单的音节到完整的句子，锻炼患者用语言表达自己的需要，当达到一定程度时，让其参加语言交流的游戏。此外，还应经常带领患者接触社会、自然环境，如动物园、公园等，使其在感知事物时进行言语功能的强化。

3）人际交往能力训练：社会交往训练可改善患者对社会的适应能力，帮助患者自立，训练可从以下几方面入手。

①训练注意：用一些患者感兴趣的教材，要求他注意并正视说话人的脸，主动注视其目光，并逐渐延长注视时间，反复多次，并及时给予强化，使患者在"一对一"情况下，对对方的存在、言语、目光等有所注意。

②模仿动作：让患者模仿动作，如广播操等，使其意识到他人的存在。

③姿势性语言的学习和表情动作的理解：帮助患者学习姿势性语言如点头、摇头等，给患者做出示范，要求其模仿，然后反复训练，直到能理解为止。此后可利用实际动作或镜子训练患者理解身体动作及表情，并对患者的正确回答及时予以强化，逐渐减少提示，直到能正确辨别和理解为止。

④提高语言交往能力：可利用情景或患者提出要求时进行，反复训练使患者在想满足某种要求时，能用语言表达自己的愿望。可让患者进行传话训练，传话开始宜短，之后逐渐延长，如此训练将使患者能主动与他人

建立关系，改善交往。

⑤利用游戏改善交往：首先要与患者建立亲密关系，要观察和关心他的兴趣、爱好，做他感兴趣的事给他看。以后逐步扩大患者交往范围，待患者能参加集体游戏时，游戏内容要逐渐注入购物、乘车等日常活动，让患者扮演不同角色，掌握各种角色的行为方式，学习各种社会规范，使他们逐渐学会如何与人进行交往，完成日常活动，为成年后的自立打好基础。

4）行为矫正训练：可以用阳性、阴性强化法，系统脱敏，作业疗法等方法。训练时一定要有耐心，不能急于求成，步骤要由简单到复杂，方法要形象、具体、直观、生动。同时，对患者的进步要及时给予表扬。应针对不同行为，采用不同的矫正方法。具体措施有以下几种。

①发脾气和尖叫行为的矫正：应尽快找出原因，或带患者离开原环境，或采取忽视的态度，待患者自己平息后，要立即给予关心和爱抚，对他自己停止发脾气或尖叫加以表扬和称赞。

②刻板、强迫或不良习惯的矫正：不要一味迁就，在患者的日常生活中有意识地做一些小的变动，使其在不知不觉中，慢慢习惯常规生活的变化。培养患者正常合理的兴趣，积极从事一些建设性的活动，如画画、写字、做家务等，有助于改善其刻板和强迫行为。

③孤独行为矫正：父母应熟悉患者的喜好和需要，尽量融入他们的生活，让患者能逐步接受大人的帮助，逐步接受外周的世界，同时配合言语能力和社会交往能力的训练，帮助患者走出孤独。

④自伤、自残行为矫正：应立即给予制止，如马上抓住患者的手，或给患者戴上手套或帽子，也可要求患者学习"把手放在桌上"等行为，以减少自伤行为。此外，还应给患者创造活动条件，让患者的生活丰富充实，减少自伤行为的发生。

（4）药物治疗的护理：患者服药时要耐心劝导，服药后要检查口腔，确保药物服下。要使患者按时服药，保证剂量的准确性，以免发生严重的不良后果。服药后应注意观察患者的反应，若出现严重的不良反应，要立即汇报医生，进行相应的处理，同时安抚劝慰，避免患者过分紧张。

7. 健康教育

（1）帮助家属认识到疾病的性质，讲解疾病的可能原因，减少家属对疾病的恐惧心理和对孩子生病的自责与内疚感。

（2）告诉患者家长，不要相互埋怨和指责，应正视现实，冷静和理智地接纳疾病，树立信心，积极与专业人员配合，一起训练和教育孩子。

（3）教会家属基本的管理和训练技巧。

8. 照护者应注意的事项 家属不要歧视、粗暴对待、打骂患者。但要严格管理，建立简单的规矩，培养良好的习惯。在训练中要有耐心，不断给予强化鼓励。家长要学会训练方法。对患者的训练需要长期不懈地进行。

（三）注意缺陷多动障碍

1. 定义 又称多动综合征，主要表现为与年龄不相称的注意力分散，注意广度缩小，不分场合的过度活动，情绪冲动并伴有认知障碍和学习困难，其智力正常或接近正常。

2. 发病机制 本病的病因和发病机制尚不清楚，目前认为是多种因素共同作用所致的一种复杂性疾病，可能与遗传、神经递质功能异常、神经解剖和神经生理异常、孕产期不利因素、铅暴露以及心理社会因素等有关。

3. 临床表现

（1）注意力集中困难：患者的注意很容易受环境的影响而分散，注意力集中的时间短暂。患者在活动中不注意规矩和细节，交谈时心不在焉，做事丢三落四，经常遗失随身物品，忘记日常的活动安排。

（2）活动过多：过分地不安静，来回奔跑或小动作不断。行为不考虑后果，出现危险或破坏性行为，事后不会吸取教训。话多，讲话不注意场合，在别人讲话时插嘴或打断别人的谈话。

（3）情绪不稳、冲动任性：患者容易过度兴奋，也容易受挫而出现情绪低沉或出现反抗和攻击性行为。渴望需要即时满足，否则就哭闹、发脾气。患者由于缺乏克制能力，常对一些不愉快刺激，做出过分反应，以致在冲动之下伤人或破坏东西。

（4）学习困难：患者的智力水平大都正常或接近正常，然而由于以上症状，给学习带来一定的困难，低于患者的智力水平所应达到的学业成绩。

（5）共患病：常见的共患病有品行障碍、焦虑抑郁障碍、抽动症等，注意缺陷多动障碍儿童进入青春期以后，各种心理障碍增加。

4. 治疗方法 根据患者及其家庭的特点制订综合性治疗方案。

（1）心理治疗：主要有行为治疗和认知行为治疗两种方式。行为治疗利用操作性条件反射的原理，使患者学会适当的社交技能，用新的有效的行为来替代不适当的行为模式。认知行为治疗主要解决患者的冲动性问题，让患者学习如何去解决问题，预先估计自己的行为所带来的后果，克制自己的冲动行为，识别自己的行为是否恰当，选择适当的行为方式。

（2）特殊教育：患者应当被列入特殊教育的对象，避免歧视、体罚或其他粗暴的教育方法，恰当运用表扬和鼓励的方式提高患者的自信心和自觉性，通过语言或中断活动等方式否定患者的不良行为，课程安排时应考虑到给予患者充分的活动时间。

（3）药物治疗：常用药物为中枢神经兴奋剂如哌甲酯或苯异妥因，也可小剂量使用抗抑郁药、α受体拮抗剂等。药物能改善注意缺陷，降低活动水平，在一定程度上提高学习成绩，改善患者与同学和家庭成员的关系。

（4）对家属的教育和训练：主要是对家长的心理教育和教养技巧训练。可采取单个家庭或多个家庭参与的小组形式。内容主要有给父母提供良好的支持性环境，让他们学会解决家庭问题的技巧，学会与孩子共同制订明确的奖惩协定，有效地避免与孩子之间的矛盾和冲突，掌握正确使用阳性强化方式鼓励孩子的良好行为，使用惩罚方式消除孩子的不良行为的方法。

5. 风险评估 社交障碍和情绪不稳易引发暴力、自伤的危险。

6. 护理措施

（1）生活护理：首先要保证患者正常的生活需求，护理工作中应密切观察其饮食、睡眠、二便等情况，根据患者的需求提供针对性的护理干预。此外，做好基础护理，保持患者的清洁卫生。

（2）安全护理：采取合适的方式稳定患者的情绪，保证患者的安全。必要时专人护理，控制患者的活动区域，避免接触危险物品，密切观察情绪的变化，有出现意外的征兆时及时给予控制。患者情绪激动时，避免饥饿，要耐心说服，及时给予引导，使患者的愤怒与不满以正当的方式出现，必要时给予保护，保证患者的安全，避免患者从事竞争性较强或冒险的游戏。

（3）教育训练：生活自理能力训练、注意力训练。

（4）药物治疗的护理：对需要服用药物的患者，密切观察服药情况及服药后的表现，提高患者服药的依从性。

7. 健康教育

（1）帮助家长认识到疾病的性质，讲解疾病的可能原因，减少家属对疾病的恐惧心理和对孩子生病的自责与内疚感。

（2）告诉患者家长，不要相互埋怨和指责，应正视现实，冷静和理智地接纳疾病，树立信心，积极与专业人员配合，一起训练和教育孩子。

8. 照护者应注意的事项 家属不要歧视、粗暴对待、打骂患者，但要严格管理，建立简单的规矩，培养良好的习惯。在训练中要有耐心，不断给予强化鼓励。要加强家庭、学校的联系，共同教育。另外，对患者的训练需要长期不懈地进行，家长是最重要的训练员，一定要学习训练方法和注意事项，能够独立完成训练。

六、焦虑障碍

1. 定义 广泛性焦虑障碍是以广泛和持续性焦虑为主要特征的精神障碍，常常伴有头昏、胸闷、心悸、呼吸困难、口干、尿频、出汗等自主神经活动亢进症状和运动性不安等症状。

惊恐障碍又称急性焦虑发作，主要特点为反复出现、突然发作的强烈害怕，恐惧或不适，可有濒死感或失控感；或伴有明显的心血管和呼吸系统症状，如心悸、呼吸困难、窒息感等。

2. 发病机制 与遗传因素、神经生物学因素、心理社会因素等有关。

3. 临床表现

（1）广泛性焦虑障碍：可见于任何年龄阶段，较多见于 40 岁之前，且缓慢起病。它主要表现为以下两个方面。

①精神方面：以经常或持久的，无明显对象或对日常生活多方面的烦恼、担心和紧张不安为特征。有的患者无法明确意识到他所担心的对象或内容，而只是一种强烈的、惶恐不安的内心体验，称为自由浮动性焦虑。

②躯体方面：主要表现为慢性疼痛、运动性不安和交感神经过度兴奋。慢性疼痛常为偏头痛、关节疼痛或背部疼痛等。运动性不安主要表现为小动作增多、不能静坐、搓手顿足、紧张性疼痛、战栗等。交感神经过度兴奋表现为心跳过速、胸闷气短、皮肤潮红或苍白、口干、便秘或腹泻、出汗、尿意尿频等，部分患者可出现勃起障碍或月经紊乱。

（2）惊恐障碍：特点是经常性的惊恐发作，不限于特定的刺激或情况，常伴濒死感和自主神经功能紊乱症状，常突然出现，一般历时 5 ~ 20 分钟，自行缓解。发作后一切正常，不久后可再发。惊恐障碍的症状常表现为以下三方面。

①惊恐发作：患者在进行日常各种活动时，突然出现强烈的恐惧感，感到自己马上就要失控（失控感）、即将死去（濒死感），这种感觉使患者痛苦万分，难以承受。同时患者会伴有一些躯体的不适，如心悸、胸闷或胸痛、过度换气或喉头梗死感，有的伴有冷汗、头晕、震颤、面部潮红或苍白、手脚麻木、胃肠道不适等自主神经症状，患者会呼救、惊叫或逃离所处环境。一般发作突然，持续 20 分钟左右，往往不超过 1 小时即可自行缓解，患者意识清晰，事后能够回忆。

②回避行为：大约有 60% 的患者在发作间期因担心再次发作时无人在侧，或发作时被围观的尴尬，而采取明显的回避行为，如不去热闹的地方，不能独处，甚至不愿乘坐公共交通工具。

③预期焦虑：大多数患者会一直担心是否会再次发作等，从而在发作后的间歇期仍表现为紧张不安、担心害怕等明显的焦虑情绪。

4. 治疗方法

（1）心理治疗

①解释性心理治疗：将焦虑障碍的相关知识向患者进行宣教，有利于减轻患者的心理压力，更好地配合治疗。

②认知行为疗法：包括认知重建疗法、焦虑控制训练和暴露疗法等，可以矫正患者对于焦虑和惊恐发作的错误认知，减轻患者的症状。

③生物反馈疗法是利用生物信息反馈的方法，训练患者学会有效放松，从而减轻焦虑。

（2）药物治疗：新型抗抑郁药如 SNRI$_s$、SSRI$_s$ 以及 5 - 羟色胺 1A 受体激动剂被推荐作为广泛性焦虑障碍的一线治疗药物。苯二氮䓬类药物起效快，治疗初期可以短期联合使用，以快速控制焦虑症状。待其他抗焦虑药起效后，剂量需要缓慢减少，以免产生依赖。

5. 风险评估　患者焦虑持续时间长可导致抑郁情绪，进而导致自杀、自伤的风险。

6. 护理措施

（1）保障患者安全

①密切观察患者情绪变化，具有抑郁情绪、自杀、自伤倾向的患者，

注意防范患者发生自杀、自伤的情况。

②做好安全检查，避免环境中的危险物品和其他不安全因素，以防止患者在症状影响下发生意外情况。

（2）满足生理需要，提高躯体舒适度：提供基础护理，保证患者在饮食、睡眠、排泄等生理需要上的满足。对主诉躯体不适的患者，注意区别是因心因性还是器质性问题。对于后者需要及时向医生反馈，遵医嘱给予相应的处理，鼓励患者在体力允许的情况下，逐步进行力所能及的自我照护。

（3）症状护理：在对焦虑障碍患者的护理中，护士应遵循的原则为接受患者症状、理解患者，帮助患者认识、减轻症状，或者能够带着症状生活。

①建立良好的护患关系，能使患者对医护人员产生信任，对治疗抱有信心。

②与患者的接触过程中，对患者的症状不能简单地否认或批判，需耐心倾听患者的叙述，接受患者的症状。

③提供支持性心理护理，耐心倾听患者的诉说，了解患者的感受和体验，对患者的痛苦给予高度的理解和尊重。

④帮助患者学会放松，教给患者渐进式肌肉放松法、腹式呼吸放松法和冥想等放松技巧来缓解焦虑症。

⑤鼓励患者表达自己的情绪和不愉快的感受，协助其识别和接受负性情绪及相关行为。

⑥帮助患者注意症状之外的其他事情，如参加力所能及的劳动，以终止复性和应急性思维。

⑦帮助患者矫正扭曲的认知，从而使患者改善或消除适应不良的情绪和行为。

⑧重建正确的疾病观念和对待疾病的态度，顺其自然接受症状转移，注意尽量忽视症状。

（4）惊恐发作的护理：患者在惊恐发作时，护士需镇静沉稳，立即帮助患者脱离诱发惊恐发作的因素或改换环境，帮助患者调整呼吸，减少过度换气，一直陪伴患者，直到发作缓解。护士要态度和蔼，耐心倾听和安慰，并对其表示理解和尊重。将患者和家属分开或隔离，以免互相影响和传播。为患者创造有利治疗的环境，必要时设专人陪护。

7. 健康教育

（1）向患者及其家属解释焦虑障碍的有关知识，帮助患者认识和接纳症状。

（2）教会患者学会放松的方法和惊恐发作时的应急处理方法。减少患者的焦虑和恐惧。

（3）告知患者药物的剂量、预期作用、不良反应以及服药注意事项。

8. 照护者应注意的事项 指导家属对焦虑症患者持有正确态度，对患者的关心保持在适当的范围内，根据患者的实际情况和以往的习惯在生活中给患者以适度的关心和照顾，不要让患者的疾病成为家庭日常生活的中心，让患者做些力所能及或感兴趣的事情，转移患者的注意力，减低焦虑的程度；同时督促患者服药治疗，药物最好由家属保管，防止意外事件发生。

七、强迫症

健康教育处方

1. 定义 强迫症是一种以反复出现的强迫观念和强迫行为为主要临床表现的精神疾病。

2. 发病机制

（1）生物学因素：强迫症患者可能存在皮质 – 纹状体 – 丘脑 – 皮质的神经环路结构和功能异常，从而导致眶额皮质和前扣带回的高度活跃，表现出强迫思维和继发性焦虑；强迫症的神经生化学主要涉及中枢神经系统的 5 – HT、DA、谷氨酶和 GABA 能神经元的功能异常。强迫症也与遗传关系密切，有明显的家族聚集性。

（2）心理因素：强迫症可能是心理冲突与心理防御机制相互作用的结果。

（3）社会因素：生活事件可成为本病诱因，如工作变动、亲人丧失、人际关系紧张等。青少年学业压力过大、父母管教过严、父母教育方式存在较大差异亦可诱发本病。

3. 临床表现

（1）强迫观念：指反复闯入患者意识的观念，明知没有必要，但无法摆脱，因而苦恼和焦虑。强迫观念是本症的核心症状，在强迫症患者中表现最为常见，有以下几种形式：强迫表象、强迫性穷思竭虑、强迫怀疑、强迫对立观念、强迫联想、强迫回忆、强迫意向。

（2）强迫行为：患者通过反复的行为和动作以阻止或降低强迫观念所致焦虑和痛苦的一种行为或仪式化动作，常继发于强迫观念。临床常见的表现形式有强迫检查、强迫洗涤、强迫询问、强迫计数、强迫性仪式动作。

（3）回避行为：回避行为是强迫症状引起的伴随症状，患者为了减轻焦虑心理，经常性回避诱发强迫思维或强迫行为的人、地点或者事物，导致患者在做事情时经常表现出犹豫不决、行为迟缓等症状。

（4）其他：强迫思维或行为可以引起患者较大的情绪反应，如焦虑、抑郁及恐惧。儿童青少年起病时常合并抽动等肌肉运动异常表现，包括发声抽动、局部肌肉或躯体抽动，或不由自主的重复行为，如鼓掌或抚摸某物品等。患者一般在抽动之前会出现局部躯体的不适感，且抽动后可缓解。

4. 治疗方法 药物治疗和心理治疗均是强迫症的有效治疗方法。

（1）药物治疗：是强迫症最主要的治疗方法之一。选择性 5 - 羟色胺再摄取抑制剂（SSRIs）是目前一线治疗药物，如氟西汀、氟伏沙明、舍曲林、帕罗西汀、西酞普兰。药物治疗原则为全病程治疗。

（2）心理治疗：对强迫症患者具有重要意义。包括支持性心理治疗、行为治疗、认知行为治疗等。暴露与反应阻止疗法是目前强迫症治疗的基础疗法，是强迫症治疗指南推荐的心理疗法，也是国际公认的主要治疗方法。心理治疗可以使患者正确认识自身个性特征及疾病特点，客观地判断现实情况和周围环境，学习合理的应对方式，增强自信。

（3）物理治疗：常用于强迫症的增效治疗。重复经颅磁刺激因其安全无创而相对较常用。

5. 风险评估

（1）皮肤完整性受损的风险：患者强迫洗涤容易导致皮肤受损。

（2）潜在的自杀、自伤风险：患者因抑郁情绪或强迫症状影响可能会产生过激行为。

（3）潜在暴力风险：因强迫行为无法控制，可能产生冲动行为。

6. 护理措施

（1）生活护理：患者的强迫症状及焦虑情绪会引起睡眠障碍及食欲降低，所以患者住院期间需重视生活护理。

（2）饮食护理：为患者创造宽敞、安静的就餐环境，合理安排并保证足够的进餐时间；为患者提供易消化、营养丰富的食物，满足患者个性化进餐需求；随时观察患者进食情况，根据患者进食情况随时调整饮食方案。

（3）睡眠护理

①观察患者睡眠型态，评估睡眠与患者焦虑、抑郁及强迫思维和强迫行为的相关性。

②与患者共同分析强迫症状，如睡前的强迫仪式动作、强迫洗涤等均会对睡眠造成一定影响，告知患者随着强迫症状的改善，睡眠状态会缓解。

③给予患者睡眠卫生知识宣教，如生活规律、睡眠时间相对固定，白天午睡时间不超过30分钟；晚间睡前避免安排过度兴奋的活动，如长时间聊天、看情节激烈的电影；睡前不饮用浓茶、咖啡、可乐，不可过多进食；睡前排空二便。

（4）安全护理

①提供安全的住院环境，病室安静、整洁、光线适宜，温湿度适中，避免噪声。

②采取措施干预患者，如分散患者注意力、安排工娱活动等，以减少洗涤次数，避免损害发生。

③严重强迫洗涤患者已出现手部皮肤破损，应给予对症护理措施，避免皮损进一步加重或出现局部感染等情况。如手部裂口较多，可用无菌纱布包扎等。

④对强迫伴有严重焦虑、抑郁患者，特别是躯体变形障碍有自杀意念者，应密切观察患者的情绪变化，注意是否存在自杀先兆，护士需加强安全意识，防止患者出现自伤、自杀等危险行为。护士增强安全意识，加强安全巡视，强化危险品管理。

⑤因强迫行为无法控制，明显冲动躁动患者，护士应耐心、态度温和地陪伴患者，鼓励患者表达情绪，协助患者合理控制情绪，避免引发暴力行为。

（5）用药护理

①遵医嘱给药，给药前向患者及家属说明药物的作用及治疗意义。

②观察用药过程中患者是否出现不良反应，如果出现，立即遵医嘱给予对症处理。

③药物治疗期间让患者保持稳定情绪、充足睡眠、合理营养，保证药物治疗顺利进行。

（6）对症护理

①观察患者强迫行为的内容、方式、频次、伴随症状及发生强迫行为时的情绪状态；观察强迫行为对生活的影响程度及患者用药反应。

②向患者讲解疾病的治疗方案，在药物治疗的同时，实施行为矫正对患者的治疗至关重要。

③对于过度强迫行为患者，与其达成矫正计划，比如规定起床、洗漱以及换衣服等的时间和次数，鼓励并督促患者逐步实施，对于患者独立完成的行为矫正计划给予正向强化，增强患者的治疗信心。

④鼓励患者参加病区工娱活动，培养生活中的爱好，建立新的兴奋点，弱化强迫行为。

⑤告知患者接受与强迫行为共存的情况，"顺其自然、为所当为"，带着症状去面对日常生活。

⑥指导患者运用冥想、正念减压等身心调节的方法，应对强迫症状带来的焦虑情绪，从而使者更好地应对强迫症状，逐步减少其行为。

（7）心理护理

①在准确、全面评估者的基础上，尽快建立治疗性护患关系，掌握患者心理状态，为心理护理方案实施奠定基础。

②耐心倾听患者讲述强迫行为发生时的情绪反应，积极关注，表达同理心，允许患者发泄不良情绪，表达愿意提供帮助的意愿。

③与患者分析既往应对压力事件的方式，协助患者建立良好的应对方式，适当给予患者肯定。

7. 健康教育

（1）向患者及其家属解释强迫症的有关知识，帮助患者认识和接纳症状。

（2）告知患者强迫症治疗的方法和疗程，鼓励患者配合治疗。

（3）指导患者学习身心调节的方法，应对强迫症状带来的焦虑情绪，从而使患者更好地应对强迫症状，逐步减少其行为。

（4）告知患者药物的剂量、预期作用、不良反应以及服药注意事项。

8. 照护者应注意的事项

（1）从小注意个性的培养，不要给予过多、过于刻板的要求。及时发现强迫倾向，早期干预。

（2）家属正确面对疾病及患者表现，给予患者多方面支持。

（3）鼓励患者"带着症状去生活"，不纠结、不强迫，"顺其自然、为所当为"。

八、应激相关障碍

1. 定义

（1）急性应激障碍：是指由于遭受急剧、严重的心理社会应激因素后，在数分钟或数小时之内所产生的短暂心理异常。

（2）创伤后应激障碍：是指个体经历突发性、威胁性或灾难性生活事件而延迟出现和长期持续存在精神异常的一类精神障碍。

（3）适应障碍：是指在明显生活改变或环境改变时所产生的短期、轻度的烦恼状态和情绪失调，常有一定的行为改变和生理障碍，但不出现精神病性症状。

2. 发病机制　应激相关障碍的发病机制比较复杂，至今仍未完全阐明。一般认为，机体在应激状态时可通过中枢神经系统、神经生化系统、神经内分泌系统、免疫系统等相互作用，影响机体内环境平衡，引起各器官功能障碍、组织结构变化，从而导致各类应激相关障碍的发生，出现一系列生理、心理的改变。

3. 临床表现

（1）急性应激障碍：最初多表现为"茫然"状态，即意识范围受限、定向错误、注意狭窄，伴有无目的的动作等。随后可表现出对周围环境的逃避或退缩，表现为不语不动、不吃不喝、对外界刺激毫无反应；也可表现为激越兴奋、活动过多、有冲动毁物行为。同时患者可表现为典型的焦虑性自主神经症状，如出汗、脸红、心率增快等。患者有时不能回忆创伤性事件。一般持续数小时或数天，预后良好。

（2）创伤后应激障碍：核心症状为创伤性再体验症状、回避与麻木症状和警觉性增高症状。

1）创伤性再体验症状：患者表现为在重大创伤事件后无法控制的以各种形式重新体验创伤经历和体验。主要有三种形式：①短暂"重演"性发作。②暴露于与创伤性事件相关联或类似的事件或其他线索时，出现强烈的情感痛苦或生理反应。③闯入性症状还会在睡眠状态中以梦魇的形式出现。

2）回避与麻木症状：即回避与创伤性事件有关的刺激以及对一般事物的反应，显得麻木反应患者试图在生理和情感上远离创伤。主要表现为回避、麻木。

3）警觉性增高症状：患者表现过度警觉，惊跳反应增强，注意力不能集中，存在激惹性行为和愤怒的暴发，甚至自我毁灭行为。

（3）适应障碍：临床症状变异较大，常见症状包括以下几个方面。

①焦虑和抑郁情绪：表现为无望感、哭泣、心境低落等抑郁情绪，或惶惑不知所措、紧张不安、注意力难以集中、胆小害怕和易激惹等焦虑情绪，可伴有心慌、震颤、胃肠不适等躯体症状。

②品行障碍：表现为对他人利益的侵犯或不遵守社会准则和规章、违反社会公德，如逃学、说谎、打架斗殴、毁坏公物等。

③行为退缩：表现为孤僻离群、不注意卫生、生活无规律、尿床、幼稚言语或吸吮手指等。成年人多表现为抑郁症状，青少年多表现为品行障碍，儿童则多表现为退缩现象。

4. 治疗方法 应激相关障碍的治疗主要为心理治疗与药物治疗相结合。治疗的关键在于尽可能去除精神因素或脱离引起精神创伤的环境，转移或消除应激源。多数情况下，随着应激源的消退，应激反应会逐渐恢复正常；但发生在儿童时期的应激相关障碍，其症状可持续到青春期。

（1）心理治疗：是主要治疗手段。根据患者病情的特点，选用指导性咨询、支持性心理治疗、精神分析治疗、认知行为治疗等方法。通过疏泄、解释、支持、鼓励、指导等手段，帮助患者摆脱痛苦，认识疾病，面对现实，配合治疗，提高适应能力。

（2）药物治疗：对于精神症状明显的患者，需要用药物治疗进行对症处理，为心理治疗打好基础。对焦虑、恐惧不安者，可使用抗焦虑药；对抑郁症状突出者，可选用丙米嗪、阿米替林或选择性五羟色胺再摄取抑制剂（SSRIs）等抗抑郁药；对有妄想、幻觉、兴奋躁动者可应用抗精神病药，如氯丙嗪、氟哌啶醇等经典抗精神病药或奥氮平、利培酮等新型抗精神病药。症状消失后可继续服药数周再停药。

（3）其他治疗：对于严重抑郁、有自杀和自伤行为，或明显冲动、有伤人毁物行为的患者，可采用改良电抽搐治疗，以迅速控制症状，保证患者和周围人的安全。对于木僵、抑郁等进食较差的患者，可给予补充营养、纠正水和电解质平衡等支持疗法。

5. 风险评估 患者应激事件引起的焦虑、抑郁情绪或冲动行为，可能有自杀、自伤或暴力行为的风险。

6. 护理措施

（1）脱离应激源

①帮助患者尽快消除精神因素或脱离引起精神创伤的环境，最大限度地避免进一步的刺激和丧失。

②提供安静、宽敞、温度适宜、色彩淡雅以及陈设简单、安全的环境，减少各种不良环境因素对患者的刺激和干扰。由于应激相关障碍患者富有暗示性，不宜将此类疾病患者安排在同一房间，以免增加新症状或使原有症状更顽固。通过脱离应激源、减弱不良刺激的作用，可消除患者的创伤性体验，加速症状缓解。

（2）安全护理：应激障碍患者常常因情绪低落导致自杀、自伤行为，需严加观察和护理，防止各种安全问题发生。具体措施如下所述。

①评估患者自杀、自伤、暴力行为的危险程度。

②密切观察患者的各种表现，注意有无自杀、自伤、暴力行为的征兆出现。一旦发现患者有明显的自杀、自伤、暴力行为征兆，应立即采取措施，保证患者及周围人员安全。

③提供安全、舒适的环境，将患者安置于易观察的房间，并保证房间内设施安全、光线明亮、整洁舒适、空气流通。对各种危险物品，如刀剪、绳索、药物、玻璃等尖锐物品，需妥善保管。定期进行安全检查，发现危险物品或安全隐患要及时处理，杜绝不安全因素。

④对有自杀危险的患者，需加强沟通，掌握其病情、心理活动的变化，并利用各种机会，运用沟通技巧，鼓励患者表达思想、情感，争取动摇和取消患者的自杀意念。患者的活动范围需控制在护理人员的视线内，避免患者独处，必要时设专人护理；尤其在夜间、清晨、节假日等容易发生自杀的时段，更要严加防范。

（3）生理护理

①维持营养、水、电解质平衡：应激相关障碍患者常常由于抑郁情绪不思进食，或者处于木僵退缩状态而拒绝进食，导致患者的营养状况较差。因此保证患者的正常入量，维持营养、水、电解质平衡是生理护理中的一项重要工作。护理人员可先了解患者的饮食习惯，尽量满足其口味，

以促进和提高食欲；或安排患者与其他患者一起进餐，或采用少量多餐方式，也同样可以取得提高其食欲的效果。对抑郁、退缩状态患者，必要时需专人耐心劝导并协助喂饭。如上述方法均未奏效，可按医嘱行鼻饲管进食流质食品，或静脉补液，以保证患者的进食量。

②协助料理个人生活：退缩状态的应激相关障碍患者常丧失料理自己日常起居的能力，甚至穿衣、梳理、如厕都无法进行。因此，需要护理人员对患者的生活料理提供帮助。对于终日卧床、个人生活完全不能自理的患者，护理人员需要做好各项基础护理，包括口腔护理、皮肤护理、排泄护理、会阴护理等，以保证患者的各项基本生理需要得到满足，避免发生长期卧床所致的并发症如压疮、口腔溃疡等。当患者的病情开始缓解，意志行为逐步增强时，应鼓励患者自行料理个人卫生。

（4）心理护理

1）建立良好的护患关系：良好的护患关系是实施心理护理的基础。如果不能与应激相关障碍患者建立良好的沟通和合作关系，心理干预技术则难以实施，从而难以达到干预的最佳效果。

2）给予支持性心理护理：①保持与患者密切接触。②鼓励表达。③认同接纳。④合理解释、指导。⑤帮助宣泄。⑥强化疾病可以治愈的观念。⑦鼓励患者参加活动。

3）帮助患者纠正负性认知：①首先帮助患者找到自己的负性自动思维。通过提问、指导患者通过想象或角色扮演来探寻其在负性情感反应和创伤之间起中介作用的歪曲认知，并要求患者归纳出其中一般规律，自己找出认知上的错误。②告诉患者其认知评价（即各种想法）是如何导致不良情绪反应和行为表现的。③指导患者通过现实的检验，帮助患者发现自己的消极认知和信念是不符合实际的，并找出认知歪曲与负性情感的关系，从而矫正这些认知障碍。

4）暴露疗法技术：暴露可以通过想象、虚拟现实技术等实现，也可以是真正进入某种情境，如在车祸后重新乘车或驾驶车辆，让患者面对与创伤有关的特定的情境、人、物体、记忆或情绪。反复的暴露可使患者认识到他/她所害怕和回避的场所已经不再危险，以帮助患者面对痛苦的记忆和感受，控制情绪，理性处事，正视现实，最大限度消除不合理理念。

（5）帮助患者学习应对技能

1）教会患者管理焦虑的方法，以更好地应对应激。主要方法有放松训练（系统的肌肉放松）、呼吸训练（学习缓慢的腹式呼吸）、正性思维（用积极想法替代消极想法）、自信训练（学会表达感受、意见和愿望）、思维阻断法（默念"停"来消除令人痛苦的想法）。

2）帮助患者学习问题解决法，处理压力情景。指导患者通过对应激情景的模拟想象、实践、排演等方法，学会运用以下步骤解决现实生活中的问题：①明确目前存在的困难和问题。②提出各种可能的解决问题的方法。③罗列并澄清各种可能方法的利弊及可行性。④选择最可取的方法，并立即做出决定。⑤考虑并计划具体的完成步骤或方案。⑥付诸实践并验证结果。⑦小结和评价问题解决的结果。

3）帮助患者学会处理应激的各种积极、有效的认知和行为技能，并在实际生活中运用。积极、有效的认知和行为技能包括：①选择性忽视。有意不去注意自己的挫折和精神痛苦，对创伤性事件不感知、不接触、不回忆。②选择性重视。重视自己的优点和成绩，发掘自己有别于他人的优势和长处。③改变原有的价值系统。用一颗平常心去看待事物，不与他人作对比、不计较得失、学会放弃、接受自己的长处与缺点。④改变满足愿望的方式。放弃目前难以实现愿望的方法，采取其他方式实现愿望。⑤降低自己的期望值。将自己的期望值降低，使之更符合现实。⑥转移刺激。用户外散步、运动、听音乐、看电视、与人交谈等方式，转移自己对应激的注意力。

4）帮助患者运用社会支持系统应对应激：①协助患者找到现在或过去能关心、支持自己的人，以帮助患者寻求适当的支持系统或社会资源。②指导患者重新调整和建立社会支持，鼓励其调动一切可以利用的社会支持资源，以减轻应激反应，促进身心康复。

7. 健康教育

（1）告知患者及家属应激相关障碍的疾病知识，使患者及家属对疾病有正确的认识，消除模糊观念引起的焦虑、抑郁。

（2）告知患者及家属应激相关障碍的治疗方法及预后，鼓励患者配合治疗。

（3）指导患者学习应对技能。

8. 照护者应注意的事项 合理安排工作、生活，恰当处理与患者的关系，必要时重新调换工作岗位、改善人际关系、建立新的生活规律等，以转移或消除应激源，最大限度地避免进一步的刺激和丧失。

九、精神活性物质所致精神障碍

1. 定义 物质使用与成瘾所致精神障碍是一组精神－行为障碍，在使用占主导地位的精神活性物质（包括药物）后出现，或在反复尝试某特定的奖励或强化的行为后出现。

精神活性物质又称药物、成瘾物质，指来自体外，能影响人类情绪、行为，改变意识状态，并有致依赖作用的一类化学物质。主要包括阿片类、可卡因、大麻、苯丙胺类兴奋剂等物质。

2. 发病机制 物质依赖与成瘾行为在核心症状、社会心理因素等方面的相似性提示二者存在相似的发病机制，与个体的生物学因素、心理特点、社会文化环境均有较密切关系，是这些因素相互作用的结果。

3. 临床表现

（1）阿片类物质使用所致障碍

1）阿片类物质依赖的常见临床表现

①精神症状：记忆力下降、注意力不集中；情绪低落、消沉、易激惹；性格变化明显，自私、说谎、诡辩，缺乏责任感。

②躯体症状：营养状况差，体重下降，食欲丧失；性趣减退，男性出现阳痿，女性出现月经紊乱、闭经；头晕、冷汗、心悸、睡眠障碍等。

③神经系统体征：可见震颤、步态不稳、言语困难、缩瞳、腱反射亢进等。

2）急性中毒：当使用量超过机体可承受剂量时，出现中毒。阿片类物质中毒三联征包括中枢神经系统抑制、呼吸抑制、瞳孔缩小。

3）戒断症状：最初表现为流涕、寒战、出汗等症状，随后陆续出现厌食、恶心、呕吐、腹泻、腹痛、瞳孔扩大、全身骨骼和肌肉酸痛及肌肉抽搐、心跳加速、呼吸急促、血压升高，以及失眠、抑郁、烦躁不安、渴求药物、嗜睡、意识模糊、谵妄等。在急性戒断症状消失后会有相当一段时间残留，部分症状主要为躯体症状、焦虑情绪、心理渴求和睡眠障碍，是导致复吸的重要原因之一。

4）躯体并发症：常见并发症为营养不良、便秘和感染性疾病。

（2）兴奋剂使用所致精神障碍

1）急性中毒：轻度中毒出现瞳孔扩大、血压升高、脉搏加快、出汗、口干、呼吸困难、震颤、反射亢进、头痛、兴奋躁动等症状；中度中毒出现精神错乱、谵妄、幻听、幻视、被害妄想等精神症状；重度中毒出现心律失常、循环衰竭、出血或凝血、高热、胸痛、昏迷甚至死亡。

2）慢性中毒：躯体症状为体重减轻、营养不良、肌腱反射增强、运动困难和步态不稳，以及其他躯体不适主诉等。精神症状表现为情绪不稳、易激惹，注意力和记忆力损害。严重者出现"苯丙胺性精神病"，表现与偏执型精神分裂症相似，可有错觉、幻觉、敏感、多疑、偏执、被害妄想、自伤及伤人等，个别患者出现躁狂样症状。

3）戒断症状：苯丙胺类药物依赖的戒断症状常不明显，停止使用数小时至数周可出现用药渴求、焦虑、抑郁、疲乏、失眠或睡眠增多、精神运动性迟滞、激越行为等症状，严重者可出现自杀观念和行为。

（3）氯胺酮使用所致精神障碍

1）急性中毒：主要表现为精神与躯体症状。行为方面出现兴奋、话多、自我评价过高、冲动行为等；情绪方面出现焦虑、紧张、惊恐、烦躁不安、濒死感等；剂量较大者，可出现意识清晰度降低、定向障碍、行为紊乱、错觉、幻觉、妄想等以谵妄为主的症状，严重者可致昏迷。躯体症状表现为大汗淋漓、心悸、气急、血压升高等；神经系统可出现眼球震颤、肌肉僵硬强直、构音困难、共济失调、对疼痛刺激反应降低等；严重者可出现高热、抽搐发作、颅内出血，呼吸循环抑制，甚至死亡。

2）精神病性症状：临床表现与精神分裂症非常相似，主要为幻觉、妄想、易激惹、行为紊乱等症状。幻觉以生动、鲜明的视幻觉、听幻觉为主；妄想多为关系妄想、被害妄想等；行为紊乱表现为冲动、攻击和自伤行为。少数患者会出现淡漠、退缩和意志减退等症状，亦可有感知综合障碍，如感到躯体四肢变形等。

3）认知功能损害：表现为学习能力下降、执行任务困难、注意力不集中、记忆力下降等。由于氯胺酮的神经毒性作用，慢性使用者的认知功能损害持续时间可长达数周、数月或更长时间，损害较难逆转。

4）戒断症状：一般较轻微，多在停药后48小时内出现，患者表现烦躁不安、焦虑、抑郁、精神差、疲乏无力、皮肤蚁走感、睡眠障碍、心悸多汗、震颤等症状。

5）躯体并发症：主要为泌尿系统损害和鼻部并发症。泌尿系统损害的主要症状为排尿困难、尿频、尿急、尿痛、血尿、夜尿增多以及急迫性尿失禁等，可伴有憋尿时耻骨上膀胱区疼痛感。鼻部并发症主要因鼻吸氯胺酮粉末导致，可并发慢性鼻炎、鼻中隔穿孔和鼻出血等。

（4）镇静催眠、抗焦虑药物使用所致精神障碍

1）急性中毒：典型表现为意识障碍和轻躁狂状态，表现为躁动不安、攻击行为、情绪不稳、判断失误、注意和记忆受损、言语不清、共济失调、眼球震颤，甚至昏迷。

2）药物依赖：长期大量服用巴比妥类药物的慢性中毒者可出现人格改变和智能障碍。躯体症状表现为消瘦、无力、胃肠功能不良、食欲下降、多汗，性功能明显低下，皮肤划痕反应阳性，常伴药源性肝损害。

3）戒断症状：长期大量使用巴比妥类药物者，停药后戒断症状较严重，甚至有生命危险，严重程度取决于滥用的剂量和时间长短。突然停药12～24小时内，陆续出现厌食、乏力、焦虑、头痛、失眠、肢体粗大震颤等戒断症状；停药2～3天，戒断症状可达高峰，出现呕吐、心动过速、血压下降、四肢震颤加重、全身肌肉抽搐或出现癫痫大发作等。

（5）酒精依赖所致障碍的临床表现

1）急性酒精中毒：酒精是中枢神经系统抑制剂，个体对酒精反应差异很大，取决于血液酒精浓度和个体耐受性。酒精首先抑制大脑皮质，使皮层下释放，出现松弛感，情绪释放，言行轻佻；随着饮酒量增加，出现醉酒状态，精神活动、语言及运动功能抑制加深，表现为对周围事物反应性降低、感觉迟钝、判断记忆受损、自控力下降、共济失调、步态不稳、构音含糊等；其后大脑处于高度抑制状态，醉倒不起，呕吐、便溺全然不知。如果中毒较深，血液酒精浓度超过0.40%，可致昏迷、呼吸心跳抑制，危及生命。

2）酒精依赖

①固定的饮酒模式：酒精依赖者的饮酒方式比较固定，如晨起饮酒，在不应该饮酒的时间、场合饮酒，主要为了维持体内酒精浓度，以免出现戒断症状。

②特征性寻求饮酒行为：酒精依赖者将饮酒作为第一需要，为了饮酒可以不顾一切，可采用任何手段，明知继续饮酒的危害，但难以自制。

③酒精耐受性增加：表现为饮酒量增加，但酒精依赖后期由于肝功能受损，耐受性会下降，少量饮酒会导致功能失调。

④反复出现戒断症状：当酒精依赖者血液中酒精浓度下降时，就会出现震颤、恶心、出汗、情绪不稳定等戒断症状。若及时饮酒，此戒断症状

迅速缓解。戒断症状可轻可重，重者可危及生命，与个体差异和依赖程度有关。

⑤为避免戒断症状而饮酒：在依赖的最初阶段，酒精依赖者需要在午餐时饮酒以缓解不适，随着症状发展，逐渐需要晨起饮酒、夜间饮酒，最后身不离酒。

⑥对酒精渴求：酒精依赖者对酒精有强烈渴求，诱发渴求的因素包括戒断症状、焦虑、抑郁、兴奋情绪等。

⑦多次戒酒失败：酒精依赖者反复出现戒酒后重新饮酒，并会在较短时间内再现原来的依赖状态。

3）戒断反应

①单纯性酒精戒断反应：长期大量饮酒者在断酒 6～12 小时后，开始出现手、舌或眼球震颤，并有恶心、呕吐、失眠、头痛、焦虑、情绪不稳和自主神经功能亢进（如出汗、心动过速与血压升高）等，少数患者可有短暂性幻觉或错觉。戒断反应在 48～72 小时达高峰，之后逐渐减轻，4～5 天后躯体反应基本消失。

②震颤谵妄：严重酒精依赖者突然断酒，开始出现上述戒断反应，随着症状加重，在停饮后 3～4 天出现震颤谵妄。主要表现为意识模糊，出现定向力障碍，有大量的知觉异常，幻觉以恐怖性幻视多见，患者极不安宁、情绪激越，伴冲动行为。另一重要特征是全身肌肉粗大震颤，伴有发热、心跳加快等，部分患者因高热、衰竭、感染、外伤而死亡。震颤谵妄常突然发生，持续 2～3 天，常以深而长的睡眠结束，恢复后部分或全部遗忘。

③酒精性癫痫：约 30% 患者在戒酒期间出现癫痫样痉挛发作，多在停饮后 12～48 小时后出现，表现为意识丧失、四肢抽搐、两眼上翻、角弓反张、口吐白沫等，持续时间不定，一般 5～15 分钟意识恢复。

4）酒精所致神经损害：长期（一般多于 5 年）大量饮酒会引起严重脑器质性损害。主要包括以下记忆与智力障碍。

①科萨科夫综合征：为酒精依赖者神经系统的特有症状之一，表现为近记忆障碍、虚构、定向障碍三大特征，还可能有幻觉、夜间谵妄等表现。

②韦尼克脑病（Wernicke's encephalopathy，WE）：是慢性酒精依赖者常见的一种代谢性脑病，一般在酒精依赖基础上，连续几天大量饮酒，又

不进饮食，引起维生素 B 缺乏所致。典型表现为眼球震颤、眼球不能外展和明显的意识障碍，伴有定向障碍、记忆障碍、震颤谵妄等。大量补充维生素 B，可使眼球症状很快消失，但记忆障碍的恢复较为困难，部分患者转为科萨科夫综合征。

③酒精中毒性痴呆（alcoholic dementia）：在长期大量饮酒后出现的持续性智力减退，表现为短期、长期记忆障碍，抽象思维及理解判断障碍，人格改变，部分患者出现失语、失认、失用等，严重者生活不能自理。一般不可逆，预后较差。

5）酒精所致其他精神障碍

①酒精中毒性幻觉症：为酒精依赖者长期饮酒引起的幻觉症状，也可在突然停饮后（一般在48小时后）出现器质性幻觉。表现为在意识清晰状态下出现生动、持续性的视听幻觉。

②酒精中毒性妄想症：慢性酒精依赖者在意识清晰情况下出现嫉妒妄想、被害妄想等症状。

4. 治疗方法

（1）脱毒治疗：替代疗法、非替代疗法。

（2）急性中毒的治疗：对症支持治疗。

（3）戒断症状的治疗：临床常用苯二氮䓬类药物缓解戒断症状。如果戒断后期患者出现焦虑、睡眠障碍等，可以使用抗焦虑药物。

（4）精神症状的治疗：可以使用抗精神病药物短期治疗，待症状消失后减量至停止。一般使用镇静作用强的药物，如果患者晚间睡眠欠佳，可以酌情加大剂量。

5. 风险评估

（1）有中毒的风险。

（2）有感染的风险。

（3）有受伤的风险。

6. 护理措施

（1）生活和安全护理

①饮食护理：护理人员应观察患者每餐进食情况，给予清淡、易消化、营养丰富的饮食，鼓励患者多饮水。慢性酒精中毒患者如吞咽困难，可给予软食，防止噎食。忌食或昏迷者可鼻饲食物，对严重呕吐、无法自行健身者，由护理人员协助进食，必要时给予鼻饲或静脉营养支持。

②睡眠的护理：遵医嘱药物治疗以改善睡眠；营造安静、舒适的睡眠环境，避免干扰；加强患者的心理护理，帮助患者放松，避免紧张；鼓励患者温水泡脚，睡觉前安静卧床，做好睡眠准备；兴奋患者要分开安置，避免互相干扰。

③个人卫生的护理：保持床单元干净、整齐；叮嘱患者穿宽松、干燥的衣服；保持皮肤清洁，瘙痒时避免抓挠。

④安全护理：急性期患者安置在重点、易于观察的病室，重点观察患者的病情变化，对症处理患者的震颤、谵妄等情况，专人护理，做到不脱离护士视线。关注患者的情绪，步态、营养等状况，防止患者发生跌倒、坠床、癫痫发作带来的损伤，防止患者自伤。

（2）对症护理

①过量中毒护理：病房内备好抢救药品及器材，能做对危重患者的抢救护理。首先要确认是何种药物中毒，再给予适当的处理方法，如洗胃、给予拮抗剂等。急性酒精中毒患者入院后要尽快使用纳洛酮，使其快速清醒。此外，要密切观察患者的生命体征变化，保持水质与能量代谢的平衡，保持呼吸道通畅，做好口腔护理及皮肤护理，预防并发症。

②戒断症状护理：密切观察患者的生命体征和意识状态，观察和及时处理可能出现的戒断反应并适时用药。一般脱瘾者在流泪、流涕、呵欠之后相继出现全身症状，以全身酸痛、心悸、胸闷、出汗居多，要密切观察，尽早发现症状，把握最好的给药时间，减轻患者痛苦。患者在戒断反应期间应卧床休息，避免剧烈活动，减少体力消耗；站立时要缓慢，不应突然改变体位。酒精依赖者突然停饮后若出现震颤、谵妄，要遵医嘱对症给药，密切观察病情变化；如果发生痉挛要有专人护理，痉挛发布时要放好牙垫，防止舌咬伤，保证呼吸道通畅，必要时吸痰、吸氧，尽量让患者卧床休息，确保其安全。吸烟者戒烟后可能会出现体重增加，应劝告吸烟者不要实施减肥计划，加强其对戒烟益处的认知。

③精神症状护理：对于存在精神症状（如幻觉、妄想）的患者，护理人员要以平静、理解的态度介绍环境，给予恰当保证，减轻患者恐惧，避免与其争辩。

④兴奋躁动护理：物质依赖者多伴有人格障碍，表现易激惹、冲动，甚至违反规章制度、不服治疗，接触中应注意方式，既要坚持原则，又要正确疏导，避免直接冲突。对于躁动或混乱者，可根据病情设专人护理，

必要时给予保护性约束，防止患者冲动性的自伤或伤人。

⑤躯体合并症护理：物质依赖患者多伴有各种躯体疾病，如心血管疾病、肝功能异常等消化系统疾病、神经系统损害，以及传染性疾病等。对心血管疾病患者，应密切监测血压、脉搏等；对肝功异常等疾病患者，要减少刺激性食物对消化系统的损害；对于患者的神经系统损害，如手指颤抖、共济失调等，应加强照顾，防止发生跌倒或其他意外。

（3）用药护理：遵医嘱服药，密切观察患者症状有无改善，有无严重的不良反应，一旦发现通知医生及时处理。

（4）心理护理：建立良好的护患关系，了解患者的生活、家庭、婚姻等状况，根据患者的情况进行个性化心理疏导，可组织患者一起沟通交流，分享成功的经验和案例，提升患者对治疗的信心。可通过认知行为治疗帮助患者矫正错误的观念，对精神活性物质有正确的认识，提高自我约束力，强化戒断行为。

7. 健康教育

（1）建立健康生活模式，鼓励患者培养自己的兴趣爱好，积极参加体育锻炼，提倡戒酒、文明饮酒。

（2）合理宣泄情绪，保持乐观向上的态度，积极面对生活中遇到的各种挫折。

（3）利用社会支持系统，创造良好生活环境，加强对患者的督导和管理，以防患者再犯行为发生。

十、睡眠－觉醒障碍

健康教育处方

睡眠是一种周期性的可逆的静息现象，与醒觉交替进行，且与昼夜节律相一致。这种昼夜节律的变化是人体生物体系的重要功能之一，为个体提供了恰当的生理及心理环境，使人们在夜里有良好的休息，在白天能进行适当的活动。睡眠－觉醒障碍具体包括失眠障碍、嗜睡障碍、睡眠相关呼吸障碍、睡眠觉醒节律障碍、睡眠相关运动障碍、异态睡眠等。

1. 定义

（1）失眠障碍是以频繁而持续的入睡困难或睡眠维持困难并导致睡眠满意度不足为特征的睡眠障碍。失眠障碍是最常见的睡眠障碍，它可以是单独的一种疾病，也可以是其他疾病的临床表现。

（2）嗜睡障碍是以日间过度思睡及睡眠发作为主要特征的睡眠障碍。

（3）睡眠觉醒节律障碍指由于内源性睡眠时钟的结构或功能调节紊乱，或与外部环境如光照明暗时相不一致，或与个体所需求的学习、工作及社会活动时间不匹配而引起的睡眠–觉醒紊乱。

（4）异态睡眠是指在睡眠过程或觉醒过程中发生的非自主性躯体行为或体验，包括睡眠相关的各种异常、复杂运动、行为、情绪、感知觉、梦境和自主神经系统活动认知过程的异常。

2. 发病机制

（1）心理因素：如遭遇生活事件，个人损失，考试前焦虑，精神紧张、不安、恐惧等。

（2）躯体因素：常见疼痛、瘙痒、频繁咳嗽、夜尿、吐泻等；也有环境因素，如更换场所、声音嘈杂、光线刺激等。

（3）生物药剂因素：有咖啡、浓茶、中枢兴奋药物等；以及其他神经系统和精神障碍因素。

（4）此外，人格特征、遗传因素等也是引起失眠的原因。

3. 临床表现

（1）失眠障碍的临床表现

①失眠症状：以入睡困难和睡眠维持困难为主要表现。入睡困难指尽管有充足的睡眠机会和环境，仍然不能较快埋想入睡，是患者最常见的主诉。其次是睡眠表浅和早醒等睡眠维持困难，如经常醒转、多梦、醒后不易再睡等。患者在就寝时感到紧张、焦虑而无法入睡。这种不良情绪常造成患者对时间认知上的偏差，感到入睡前的时间非常漫长，而入睡后的时间很短暂。

②觉醒期症状：失眠往往引起非特异性觉醒期症状，表现为次日日间功能损害。患者醒后有病乏感或全身不适感，白天感到困倦、焦虑、抑郁、易激惹，因而常过多地考虑如何得到充足的睡眠以及个人问题、健康状况等。对自身的过分关注，导致工作或学习效率下降，甚至影响社会功能。部分患者可有睡眠感丧失。对失眠的焦虑、恐惧心理可形成恶性循环，从而导致症状持续存在。

（2）嗜睡障碍的临床表现

①发作性睡病：以难以控制的思睡、发作性猝倒、睡眠瘫痪、入睡幻觉及夜间睡眠紊乱为主要临床特征。本病最基本的症状是白天有不可抗拒的、短暂的睡眠发作，发作时常在 1~2 分钟内进入睡眠状态，时间一般持

续数分钟至十余分钟。睡眠发作前常有不可抗拒的困倦感，部分患者可无发作先兆，即从相对清醒状态突然陷入睡眠。每天均可发作数次，发作后自然醒转或被他人唤醒，清醒后常有持续数小时的精神振奋。发作性睡病在单调的环境下容易发作，但典型病例者可在任何活动中入睡，如进食、说话、行走中等。因此，睡眠发作的后果有时候很严重，如发生在开车、操作机器时可能会造成人员伤亡。

②特发性睡眠过多：以日间过度思睡但不伴猝倒为基本特征。患者白昼睡眠时间延长，醒转时要想达到完全的觉醒状态非常困难，醒转后常有短暂意识模糊，呼吸及心率增快，常可伴有抑郁情绪。部分患者可有白天睡眠发作，发作前多有难以控制的困倦感，常影响工作、学习和生活，患者常为此感到苦恼，脑电波检查为正常的睡眠脑波。本病病因较多，包括心理社会因素、精神障碍及躯体器质性疾病等。部分患者有家族遗传倾向。

（3）睡眠觉醒节律障碍的临床表现

①睡眠 - 觉醒时相延迟障碍：为最常见的临床类型，常见于青少年及年轻人。表现为相对于常规或社会接受的作息时间，患者入睡和觉醒时间呈习惯性延迟，通常延迟≥2小时。典型患者凌晨2～6时入睡，无约束条件下睡眠持续时间正常，觉醒时间在日间10～13时。当需要准备上学或上班时，患者很难在社会接受的起床时间醒来。

②睡眠 - 觉醒时相提前障碍：表现为相对于常规或社会接受的作息时间，患者睡眠时段提前，通常提前≥2小时。典型患者晚上6～8时入睡，凌晨2～5时觉醒。由于长期早睡早起，患者诉早醒或失眠和晚间过度困倦。若患者按照前移的时间表作息，可提高睡眠时间和睡眠质量。常见于老年人。

（4）异态睡眠的临床表现

①梦魇障碍：是指在REM睡眠期间反复为噩梦所惊醒，梦境内容通常涉及对生存、安全的恐怖事件，如被怪物追赶、攻击，或是伤及自尊的事件。显著特征是患者醒后对梦境中的恐怖内容能清晰回忆，伴有心跳加快和出汗，但患者能很快恢复定向力，处于清醒状态，部分患者难以再次入睡，有的在一晚上会反复出现几次。有近一半的成年人曾有过梦魇经历，其中女性多于男性，在儿童中一般初发于3～6岁时，无性别差异，随年龄增长逐渐减少。梦魇发作频繁者，夜间睡眠受扰，日间功能受损，日

久可引起头昏、注意力不集中、易激惹等日间功能受损，甚至导致焦虑、抑郁。

②睡惊症：指在夜间睡眠后较短时间内出现的极度恐惧和惊恐发作，伴有强烈的言语、运动形式和自主神经系统的高度兴奋状态。患者表现为在睡眠中突然惊叫、哭喊、骚动或坐起，双目圆睁，表情恐惧，大汗淋漓，呼吸急促，心率增快（可达150~170次/min），有的还伴有重复机械动作，有定向障碍，对别人的问话、劝慰无反应，历时数分钟而醒来或继续安睡。患者此时若醒来，仅能对发作过程有片段回忆，次晨完全遗忘，且无梦境体验。睡惊症通常发生在睡眠的前2/3段，持续1~10分钟。发病原因可能与遗传有关，发热、过度疲劳或睡眠不足也会增加该病的发作。本病多发生于儿童，以5~7岁为最多，至青年期消失，偶有成年病例发生。本症难以同一些器质性疾病所导致的相似症状所鉴别，如中枢神经系统的感染、肿瘤等。另外，癫痫的自动症如果出现在夜间也难以与睡惊症鉴别。脑电图检查对这些疾病的鉴别有帮助。

③睡行症又称梦游症，是睡眠和觉醒现象同时存在的一种意识模糊状态。起始于睡眠的前1/3阶段，主要表现为患者在睡眠中突然起身下床徘徊数分钟至半小时，或走出家门、进食、穿衣等。睡行时患者表情茫然、双目向前凝视，难以唤醒。有时可自言自语，但口齿欠清，常答非所问，无法交谈。一般历时数分钟，少数持续0.5~1小时，继而自行上床或随地躺下入睡，次日醒后对所有经过不能回忆，若在睡行期内强行加以唤醒，患者可有短暂的意识模糊。睡行症多发生于生长发育期的儿童，以11~12岁年龄段为最多，大多于青少年时期自行停止。

4. 治疗方法

（1）首先应针对病因，消除或减轻导致失眠的各种因素。一般采用心理治疗为主，适当配合镇静催眠药物治疗；另外，各种替代性治疗包括锻炼、放松训练疗法、生物反馈疗法及中医治疗均有助于睡眠的改善。

帮你睡个好觉

（2）药物作为辅助治疗手段，可短期使用，避免长期用药，一般不超过4周，尤其慢性失眠患者，长期用药往往无效，且可导致药物依赖。

5. 风险评估 评估患者是否存在入睡困难、早醒、再次入睡的难易度以及次日的精神状况等，还可以选择性地使用评估工具对患者的睡眠状况进行主观层面的评估。

6. 护理措施

（1）消除诱因

①建立信任的护患关系：对于由于心理因素、不愉快情绪导致的失眠，心理护理的重点在于建立良好的护患关系，加强护患间的理解和沟通，了解患者深层次的心理问题。

②支持性心理护理：失眠患者常因陷入失眠→担心→焦虑→失眠这样的恶性循环，导致失眠久治不愈。运用支持性心理护理，帮助患者认识心理刺激、不良情绪对睡眠的影响，使患者学会自行调节情绪，正确面对心理因素，消除失眠诱因。

（2）失眠认知行为治疗：包含睡眠卫生教育、刺激控制训练、睡眠限制疗法、放松疗法和认知疗法。其中，放松疗法主要是教会患者采用睡前诱导放松的方法，包括腹式呼吸、肌肉松弛法等，使其学会有意识地控制自身的心理生理活动，降低唤醒水平。认知疗法主要是帮助患者达到以下几点：对睡眠保持符合实际的期望；不把白天发生的不愉快都归咎于失眠；不试图强迫自己入睡；不给睡眠施加压力；一夜睡不好后不要悲观；学会承受睡眠缺失的后果。引导患者认识睡眠，以正确的态度对待失眠，消除对失眠的顾虑，解除心理负担，纠正恶性循环状态。

①睡眠卫生宣教：目的是帮助患者了解睡眠的基本知识，如睡眠的生理规律，睡眠质量的高低不在于睡眠时间的长短，失眠的原因和根源。同时教会患者处理失眠的各种措施，包括生活规律，三餐、睡眠、工作的时间尽量固定；睡前两小时避免易兴奋的活动，如看刺激紧张的电视节目、长久谈话、进食等，避用浓茶、咖啡、巧克力、可乐等兴奋剂；白天多在户外活动，接受太阳光照；用熟悉的物品或习惯帮助入睡，如听音乐、用固定的被褥等；营造最佳的睡眠环境，例如避免光线过亮或直射脸部，维持适当的温度和湿度，保持空气流通，避免噪声干扰；选择合适的寝具；镇静催眠药物的正确应用。

②刺激控制训练：属于行为疗法的一种，主要是帮助失眠者减少与睡眠无关的行为和建立规律性睡眠–觉醒模式。具体方法为要求患者做到以下几点：把床当作睡眠的专用场所；感到想睡觉才上床，而不是一累就上床；不在床上从事与睡眠无关的活动，如看书等；睡不着或无法再入睡（无睡眠20分钟后）时立刻起床到另一房间，直到睡意袭来再回到床上；

无论夜间睡眠质量如何，都必须按时起床；避免白天睡觉。这些方法看似容易，但患者由于各种客观或主观因素往往不能完全做到，因此需要护士有规律地随访、督促和指导。

③睡眠限制疗法：也是行为疗法的一种。失眠患者常常是在床上待很长时间，希望能弥补一些失去的睡眠，但结果往往是适得其反。因此睡眠限制疗法的主要目的是教导失眠者减少在床上的非睡眠时间，限制待在床上的时间，拥有有效的入睡时间。具体方法为如果患者每晚在床上时间是 9 小时，但实际睡眠时间为 5.5 小时，即通过推迟上床或提前起床来减少患者在床上的时间至 5.5 小时，然后将患者上床睡眠的时间每周增加 15 分钟，每晨固定时间起床，以保证在床上的时间至少有 85% ~ 90% 用于睡眠。这种方法可使轻度患者不断改善，获得较好睡眠，但这种方法的代价是睡眠时间的相对减少，另外也需要对患者进行随访。

（3）其他疗法：根据患者失眠的情况，可适当选用暗示疗法、光照治疗、身心干预（气功、瑜伽、太极拳等）、操作及躯体治疗（按摩、针灸、穴位按压、反射疗法）等。暗示疗法适合于暗示性较强的失眠症患者，通常选用某些营养药物作为安慰剂，配合暗示性语言，诱导患者进入睡眠。光照治疗指给予一定强度的光（700 ~ 1200Lux）和适当时间的光照，以改变患者睡眠 – 觉醒节律。以上方法的目的是引导患者养成良好的睡眠卫生习惯，逐步纠正睡 – 醒程序，使之符合通常的昼夜节律，从而获得满意的睡眠质量。

7. 健康教育

（1）保证患者安全：对患者和家属进行健康宣教，帮助其增加对该病的认识和安全意识，有效防范意外的发生。

（2）消除心理恐惧：对患者及其家属，要进行详尽的健康宣教，帮助他们认识该病的实质、特点及发生原因，以纠正其对该病的错误认识，消除恐惧、害怕心理；同时又要客观面对该病，做好终生带病生活的思想准备。

（3）减少发作次数：帮助患者及家属认识和探索疾病的诱发因素，尽量减少可能诱使疾病发作的因素，如睡眠不足、饮酒等。

8. 照护者应注意的事项 对于睡行症患者，要保证夜间睡眠环境的安全，如给门窗加锁，防止患者睡行时外出、走失；清除环境中的障碍物，防止患者绊倒、摔伤；收好各种危险物品，防止患者伤害自己和他人。嗜睡、发作性睡眠患者要避免从事可能因睡眠障碍而导致意外的各种工作或活动，如高空作业、开车、进行带危险性的操作等。

重建和维持规律的生活方式，避免过度疲劳和高度紧张，白天定时小睡等，有助于减少发作次数。发作频繁者，可在医生指导下服用相应药物，也可达到减少发作的目的。

（孔庆芳）

精神疾病的健康教育

第三篇　精神科诊疗篇

第十章 精神科检查

精神科检查主要是指检查者通过与就诊者面对面地访谈，直接观察了解其言行和情绪变化，进而全面评估其精神活动各方面情况的检查方法。临床精神科检查包括心理测查、实验室检查、相关物理和生理检查等。

第一节 心理测查

一、概述

心理测查是指应用标准化的心理测验或心理量表，在标准情境下，对个体的外显行为进行客观的观察，并将观察结果按数量或类别的形式对个体内在心理特征加以描述的过程。心理测查广泛应用于职业指导、精神疾病的诊断和评估、个人或群体能力的预测、科研等多个领域。

二、操作的注意事项

（1）选择合适的测查工具，需要考虑被测者的年龄、性别、文化背景等因素，以确保测试的有效性和适用性。

（2）在进行心理检测前，需要向被测者充分解释测试的目的、过程和保密性，减少受试者的抵触情绪，提高测试结果的准确性。

（3）心理测查需要在适宜的环境下进行。测试场所应该安静、舒适，没有干扰因素。

（4）遵守专业伦理准则，尊重被测者的权益，保护其隐私，不将测试结果用于不当用途。

（5）测试过程要严格按照规范的流程。心理测验的类型很多，每个测验的过程和步骤不尽相同，要严格遵守一定的程序，保证测试结果的准确性。

（6）解读结果时，需要考虑到被测者的个体差异和背景信息，不要一概而论。

三、健康教育

（1）不可过分夸大心理测查的效果。心理测查的结果仅反映个体在进行测试时的状况特点，其作为一个研究手段和测量工具尚不完善，因此对心理测查的结果应持有辩证的态度。

（2）避免过度紧张。在心理测试时，测试者需要避免过度紧张，以免导致交感神经兴奋，从而影响心理测试的结果。

（3）注意环境安全、安静。在心理测试时，测试者要避免过多和他人进行沟通，以免影响测试结果。

（4）按照自身情况真实客观回答。

（5）如果测试结果显示心理障碍，建议及时就医，在医生指导下进行相关治疗。

第二节 实验室检查

一、概述

实验室检查可为脑器质性病变所致精神障碍、躯体疾病所致精神障碍、精神活性物质所致精神障碍等的诊断提供确切的依据；帮助医生进行物质滥用和戒断反应的临床判断；对抑郁障碍、惊恐障碍、焦虑障碍等的诊断进行鉴别；为临床用药提供指导和依据。

实验室检查包括常规筛查、毒理学检查、血药浓度监测。患者入院后一般进行血尿便常规、生化常规、肝肾功能、甲状腺功能、血糖、电解质等的常规筛查，必要时可加做血脂、催乳素、脑脊液、代谢产物、基础代谢率测定及遗传学检查等；酒精和其他成瘾性物质摄入之后，进行毒理学检查可帮助医生进行临床判断；药物浓度检测若使用得当，对于优化治疗和确保治疗依从性都有很大帮助。

二、操作的注意事项

（1）正确选择血管。多选择位于体表的浅静脉，必须避免输液或输血侧肢体，抢救患者双上肢输液时可选择下肢血管采血。

（2）准确掌握各种试管的用途，正确选择采血管。临床常用的真空采血管分为：黄管（用于血清生化标本）、红管（用于生化、免疫标本）、绿管（用于血流变等标本）、紫管（用于血常规、糖化血红蛋白等检测）、蓝管（用于凝血功能检测）、黑管（用于红细胞沉降率检测）、灰管（用于孕期筛查和血型鉴定），要根据检测目的正确选择采血管。

（3）掌握正确的采血顺序。多管采血的顺序为先采血清标本后采需抗凝的标本，即红、黄、蓝、黑、绿、紫、灰。在条件允许下，尽量使用配套真空试管采血。

（4）采入抗凝管中的血液标本应将试管上下轻轻颠倒数次，以使抗凝剂与血液充分混匀，保持全血状态。

（5）在进行血药浓度检测之前，需要确定测定方法是否在临床上已经得到验证；药物是否已达稳态；取血时间是否正确。

三、健康教育

（1）患者在采血前不宜改变饮食习惯，24 小时内不宜饮酒。

（2）大部分检验项目需要空腹采血，一般需空腹 12 ~ 14 小时，但不宜超过 16 小时。

（3）采血当天不要穿袖口过小、过紧的衣服，避免血肿。

（4）抽血时放松心情，避免因恐惧造成血管收缩，增加采血困难。

（5）抽血后，在针孔处按压 3 ~ 5 分钟，不要揉，以免皮下淤血。如有出血倾向，应延长按压时间。若局部出血、淤血，24 小时后可用毛巾热敷。

第三节　超声检查

一、概述

超声检查是一种非手术的诊断性检查，国内目前广泛使用的彩超仪器包含了 B 型超声及彩色多普勒超声功能。B 超检查可以观察脏器及组织位置、大小、形态、回声是否正常。在黑白 B 超基础上引入彩色多普勒技术可以形成彩色多普勒超声血流图像，可以显示病变区域的血管解剖结构、血流方向、血流速度和血流状态的改变，明显提高诊断的准确性。

二、操作的注意事项

（1）腹部超声检查应在上午空腹进行，通常建议患者禁食、禁饮 8 小时以上。即使空腹准备，为避免气体干扰，下午也不宜做上腹部超声检查。

（2）超声检查应安排在胃肠镜、钡餐及胆道造影检查之前，或在胃肠镜、钡餐三日之后，胆道造影两日之后进行。

（3）膀胱、前列腺、精囊、输尿管结石、妇科及早孕超声检查应憋尿后进行。

（4）经阴道超声检查适用于有性生活的女性，检查前排空小便。如果患者出现大量阴道流血或有急性阴道炎症，不得进行阴道超声检查。

（5）不能配合检查的患者，可在临床医生指导下服用镇静药物后进行检查。对病情危重患者需要超声检查的，由医师陪同检查。

三、健康教育

（1）患者宜穿宽松服装进行 B 超检查，做颈部超声检查不要佩戴项链等饰物。

（2）作胆囊、胰腺超声检查时，前一天少吃油腻食物，检查前禁食 8 小时。如胆囊不显示需要复查，须禁食脂肪食物 24～48 小时。

（3）做腹膜后器官 B 超检查准备同胆囊。如需区别病变是否在盆腔，检查前要保持膀胱充盈。

（4）做妇科盆腔 B 超检查需在检查前半小时至 1 小时饮水 1000ml 左右，并要憋尿到最大限度。可随身携带水杯，以便于及时饮用。有出血者、传染病者不适宜做阴道 B 超检查，如自己有不适宜做阴道 B 超检查的疾病，应及时提醒医生。

（5）超声造影检查患者接受检查后需在科室留观 10～20 分钟。

第四节　脑电图检查

一、概述

脑电图（electroencephalogram，EEG）是在颅骨表面记录到的大脑神经细胞整体电活动信号。常规脑电图检测通常记录安静清醒闭眼状态时的脑电活动，为进一步了解有无异常波可应用一些激活方法，如闪光刺激、深呼吸、睡眠诱发等，其在辅助诊断癫痫方面有很好的价值。

脑电地形图（brain electrical activity mapping，BEAM）是将脑电信号通过脑电放大器放大后再次输入到计算机内进行二次处理，将多导脑电信号转换成一种能够定量和定位的脑波图像。脑电地形图使大脑的功能和形态定位结合起来，可以更客观地对大脑功能进行评价。

二、操作的注意事项

（1）患者检查当天如有发热，不宜进行检查。

（2）精神异常或不合作者，应做睡眠脑电图，建议自然睡眠，一般不用镇静剂，需晚睡早起，以备检查时入睡。

（3）婴幼儿及躁动不合作者可给予适量快速催眠或镇静剂。常用10%水含氯醛10~20ml，待患者安静或入睡后再作脑电图检查。

（4）危重患者、精神病患者、小儿的特殊诱发试验应有医师或专人陪伴，事先应将检查过程和可能发生的危险告知家属或患者，取得知情同意后方可实施。

三、健康教育

（1）检查前一天晚上洗头，不使用任何护发美发用品。

（2）检查前24~48小时停止服用镇静剂、兴奋剂及其他作用于神经系统的药物。如癫痫患者停药有困难，要向检查人员说明服用的药名、剂量，以便检查人员参考。

（3）检查前应进食，以免低血糖影响检查结果。空腹或不能进食者，可服葡萄糖50g或静脉注射50%葡萄糖40~60ml。

（4）检查时勿穿化纤衣物以避免静电干扰，避免紧张、眨眼、咬牙、吞咽、摇头或全身活动，以免影响结果。

（5）检查时须安静合作，关闭通讯设备，按要求睁眼、闭眼或过度呼吸。

第五节　计算机X线扫描断层摄影CT

一、概述

计算机X线扫描断层摄影（computer tomography，CT）是临床上常用的结构性影像技术，可应用于全身任何部位，对脏器病变的诊断与鉴别诊断具有重要意义。阿尔茨海默病患者、精神分裂症患者、抑郁障碍患者、双相情感障碍患者等均可在CT检查中发现不同脑结构的异常，亦能发现一些非特异性的结构改变，但尚不能用来诊断主要的精神障碍。

CT 检查的扫描方式分为平扫、造影增强扫描和造影扫描三种。平扫是 CT 检查中一种常见的方法；造影增强扫描是指用高压注射器经静脉注入水溶性有机碘剂，如 60% ~ 70% 泛影葡胺 60ml 后再行扫描的方法；造影扫描是先作器官或结构的造影，然后再行扫描的方法。

二、操作的注意事项

（1）由于 CT 扫描具有辐射，婴幼儿、备孕期妇女、孕妇等特殊人群非必要不进行 CT 检查。

（2）年龄较大、身体素质较差、患有多种基础性疾病（甲亢、心力衰竭、心律失常、肾功能不全等）的患者，需权衡利弊后决定是否进行 CT 增强检查。

（3）进行 CT 增强检查前需询问过敏史，如果患者对碘对比剂过敏严禁进行增强 CT 检查。

（4）进行增强 CT 检查时需给予患者做好性腺、甲状腺的保护措施。

三、健康教育

（1）检查前要向医生说明有无药物过敏情况，是否患有哮喘、荨麻疹等过敏性疾病。

（2）去除检查部位衣物，包括带有金属物质的内衣和各种物品。

（3）腹部平扫。在检查前一周内不能做钡剂造影；三天内不能做其他各种腹部脏器的造影（如静脉肾盂造影等）；前一天不服泻剂，少食水果、蔬菜、豆制品等多渣、易产气的食物。

（4）做增强 CT 者或儿童、神志不清者，需有健康人陪同。陪同者应穿好 CT 工作人员提供的 X 线防护服。

（5）增强 CT 检查前 48 小时，停止服用二甲双胍以及治疗男性勃起功能障碍的相关药物。在前一天晚餐后禁食，检查当天禁饮。

（6）检查时保持体位不动，配合进行平静呼吸、屏气等。在检查中如有不适或发生异常情况，应立即通过手势告知医生。

（7）增强 CT 检查后如出现轻微的不良反应，如轻度过敏反应（荨麻疹、皮疹），一般可自行消失，如果持续存在需及时就医。

第六节 磁共振成像检查

一、概述

磁共振成像又称核磁共振、核磁、MRI，是目前临床上常见的影像学检查手段，可应用于全身各个部位的检查。颅脑 MRI 能提供大脑横断面、矢状位、冠状位的结构细节，对于痴呆患者的脑萎缩、白质病变等敏感性更高。功能磁共振（fMRI）成像利用大脑加工过程中继发性的血流改变而反映脑神经的活动并形成影像，扩展了人们对于精神疾病和精神药物的理解，有助于指导药物研发和临床研究。

二、操作的注意事项

（1）存在以下任何一种情况的患者严禁进行磁共振成像检查：装有心脏起搏器的患者、戴有呼吸机或心电监护设备的患者、体内有胰岛素泵刺激器的患者、体内有电子耳蜗的患者、眼眶内有磁性金属异物的患者。

（2）年龄较大、身体素质较弱、患有肝肾功能不全等慢性疾病的患者，应当根据医生的指导和建议，谨慎选择磁共振增强成像检查。

（3）对于幽闭恐惧症患者以及配合能力较差的患者，如必须行磁共振成像检查，可以在检查前给予适量镇静剂或麻醉药物。

三、健康教育

（1）检查前要告诉检查人员是否有以下情况：有无手术史、药物过敏史；有无任何金属或磁性物质植入体内，包括金属节育环等；有无义齿、电子耳、义眼等。但体内植入物经手术医生确认为非磁性物体者可行磁共振检查。

（2）检查前去除有金属物质的内衣裤，去除所佩戴的金属饰品，去除手机、磁卡、钥匙、硬币、发夹、义齿、义眼和眼镜等物品。

（3）向医生提供全部病史、检查资料及所有 X 线片、CT 片、磁共振片等。

（4）检查时儿童、神志不清者，须镇静并有健康人陪同。

（5）检查时不要紧张，在医生指导下保持体位不动，配合吸气、屏气等。磁共振检查时间较长，且所处的环境幽暗、噪声较大，患者要有思想准备，不要急躁。

（6）腹部（肝、脾、肾、胰腺、胆道等）检查者检查前禁食 6 小时；磁共振增强检查前需要禁食、水 4 小时，行泌尿系造影检查前需憋尿。

第七节　心率变化测定

一、概述

心率是指心脏每分钟跳动的次数，是人体生命活动最为重要的参数，反映出人体内部生理功能和心理状态的变化。它可用于诊断病理性疾病，观察药物的药理作用，监测体力活动的变化，以及急救抢救等。几乎所有抗精神病药物均可能引起心血管系统方面的不良反应，如心动过速、心动过缓等，因此准确地监测心率变化十分必要。临床常用的监测心率变化的方法有以下几种：桡动脉探测法、心脏听诊法、颈动脉探测法、心电监护仪、心电图、24 小时动态心电图、脉搏血氧仪、血压计等。

二、操作的注意事项

（1）测量脉搏之前，告知患者保持情绪稳定，安静休息 20～30 分钟再测量。

（2）不用拇指测量脉搏。因为拇指的小动脉搏动，很容易与患者的脉搏相混淆。

（3）测量患者健侧肢体脉搏。让患者取坐位或卧位，保持手臂、手腕呈伸展状态，将示指、中指、无名指并拢，放在患者的桡动脉搏动最明显处。

（4）测量脉搏短绌时，告知患者保持安静和平静呼吸，保持周边环境无嘈杂干扰。

三、健康教育

（1）积极防治原发疾病，如高血压、糖尿病、贫血、甲亢等。

（2）注意劳逸结合，避免过劳，不做剧烈运动，活动以有氧运动为主，如活动中有心率过快、呼吸困难，应立刻停止活动。

（3）宜低盐、低脂、清淡、易消化、高纤维素饮食，多食新鲜蔬菜和水果，保持大便通畅。忌饱餐，宜少食多餐，忌刺激性饮料，戒烟酒。

（4）生活规律，保证充足的休息与睡眠；保持乐观、稳定的情绪和平和的心态，避免过喜、过悲、过怒，不计较小事，不看紧张刺激的电视、球赛等。

（5）不宜在饱餐和饥饿时洗澡，水温勿过冷、过热，时间不宜过长，门不要上锁，以防发生意外。

（6）学会自我监测心率变化，如监测到脉搏过快或感觉心慌、心悸、心前区不适等，及时告知医护人员。

（朱孔美）

精神疾病检查的健康教育

第十一章 临床常用的治疗与护理

精神科患者常用诊疗方法主要包括药物治疗、物理治疗、康复治疗、心理治疗等。精神障碍的药物治疗是指通过应用精神药物来改变病态行为、思维或心境的一种治疗手段。由于对大脑及其障碍的了解有限，精神障碍的药物治疗仍然以对症性、经验性为主要特点。20 世纪 50 年代初，第一个治疗精神障碍的合成药物氯丙嗪的出现，开创了现代精神药物治疗的新纪元。目前，精神障碍的药物治疗学是临床医学领域内发展最为迅速的学科之一，品种繁多、结构各异以及靶点新异的各类新型精神药物正在不断开发上市。物理治疗（physiotherapy）是现代医学与传统医学中不可缺少的一部分。它采用非侵入性、非药物性的治疗方法，使用包括声、光、冷、热、电、力（运动和压力）等物理因子进行治疗，引起体内一系列生物学效应，以消除病因，消除或减轻疼痛，恢复受破坏的生理平衡，增强机体防御功能、代偿功能和组织的再生功能，使疾病得到康复。精神科物理治疗主要包括无抽搐电休克治疗、重复经颅磁刺激治疗、生物反馈治疗、脑循环治疗等。

精神障碍患者院内康复是一种综合、协调地应用医学、社会、教育、职业和其他方面的措施，对精神障碍患者进行训练和再训练的方法。其目的是减轻疾病因素所造成的后果，改善患者的社会功能，提高他们的能力，恢复或最大限度地发挥其功能水平，从而帮助他们以平等的权利参加社会生活，充分完成与其年龄、性别、社会与文化因素相适应的正常角色，履行应尽的社会职责。心理治疗是指专业人员以心理学理论体系为指导，以良好的医患关系为基础，运用心理学的技术和方法，改善、矫正或消除患者的不正确认知活动、情绪障碍、异常行为和由此所引起的各种躯体症状，并促进其人格健康发展的治疗过程；是一种以助人、治病为目的，由专业人员实施的人际互动过程。

第一节 药物治疗

精神药物（psychotropic drugs）主要是指作用于中枢神经系统，影响精神活动的药物。采用以临床应用为主，化学结构和药理作用为辅的分类原则。精神药物分为抗精神病药物（antipsychotics drugs）、抗抑郁药物（antidepressants drugs）、心境稳定剂（mood stabilizers）或抗躁狂药物（antimanic drugs）、抗焦虑药物（anxiolytic drugs）等四类，此外，还有用于儿童注意缺陷和多动障碍的精神振奋药和改善脑循环和神经细胞代谢的脑代谢药。

一、抗精神病药物

（一）抗精神病药物分类

抗精神病药物是作用于中枢神经，调节神经递质功能，改善精神症状，治疗精神障碍的药物。主要用于治疗精神分裂症、躁狂发作和其他具有精神病性症状的精神障碍。考虑抗精神病药物出现的时间顺序和药理学作用特点，目前主要分为第一代抗精神病药物和第二代抗精神病药物。

第一代抗精神病药（first - generation antipsychotics，FGAs）又称神经阻滞剂、传统抗精神病药、典型抗精神病药或称多巴胺受体阻滞剂。这类药物因镇静作用非常强，早期被称为镇静剂，曾经较长时间按化学结构分为酚噻嗪类、硫杂蒽类、丁酰苯类、二苯氧氮平类和其他。其主要药理作用为阻断中枢多巴胺 D_2 受体，治疗中可产生锥体外系副作用和催乳素水平升高。其代表药物为氯丙嗪、奋乃静、舒必利、氟哌啶醇、氯普噻吨等。第一代抗精神病可进一步分为低、中、高效价三类。低效价以氯丙嗪为代表，镇静作用强，抗胆碱能作用明显，对心血管和肝脏毒性较大，锥体外系副作用较小，治疗剂量较大；中效价类和高效价类分别以奋乃静和氟哌啶醇为代表，抗幻觉妄想作用突出，镇静作用较弱，对心血管和肝脏毒性小，锥体外系副作用较大，治疗剂量较小。

第二代抗精神病药（second - generation antipsychotics，SGAs）又称非传统抗精神病药、非典型抗精神病药、新型抗精神病药物等。第二代药物在治疗剂量时，较少产生锥体外系症状，但少数药物使催乳素水平升高仍明显。按药理作用分为四类：①5 - 羟色胺和多巴胺受体拮抗剂（serotonin - dopamine antagonists，SDAs），如利培酮、奥氮平、喹硫平、齐拉西酮、哌罗匹隆、布南色林、鲁拉西酮等。②多受体作用药（multi - acting receptor targeted agents，MARTAs），如氯氮平。③选择性多巴胺 D_2/D_3 受体拮抗剂，如氨磺必利。④多巴胺受体部分激动剂，如阿立哌唑。目前临床使用的抗精神病药物几乎都是阻断脑内多巴胺受体（尤其是多巴胺 D_2 受体）而具有抗精神病作用。一般来说，传统抗精神病药（尤其是吩噻嗪类）主要有四种受体阻断作用，包括 D_2、肾上腺素能的 α_1、胆碱能的 M_1 和组胺能的 H_1 受体。新一代抗精神病药在阻断多巴胺 D_2 受体基础上，还通过阻断脑内 5 - 羟色胺受体（主要是 5 - HT_{2A} 受体），增强抗精神病作用，减少多巴胺受体阻断的副作用。

（二）抗精神病药物的临床应用

抗精神病药物的治疗作用主要归为三个方面：①抗精神病作用，即消除幻觉、妄想等症状（改善阳性症状）；激活或振奋作用（改善阴性症状和认知缺陷）。②非特异性镇静作用（控制激越、兴奋、躁动或攻击行为）。③巩固疗效，预防疾病复发作用。

1. 适应证　抗精神病药主要用于治疗精神分裂症和预防精神分裂症的复发，控制躁狂发作，还可以用于治疗其他具有精神病性症状的各类精神障碍。

2. 禁忌证　严重的心血管疾病、中重度肝功能损害、肾功能不全、严重的全身感染应禁用；重症肌无力、闭角型青光眼、前列腺肥大或引起尿潴留的其他情况、既往同种药物有过敏史也禁用。白细胞过低、老年人、儿童、孕妇和哺乳期妇女慎用。每一种药物的使用应参照药品说明书中的禁忌证。

3. 用药原则　精神疾病药物治疗由于疾病和药物特点，在临床应用中不能仅考虑疗效和安全性，而是将多种因素联合分析，以期制定最佳治疗方案。

（1）个体化：根据患者的靶症状、个体差异、经济状况等情况选择合适的、安全的、疗效好的药物以期达到最佳治疗效果。

（2）用药方式：口服法是最常用、最简便的方法。一般采用渐增法，即从小剂量开始，一周内渐增至治疗量并维持 1~2 个月，然后缓慢减药。但由于精神疾病的特点，有些患者治疗依从性差，或药物副作用所致吞咽困难，口服水剂、注射针剂给他们带来了方便。对于需要长期治疗的患者长效针剂无疑是最好的选择。

（3）血药浓度：血浆药物浓度的检测，为临床医务人员更好地判断药物应用问题提供了准确、有效的依据。

（4）维持用药：长期服药维持治疗可以显著减少精神疾病的复发，通常维持剂量可以减至治疗量的1/2。维持治疗的时间因人而异，首发、缓慢起病的精神分裂症患者，维持治疗时间至少5年；急性发作、缓解迅速彻底的患者，维持治疗时间可缩短；而对于反复发作或缓解不全的精神分裂症患者需要终身服药。长效制剂在维持治疗上有一定的优势，只要1~4周，甚至3个月给药一次，从而减轻了给药负担，并且肌内注射能保证药物进入体内起到治疗作用。

（三）临床常用抗精神病药物

（一）第一代抗精神病药

1. 氯丙嗪（chlorpromazine）　多为口服给药，也有注射制剂用于快速、有效地控制患者的兴奋和急性精神病性症状。常见副作用有体位性低血压、锥体外系反应、抗胆碱能反应（如口干、便秘、心动过速等）、催乳素水平升高以及皮疹。

2. 奋乃静（perphenazine）　自主神经不良反应较少。主要用于幻觉、妄想症状比较明显的患者。主要副作用为锥体外系症状。

3. 氟哌啶醇（haloperidol）　注射剂常用于处理精神科的急诊问题。小剂量也可用于治疗儿童抽动秽语综合征。主要不良反应为锥体外系症状。长效制剂锥体外系不良反应较口服用药轻。

4. 五氟利多（penfluridol）　为口服长效制剂，每周给药一次。该药碾碎后易溶于水，无色无味，给药方便，在家属协助下常用于治疗不合作患者。主要不良反应为锥体外系症状，少数患者可发生迟发性运动障碍和抑郁。

5. 舒必利（sulpiride）　治疗精神分裂症需要较高剂量。对淡漠、退缩、木僵、幻觉和妄想症状的效果较好。主要不良反应为引起高催乳素血症等内分泌变化，如体重增加、泌乳、闭经、性功能减退，锥体外系反应少见。

（二）第二代抗精神病药

1. 氯氮平（clozapine）　推荐用于治疗难治性、伴自杀或无法耐受锥体外系反应的精神分裂患者。易出现体位性低血压、过度镇静，故起始剂量宜低。粒细胞缺乏症发生概率大约为1%，国外报道的死亡率为0.13%。体重增加、心动过速、便秘、流涎等多见。此外还可见体温升高、癫痫发作、心肌炎和恶性综合征。该药几乎不引起锥体外系反应及迟发性运动障碍。临床使用中应进行血常规、体重、血糖和血脂监测。目前，尽管氯氮平在国内仍广泛使用，但国内外专家主张慎用。

2. 利培酮（risperidone）和帕利哌酮（paliperidone） 利培酮是氟哌啶醇与5-HT阻滞剂利坦色林化合而成的新型药物，有口服片剂、水剂和长效注射剂。其活性代谢物9-羟利培酮即帕利哌酮已作为新型抗精神病药开发上市，并有长效注射剂。对精神分裂症疗效较好。主要不良反应为激越、失眠以及高催乳素血症等，较大剂量可出现锥体外系反应。

3. 奥氮平（olanzapine） 化学结构和药理作用与氯氮平类似，但对血常规无明显影响。对精神分裂症疗效较好。主要副作用为体重增加、嗜睡、便秘等，锥体外系反应少见。临床使用中应进行体重、血糖和血脂监测。

4. 喹硫平（quetiapine） 与奥氮平类似，也是由氯氮平化学结构改造而来。对精神分裂症阳性症状的治疗作用相对较弱，对情感症状也有一定疗效，几乎不引起锥体外系反应及迟发性运动障碍。主要副作用是嗜睡、体位性低血压等。

5. 齐拉西酮（ziprasidone） 对精神分裂症疗效肯定，可能对精神分裂症阴性症状和情感症状的疗效略有优势。几乎不引起体重增加，锥体外系反应少见。临床应用中应注意监测心电图QT间期。需与食物同服提高生物利用度。

6. 阿立哌唑（aripiprazole） 目前唯一用于临床的多巴胺D_2受体的部分激动剂。治疗精神分裂症的疗效与氟哌啶醇相当，其激活作用有利于改善阴性症状和精神运动性迟滞，但用药初期易导致激越、焦虑不良反应。几乎不影响体重，较少发生锥体外系症状。

7. 氨磺必利（amisulpride） 舒必利的衍生物，不良反应与其类似。该药改进了血脑屏障透过率和受体亲和力，使精神分裂症的疗效得以提高，低剂量可改善阴性症状，高剂量对幻觉妄想等效果明显，但催乳素水平升高和心电图Q-T间期延长较多见。

8. 哌罗匹隆（perospirone） 对多巴胺和5-羟色胺系统引起的行为

异常有效，可缓解精神分裂症的阳性和阴性症状，并激动 5 - 羟色胺受体使前额叶皮层多巴胺释放增加，进而改善认知功能。不良反应有锥体外系反应和失眠、困倦等神经精神症状。

9. 鲁拉西酮（lurasidone） 对多巴胺 D_2、$5 - HT_{2A}$ 及 $5 - HT_7$ 受体均具有高度亲和力。对 a_2 受体、$5 - HT_{1A}$ 受体具有中度亲和力，是 $5 - HT_{1A}$ 受体的部分激动剂，故对精神分裂症的阳性症状、阴性症状及认知症状有改善，且对情感症状效果较好。心脏 Q - T 间期延长相对少见。

10. 布南色林（blonanserin） 对多巴胺 D_2、D_3 受体和 $5 - HT_{2A}$ 受体有较强的亲和力，可治疗精神分裂症阳性及阴性症状，会产生显著的锥体外系不良反应。

11. 阿塞那平（asenapine） 为 5 - HT 受体、α - 肾上腺素受体、多巴胺 D 受体及组胺 H 受体的拮抗药，对 M 胆碱受体没有亲和力，能改善精神病性阳性及阴性症状，躁狂及双相障碍混合发作。有过度镇静和头晕的不良反应。

12. 伊潘立酮（iloperidone） 具有多种受体亲和作用，具有新型非典型抗精神病药的重要特征，对多巴胺 D_3 受体也有很高的亲和力，不仅能降低大脑边缘系统的多巴胺能活性而减轻阳性症状，而且能增加额叶皮层的多巴胺能活性，故能改善患者的阴性症状及认知缺陷。

（四）不良反应及处理措施

抗精神病药物药理作用广泛，作用谱各异，可产生程度不同的不良反应，特别是长期使用或剂量较大时。抗精神病药物不良反应主要见于第一代抗精神病药物使用者，第二代抗精神病药物使用者不良反应相对较少，主要表现在体重增加，催乳素的影响和肝功能的影响等。一般而言，低效价抗精神病药物如氯丙嗪，主要是抗胆碱能和抗组胺能副作用；高效价抗精神病药物如氟哌啶醇，易出现神经系统副作用，如锥体外系症状、迟发性运动障碍与神经阻滞剂恶性综合征。

1. 惊厥 所有吩噻嗪类药物均可诱发癫痫发作，尤以高剂量、低效价类药物明显。处理方法：加药宜慢，对症处理可用抗癫痫药（如苯妥英钠 0.1g，每日 1 ~ 3 次），必要时应减药、停药或换药。

2. 锥体外系反应 锥体外系反应是典型抗精神病药物最常见的不良反应之一，发生率为 50% ~ 70%。锥体外系反应的发生与抗精神病药物种类、剂量、疗程、年龄、个体等因素有关。第一代精神病药物发生锥体外系反应的概率较高，而第二代抗精神病药物氯氮平、奥氮平和低剂量利培酮的锥体外系反应发生率相对较低。锥体外系反应的主要临床表现有四种，即药源性帕金森综合征、急性肌张力障碍、静坐不能、迟发性运动障碍。

（1）药源性帕金森综合征（Parkinsonism syndrome）：最为常见。治疗的最初 1~2 个月发生，发生率可高达 56%。女性比男性更常见，老年患者常见，并因淡漠、抑郁或痴呆而误诊。

该病主要表现为静止性震颤，以上肢远端多见，如手部的节律性震颤呈"搓丸样"动作；其次还表现为肌张力增高，出现肌肉僵直，呈现"面具样脸"，走路呈"慌张步态"，严重者可出现吞咽困难、构音困难、全身性肌强直类似木僵；有的表现为运动不能，自发活动少，姿势少变，行走时上肢的摆动减少；自主神经功能紊乱，流涎、多汗及皮脂溢出。

若患者病情稳定，可遵医嘱减少抗精神病药的剂量。若病情不允许，剂量不可减少者，应遵医嘱更换锥体外系反应较轻的药物，也可加用抗胆碱能药物，如盐酸苯海索、东莨菪碱，或加用抗组胺药，如苯海拉明、异丙嗪。

（2）急性肌张力障碍（acute dystonia）：出现早，男性和儿童比女性更常见。早期症状表现为个别肌群突发的持续痉挛和异常的姿势，症状持续时间从数秒至数小时，多反复出现。常在首次用药后或治疗 1 周内发生，以儿童和青少年较为多见。

该病临床表现为面部肌肉痉挛，可表现为挤眉弄眼，似做鬼脸，眼球向上凝视，说话困难和吞咽困难；颈部肌肉受累，可出现痉挛性斜颈。表现为多种姿势，头向一侧扭转，颈部前倾或后仰；四肢与躯干扭转性痉挛，表现为全身扭转，脊柱前凸、后凸、侧弯，骨盆倾斜，角弓反张，呈现奇异姿势及步态，导致行走困难。当急性肌张力障碍出现时，常伴有焦虑、烦躁、恐惧等情绪，亦可伴有瞳孔散大、出汗等自主神经症状，应立即安抚患者，通知医生并遵医嘱给予抗胆碱能药物、抗组胺类药物或苯二氮䓬类药物。如肌内注射东莨菪碱 0.3mg，一般 20 分钟内见效，必要时 30 分钟后可重复注射；或口服苯海索 2mg，3 次/日；或口服氯硝西泮 0.5~4mg，或肌内注射地西泮 5~10mg。

（3）静坐不能（akathisia）：在治疗 1~2 周后最为常见，发生率约为 20%，其中以氟哌啶醇发生率最高，用药 1 周内的发生率达 75%。

该病临床表现轻者主要是主观感受心神不宁，腿有不安宁感觉，不能静坐，感到不安。症状明显时出现坐起躺下，来回走动，焦虑，易激惹，烦躁不安，恐惧。少数严重者出现激越、冲动性自杀企图。需注意与精神症状加剧鉴别。

轻者可安抚患者，转移患者注意力，重者则立即通知医生并遵医嘱减少抗精神病药物的剂量，或遵医嘱使用抗胆碱能药（如苯海索每次 2~4mg，3 次/日）或苯二氮䓬类药物（如阿普唑仑每次 0.8~1.6mg，3 次/日）。

（4）迟发性运动障碍（tardive dyskinesia，TD）：长期应用抗精神病药物后，出现异常不自主运动的综合征。多见于持续用药几年后，发生率为 20%，常见于女性和老年及广泛性脑病理学改变者。

该病临床主要表现为有节律或不规则、不自主的异常运动，以口、唇、舌、面部不自主运动最为突出，称为"口舌颊三联症"。有时伴有肢体或躯干的舞蹈样运动，表现为吸吮、舐舌、鼓腮、躯干或四肢舞蹈或指划样动作。其严重程度波动不定，睡眠时消失、情绪激动时加重。TD 最早体征常是舌或口唇周围的轻微震颤或蠕动。

处理的关键在于预防，使用最低有效剂量或换用锥体外系反应低的药物。异丙嗪和银杏提取物可能具有一定的改善作用。抗胆碱药物会促进和加重 TD，应避免使用。早期发现、早期处理有可能逆转 TD。

3. 恶性综合征（malignant syndrome） 是一种少见的、严重的不良反应。抗精神病药物中几乎所有药物均可引起，尤其是高效价低剂量的抗精神病药物，其中以氟哌啶醇居多，但新型抗精神病药物也有相关报道。通常认为口服、肌内注射、静脉给药均可引起，但肌内注射及静脉注射更易发生。恶性综合征往往出现在更换抗精神病药物的种类或加量过程中以及合并用药（如锂盐合并氟哌啶醇）时。兴奋、拒食、营养状况欠佳、既往有脑器质性疾病的患者在使用抗精神病药物时更易发生，男女无差异，各年龄均可发生。恶性综合征的发生率虽然仅为 1% 左右，但死亡率高达 20% 以上。

临床表现：①高热。②严重的锥体外系症状（肌肉强直、运动不能等）。③意识障碍。④自主神经功能紊乱（多汗、流涎、心动过速、血压不稳）。⑤急性肾衰竭。⑥循环衰竭。实验室检查可发现白细胞计数增高，氨基转移酶升高，肌酸磷酸激酶（CPK）和肌红蛋白升高。

处理措施：①遵医嘱立即停用抗精神病药物。②遵医嘱给予支持治疗，调节水、电解质及酸碱平衡，给氧，保持呼吸道通畅，必要时人工辅助呼吸，物理降温，保持适当体位，防止发生压疮，预防感染，保证充足营养。目前对恶性综合征尚无有效治疗方法，早期发现、及时处理是治疗原则。当患者出现症状高热、意识障碍、严重锥体外系症状时，需要警惕恶性综合征的出现，立即通报医生予以诊治。

4. 过度镇静 半数以上患者在治疗开始时出现乏力、嗜睡等症状。轻者可不予处理，重者应予减药。

5. 精神运动性兴奋 少数患者在治疗初期出现焦虑不安、易激惹，具有攻击性和破坏性。常为一过性，可进行隔离监护或约束。

6. 意识障碍 在剂量过大、剧增、骤停或更换其他药物时，少数患者可出现不同程度的意识障碍。处理方法为减药或停药，1~3 天内消失。

7. 药源性抑郁状态 常在使用氟哌啶醇、氯丙嗪、奋乃静、三氟拉嗪等药物过程中，无明显原因引起患者焦虑不安、烦躁、悲观、情绪不稳、自责自罪，甚至自伤自杀。应及时减药、停药或合并应用抗抑郁药，并做好防自杀的措施。

8. 自主神经系统不良反应 由于药物具有中枢及外周抗胆碱、抗肾上腺素作用，患者可表现出交感和副交感神经兴奋症状交错的特点，如心动过速或心动过缓、口干或流涎、多汗或无汗，以及恶心、呕吐、视物模糊、性功能障碍等。轻者可不予处理，重者应立即停药，也可用胆碱酯酶抑制剂（如毒扁豆碱 1~2mg 肌内注射）进行处理。

9. 心血管系统不良反应和猝死 以体位性低血压和心动过速最常见。前者的处理方法：服药后卧床 1 小时，站立时宜慢，不要突然站起；或采取头低足高位；严重时可用"可拉明"肌内注射或其他升压药（但禁用肾上腺素，因为虽然它有升压作用，但短暂，很快出现血压的持续下降）。后者的处理方法是：轻者可不必处理；当心率超 120 次/分时，或有心悸、胸闷等症状时，则应酌情减药，或用普奈洛尔（心得安）β 受体阻滞剂口服。

10. 肝脏损害 常引起无黄疸性肝功能障碍，胆汁郁积性黄疸较少见。轻度肝功能障碍可不必停药，加重时可减药，并加服保肝药或换药。

11. 造血系统不良反应 最严重的影响是白细胞减少症。周围血白细胞计数低于 4×10^9/L 称为白细胞减少症。抗精神病药氯氮平、氯丙嗪等均可引起白细胞减少症，其中氯氮平发生率最高。多数发生在治疗前两个月。临床表现有乏力、倦怠、头昏、发热等全身症状，轻重不等的继发感染症状，如咽炎、支气管炎、肺炎、泌尿系感染等。一般预后良好，继续服药可自行恢复。绝大多数患者在 5~30 天恢复正常。此外，还可引起一过性嗜酸粒细胞、淋巴细胞、单核细胞增多。如果出现急性白细胞下降，应立即停药，并服用升白细胞药、维生素等预防感染。因此，治疗过程中必须严格监测血常规。

12. 代谢和内分泌系统不良反应 抗精神病药导致的体重增加比较常见，长期治疗时更为明显。大部分抗精神病药可能是由于药源性高催乳素血症引起的胰岛素敏感性改变，以及性腺、肾上腺激素分泌失调而引起体重增加。非典型药氯氮平、奥氮平、利培酮所致的体重增加是由于药物直接作用于进食有关的中枢神经受体而产生。

处理措施：①充分理解、尊重患者的心理需求，耐心向患者讲解疾病、药物和体重变化三者之间的关系，帮助患者树立持续用药的信心。②指导患者合理摄入饮食，限制糖类、脂肪类食物，提倡多食高纤维、低能量的食物和叶类蔬菜，以减少热量摄入。③鼓励患者增加活动量，多消耗体内热量，例如：每天快走 45 分钟，每周至少 5 天。④指导患者消除不健康的生活习惯，矫正不良行为，对饮食、运动制订合理计划，并进行自我监督。⑤如上述措施无效，可遵医嘱减药或换药。

13. 皮肤和眼损害 可引起药疹、接触性皮炎、皮肤色素沉着、光过敏，重者可出现剥脱性皮炎。处理方法：轻者可减药，重者可停药或换药。

14. 过量与急性中毒 多因自杀，偶见于事故或误服所致，其症状有中枢抑制、自主神经功能紊乱、锥体外系反应等急性中毒症状。处理方法：采取反复洗胃、导泻和吸附、利尿和输液、透析、解毒和保肝、升压、使用中枢兴奋剂及吸氧、保温、预防感染等措施进行抢救。

二、抗抑郁药

抗抑郁药物是一类治疗各种抑郁状态的药物，但不会提高正常人的情绪。这类药物不仅能治疗各类抑郁症，而且对焦虑、惊恐、恐惧、强迫、疑病及慢性疼痛等都有一定疗效。20 世纪 50 年代中期，三环类抗抑郁药（TCAs）和单胺氧化酶抑制剂（MAOIs）成为治疗抑郁症的首选药物，被广泛应用于临床。TCAs 和 MAOIs 成为 20 世纪 50~80 年代全球范围内一线抗抑郁药物，被称为典型（标准、常规）的抗抑郁药，都属于第一代抗抑郁药物。随着科技进步，抗抑郁药物突飞猛进地发展，新药层出不穷，由于化学结构和作用机制有别于 TCAs，被称为第二代或非典型抗抑郁药，其疗效与 TCAs 相似，不良反应明显减少，安全性高，应用方便。

（一）抗抑郁药物分类

抗抑郁药按其作用机制可以分为以下几类：①选择性 5 - 羟色胺再摄取抑制剂（selective serotonin reuptake inhibitors，SSRIs）。②5 - 羟色胺和去甲肾上腺素再摄取抑制剂（serotonin norepinphrine reuptake inhibitors，SNRIs）。③去甲肾上腺素和多巴胺再摄取抑制剂（norepinephrine dopamine reuptake inhibitors，NDRIs）。④选择性去甲肾上腺素再摄取抑制剂（noradrenaline reuplake inhibitors，NRIs）。⑤5 - 羟色胺阻滞和再摄取抑制剂（serotonin antagonist and reuptake in hibitors，SARIS）。⑥α_2 肾上腺素受体阻滞剂或去甲肾上腺素能及特异性 5 - 羟色胺能抗抑郁药（noradrenergic and specificserotonergic antidepressant，NaSSA）。⑦褪黑素能抗抑郁药（melatonergiec antidepressants）。⑧三环类抗抑郁药（tricyclic antidepressants，TCAs），包括在此基础上开发出来的杂环或四环类抗抑郁药。⑨单胺氧化酶抑制剂（monoaminc oxidase inhibitors，MAOIs）。⑩治疗抑郁的植物药或中成药。TCAs 和 MAOIs 属传统抗抑郁药物，其他均归类为新型抗抑郁药物。

抗抑郁药物的作用机制，除褪黑素受体激动剂外，均以增强中枢单胺神经递质系统功能为主。中枢单胺神经递质包括吲哚胺类的 5 - 羟色胺（5 - HT）以及儿茶酚胺类的去甲肾上腺素（NE）和多巴胺（DA）。TCAs、SSRIs、SNRIs、NDRIs、NRIs 和 SARIs 是阻滞一种或两种单胺神经递质的胞体膜和突触前膜上的转运体，增加胞体间隙和突触间隙相应递质浓度；这些抗抑郁药物阻滞 5 - HT、NE 和 DA 再摄取的作用是有差异的。进一步的研究发现，抗抑郁药物对递质再摄取的抑制作用是立即发生的，而长期用药后则可以降低受体的敏感性（下调作用），这与抗抑郁药物的临床效应滞后（用药 2 ~ 3 周后起效）密切相关。如 5 - HT 再摄取的抑制首先是增加胞体部位突触间隙内源性 5 - HT 浓度，通过下调突触前胞体膜上的 5 - HTIA 受体，增加末梢释放 5 - HT，进而下调突触后膜受体，最终达到抗抑郁作用。此外，MAOIs 可抑制单胺氧化酶，减少突触前膜以及突触间隙的单胺递质失活；α_2 肾上腺素受体阻滞剂可阻滞突触前 α_2 自体受体，促进神经末梢 NE 和 5 - HT 的释放。

（二）抗抑郁药的临床应用

1. 适应证 适用于治疗各类以抑郁症状为主的精神障碍。还可用于治疗焦虑症、惊恐发作、恐怖症、创伤后应激障碍、神经性贪食。氯米帕明可用于治疗强迫症。

2. 禁忌证 严重的心肝肾疾病患者慎用，孕妇尽量避免使用。

3. 应用原则 与抗精神病药一样，应从小剂量开始，在 1 ~ 2 周内逐渐增加至最高有效剂量。当患者抑郁症状缓解后，应以有效剂量继续巩固治疗至少 6 个月。随后进入维持治疗阶段，维持剂量一般低于有效治疗剂量，可视病情及不良反应的情况逐渐减少剂量。反复发作、病情不稳定者应长期维持用药。

（三）临床常用抗抑郁药物

1. 新型抗抑郁药物

（1）选择性 5 - HT 再摄取抑制剂（SSRIs）：是 20 世纪 80 年代陆续开发并试用于临床的一类新型抗抑郁药物。目前常用于临床的 SSRIs 有 6 种：氟西汀、帕罗西汀、舍曲林、氟伏沙明、西酞普兰和艾司西酞普兰。这类药物选择性抑制胞体膜和突触前膜对 5 - HT 的回收，对 NE 影响很小，几乎不影响 DA 的回收。其中的帕罗西汀、氟伏沙明有轻度的抗胆碱能作用。

①氟西汀（fluxetine）：适用于各种抑郁症、强迫症和贪食症等患者。半衰期最长，其活性代谢产物的半衰期可达 7 ~ 15 天。最理想的剂量为 20mg/d，随着剂量增加不良反应也有所增加。对肝 CYP2D6 酶抑制作用较强，与其他有关药物合用时有所禁忌。

②帕罗西汀（paroxetine）：对伴焦虑的抑郁症以及惊恐症较适合。初始剂量为 20mg，根据情况每次加 10mg，间隔时间应不少于 1 周。停药太快有撤药反应，因此撤药应缓慢进行。和氟西汀一样帕罗西汀对 CYP2D6 等酶的抑制作用也较强。

③舍曲林（sertraline）：适用于各种抑郁症和强迫症患者，包括儿童青少年患者。用药早期易产生焦虑或激活惊恐。抗抑郁的开始剂量为 50 ~ 100mg/d，可酌情加量。舍曲林对肝脏细胞色素 P450 酶抑制作用弱，故很少与其他药物发生配伍禁忌。

④氟伏沙明（fluvoxamine）：适用于各种抑郁症和强迫症患者，包括儿童青少年患者。有一定的睡眠改善作用，性功能障碍发生较少。日剂量大于 100mg 时可分为 2 次服用。氟伏沙明对肝脏 CYPIA2 等酶的抑制作用强，应注意相应的药物配伍禁忌。

⑤西酞普兰（citalopram）和艾司西酞普兰（escitalopram）：艾司西酞普兰是外消旋西酞普兰的左旋对映体，治疗作用相对于西酞普兰明显增强。适用于各种抑郁症或伴惊恐的抑郁症。常用剂量西酞普兰 20mg/d、艾司西酞普兰 10mg/d。两药对肝脏细胞色素常用 P450 酶的影响在 SRIs 中最小，因此几乎没有药物配伍禁忌，安全性较强。

（2）选择性 5 - 羟色胺和去甲肾上腺素再摄取抑制剂

①文拉法辛（venlafaxine）：该药具有剂量依赖性单胺药理学特征，低剂量仅有 5 - HT 再摄取阻滞，中至高剂量有 5 - HT 和 NE 再摄取阻滞，非常高的剂量有 5 - HT、NE 和 DA 再摄取阻滞。起效较快。中至高剂量用于严重抑郁和难治性抑郁患者，低剂量时与 SSRIs 没有多大差别，可用于非典型抑郁。低剂量时不良反应与 SSRIs 类似，如恶心、激越、性功能障碍和失眠；中至高剂量时不良反应为失眠、激越、恶心以及头痛和高血压。撤药反应常见，如胃肠反应、头晕、出汗等。

②度洛西汀（duloxetine）：和文拉法辛一样属于 5 - HT 和 NE 双重再摄取抑制剂。中枢镇痛作用机制不明。除适用于严重抑郁外，还能改善慢性疼痛如糖尿病性周围神经痛。主要不良反应包括胃部不适、头痛、口干、睡眠障碍、多汗、便秘、尿急和性功能障碍等，可见撤药反应。慢性酒中毒和肝功能不全者慎用，未经治疗的窄角型青光眼患者避免使用。

③米那普仑（milnacipran）：可同时抑制神经元对 5 - HT 和 NE 的再摄取，从而使突触间隙的递质浓度增高，对 α - 肾上腺素受体、毒蕈碱受体和 H_1 组胺受体无亲和力，对单胺氧化酶活性也没有影响。主要用于治疗抑郁症，同时也用于纤维肌痛的治疗。常见不良反应为头晕、多汗、面部潮红、排尿困难等。

（3）去甲肾上腺素能和特异性 5 - 羟色胺能抗抑郁药：米安色林（mianserine）和米氮平（mirtazapine）的药理作用主要是拮抗突触前 α_2 肾上腺素受体，以增加去甲肾上腺素能和 5 - 羟色胺能的传递，还对 5 - HT_2 和 H_1 受体具有阻断作用。因此，除抗抑郁作用外，还有较强的镇静和抗焦虑作用。有体重增加、过度镇静不良反应，少有性功能障碍或恶心腹泻。米安色林有引起粒细胞减少的报道，应监测血常规。米氮平单用或与其他抗抑郁药联用可用于严重抑郁和难治性抑郁患者。

（4）去甲肾上腺素和多巴胺再摄取抑制剂：安非他酮（bupropion）系 NE 和 DA 双重再摄取抑制剂，既有 DA 再摄取抑制作用，又具有激动 DA 的特性，长期大剂量服用可使 β 肾上腺素受体下调。适用于双相抑郁、迟滞性抑郁、睡眠过多，用于认知缓慢或假性痴呆及 5 - HT 能药物无效或不能耐受者，还可用于注意缺陷障碍、戒烟、兴奋剂的戒断和渴求。常见的不良反应有坐立不安、失眠、头痛、恶心和出汗。大剂量有诱发癫痫的报道。

（5）选择性去甲肾上腺素再摄取抑制剂：瑞波西汀（reboxetine）系选择性 NE 再摄取抑制剂，尤其是 SSRIs 治疗无效者可选用。主要不良反应为口干、便秘、多汗、失眠、勃起困难、排尿困难、不安或体位性低血压等。老年患者对该药个体差异大、剂量不易掌握，因此不推荐用于老年患者。与抑制 CYP3A4 酶药物合用需慎重，青光眼、前列腺增生、低血压以及新近心血管意外者禁用。

（6）5 - 羟色胺阻滞和再摄取抑制剂

①曲唑酮（trazodone）：药理作用既阻滞 5 - HT 受体又选择性地抑制 5 - HT 再摄取。适用于伴有焦虑、激越、睡眠以及性功能障碍的抑郁患者。不良反应为镇静作用较强、嗜睡、视像存留（少见）和乏力、头晕、失眠、激越、恶心等。还可引起阴茎异常勃起。

②伏硫西汀（vortioxetine）：通过两种不同的作用模式，即抑制 5 - HT 转运体的再摄取和调节 5 - HT 受体，后者包括拮抗 5 - HT_3、拮抗 5 - HT、拮抗 5 - HTp、部分激动 5 - HTB、激动 5 - HTA，发挥抗抑郁疗效。可改善抑郁及相关认知症状，有助于减少与 5 - HT 能再摄取抑制相关的恶心、呕吐、失眠、性功能障碍等副作用，且对老年患者有效。与安非他酮合用时应关注恶心、腹泻及头痛的风险。肾功能损害者无须调整剂量，轻中度肝功能损害者也无须调整剂量，严重肝功能损害者应用证据不足。

（7）褪黑素受体激动剂：阿戈美拉汀（agomelatine）为褪黑素能 M1 和 M2 受体的激动剂以及 5 - HT_2 受体的阻滞剂，是全新机制的新一代抗抑郁药。适用于成人抑郁症或严重抑郁患者。起效较快，能改善睡眠质量和日间功能。没有撤药反应，不影响性功能、体重、心率或血压。禁用于肝功能损害或与 CYPIA2 酶强抑制剂氟伏沙明、环丙沙星等联用。常见不良反应为头痛、头晕、思睡或失眠、胃肠反应和转氨酶升高。

（8）植物药或中成药：植物贯叶连翘（即圣约翰草）提取物、巴天戟寡糖胶囊以及一些中成药如疏肝解郁胶囊等抗抑郁药也用于临床。

2. 传统抗抑郁药 传统抗抑郁药物包括：三环类抗抑郁药（TCAs）和在此基础上开发出来的杂环或四环类抗抑郁药以及单胺氧化酶抑制剂（MAOIs）。

（1）三环类抗抑郁药（tricylic antidepressants，TCAs）：曾是临床上治疗抑郁症的首选药之一，因为不良反应问题，目前多作为二线用药。其中，丙米嗪是最早发现的具有抗抑郁作用的化合物，1957 年开始应用于临床。三环类抗抑郁药（TCAs）抑制突触前单胺类神经递质再摄取，增加突触间隙 NE 和 5 - HT 含量，但选择性不高。对突触后受体的阻断可以引起不良反应，对心脏和肝脏的毒性增大。由于 TCAs 的治疗指数较为狭窄，药物间相互作用较为突出，治疗药物监测必要性较大。代表药物有丙咪嗪、阿米替林、多虑平、氯丙咪嗪、麦普替林等。

（2）单胺氧化酶抑制剂（MAOIs）：抑制中枢神经系统单胺类神经递质的氧化代谢，从而提高神经元突触间隙的浓度。不宜与其他抗抑郁药和抗精神病药合用。换用其他抗抑郁药物时需停药 2 周以上。代表药有苯乙肼、吗氯贝胺等。MAOIs 作为二线药物主要用于新型抗抑郁药、三环类或其他药物治疗无效的抑郁症。此外，对伴睡眠过多、食欲和体重增加的非典型抑郁、轻性抑郁或焦虑抑郁混合状态效果较好。吗氯贝胺的禁忌证较老一代 MAOIs 少。治疗初始剂量为 300~450mg/d，分 3 次服用。从第 2 周起，逐渐增加剂量，最大可达到 600mg/d。

（四）不良反应及处理措施

传统的抗抑郁药不良反应较为明显，可以表现为口干、便秘、尿潴留、直立性低血压、过度镇静、性功能障碍、抽搐、诱发癫痫等。有些患者经过一段时间对不良反应可以耐受，对于耐受性差或不良反应严重者可考虑换药。

新型抗抑郁药不良反应相对较轻，较常出现的不良反应有胃肠道反应、头痛、失眠、性功能障碍等。多数患者可以耐受，有些不良反应是一过性的。

1. 对中枢神经系统的影响 ①常会出现嗜睡、乏力、软弱等镇静反应，多数患者能很快适应。②三环类抗抑郁药可以降低抽搐阈值，可能会诱发癫痫。③患者双手常出现细微的震颤，若药物剂量过大可能会导致共济失调。出现上述不良反应时，遵医嘱应用抗胆碱药对症治疗；建议患者在服药期间如出现上述不良反应，应避免从事驾驶、机器操作等任务。

2. 对消化系统的影响 多数抗抑郁药可引起恶心、厌食、消化不良、腹泻、便秘。这些不良反应与抗抑郁药的剂量有关，多为一过性反应。饭后服药、小剂量起始可减轻上述反应。

3. 对自主神经系统的影响 常见有口干、便秘、瞳孔扩大、视物模糊、头晕、排尿困难等反应，这些反应多是由于抗抑郁药物的抗胆碱能作用所致。出现上述不良反应时的处理：①向患者积极宣教药物知识，使患者认识到随着机体对药物适应性增加，躯体不适的感觉会逐渐减轻。②提示患者多饮水，多吃水果和蔬菜。③遵医嘱对症处理以及按规定的时间和剂量服药。

4. 对心血管系统的影响 临床上常见的不良反应有血压升高、体位性低血压和心电图异常，主要见于三环类抗抑郁药。服药期间定期监测血压，检查心电图，一经发现异常，立即遵医嘱减药或停药。

5. 对代谢和内分泌系统的影响 使用抗抑郁药的部分患者可出现轻微的乳腺胀满、溢乳，多数患者可出现不同程度的体重增加。多数抗抑郁药可引起性功能障碍，如性欲减退，异常勃起，勃起困难，性快感缺失，射精困难或月经失调。性功能障碍会随抑郁症的好转和药物的减少而改善。

6. 过量与急性中毒 多见于自杀患者，偶见于误服，表现为昏迷、癫痫发作和心律失常三联征。处理方法：洗胃、输液和利尿，控制痉挛发作，支持疗法等。

三、心境稳定剂

心境稳定剂又称抗躁狂药，目前主要用于躁狂状态的治疗以及躁狂或抑郁的复发。临床常用的有锂盐和抗癫痫药卡马西平、丙戊酸盐以及新开发的拉莫三嗪、托吡酯。

（一）碳酸锂的临床应用

碳酸锂是锂盐的一种口服制剂，为最早、最常用的抗躁狂药，以锂离子形式发挥作用，其抗躁狂发作的机制是能抑制神经末梢 Ca^{2+} 依赖性的去甲肾上腺素和多巴胺释放，促进神经细胞对突触间隙中去甲肾上腺素的再摄取，增加其转化和灭活，从而使去甲肾上腺素浓度降低，还可促进 S–HT 合成和释放，进而有助于情绪稳定。

1. 适应证 情感障碍。治疗急性躁狂发作，对典型（或单纯）躁狂效果最好，疗效可达 90%。治疗急性抑郁，锂盐对双相抑郁 78% 有效，对单相抑郁 36% 有效。对双相情感障碍的躁狂和抑郁发作还有预防作用。对精神分裂症伴有情绪障碍和兴奋躁动者，可以作为抗精神病药的增效药物。

2. 禁忌证 锂盐对心脏、肾脏有不良反应，因此患有急性或慢性肾炎、肾功能不全、严重心血管疾病、重症肌无力、妊娠初三个月内以及缺钠或低盐饮食者禁用。

3. 用药原则 口服是锂盐唯一的给药途径，临床上为了减少胃肠道反应，通常安排在饭后服用，多在 7~10 天起效。应特别注意锂盐的中毒剂量与治疗剂量十分接近，故在使用中要密切监测血锂浓度，以免发生严重副反应。急性治疗最佳血锂浓度为 0.8~1.2mmol/L，维持治疗浓度 0.4~0.8mmol/L，1.4mmol/L 为有效浓度上线，超过此值则容易中毒。血清锂浓度及对锂的耐受性个体差异很大，剂量调节不能单凭血锂数值，更应着重临床观察。

（二）碳酸锂的不良反应及处理措施

锂在肾脏与钠竞争重吸收，缺钠或肾脏疾病易导致体内锂的蓄积中毒。副作用与血药浓度相关。一般发生在服药后 1~2 周，有的出现较晚。常饮淡盐水可以减少锂盐蓄积和不良反应。①早期不良反应表现为无力、疲乏、嗜睡、手指震颤、厌食、上腹不适、恶心、呕吐、稀便、腹泻、多尿、口干等。②后期不良反应是持续多尿、烦渴、体重增加、甲状腺肿大、黏液性水肿、手指细震颤。粗大震颤提示血药浓度已接近中毒水平。女性患者可引起甲状功能减退。③锂中毒先兆表现为呕吐、腹泻、粗大震颤、抽动、呆滞、困倦、眩晕、构音不清和意识障碍。中毒症状包括共济失调、肢体运动协调障碍、肌肉抽动、言语不清和意识模糊，重者昏迷、死亡。

一旦出现毒性反应，需立即停药，并给予生理盐水补液，碱化尿液，纠正酸碱平衡，血液透析及应用激素、能量合剂维持生命功能。值得注意的是，血浆锂浓度下降较快，但脑中锂浓度却下降较慢，故中毒症状在停药1~3周才可完全消失，一般无后遗症。

处理措施：①用药前，护士要全面评估检查患者的躯体、肝、肾功能情况，完善各项常规检查，熟知血、尿检测指标的情况，做到心中有数。②用药过程中，护士应鼓励患者多饮水，多吃咸一些的食物，以增加钠的摄入（锂离子与钠离子在近曲小管竞争重吸收，增加钠摄入可促进锂排出）。③护士应密切观察患者的进食、日常活动及其用药后反应，及时识别早期先兆表现，发现异常情况及时记录并报告医生。④密切监测血锂浓度的变化，一般不宜超过1.4mmol/L，发现异常及时提示医生停减药物。⑤做好对患者的健康教育工作，如碳酸锂中毒反应的早期表现及预防方法，增强患者主动配合服药。⑥对上述不良反应能耐受者可不做特殊处理，不能耐受者应遵医嘱减药或换药。⑦一旦出现毒性反应，需立即停用锂盐，大量给予生理盐水或高渗钠盐加速锂的排泄或进行人工血液透析，一般无后遗症。

（三）丙戊酸盐的临床应用

1. 适应证　作为心境稳定剂用于急性躁狂发作和双相障碍的治疗和预防；有预防复发作用，可用于维持治疗；也可用于不能应用锂盐或锂盐治疗无效的躁狂患者。

2. 禁忌证　对本药过敏，严重肝、肾疾病，孕妇，血液病患者。

3. 用药原则　个体化使用，治疗剂量800~1800mg/d，分次口服；治疗前应进行血小板计数和肝功能检查，测量体重；治疗过程中监测血药浓度，治疗血药浓度应保持在50~100μg/ml；同时监测体重，如体重增加超过5%，要考虑是否有血糖升高或脂蛋白异常；本品现有缓释剂型。

（四）丙戊酸盐的不良反应及处理措施

较常见的有胃肠道反应：恶心、呕吐、食欲差、消化不良或便秘、体重增加。极少数患者可出现嗜睡、脱发、无力、共济失调、血小板减少、脂蛋白异常。轻者可耐受，严重者可考虑减药或换药。

四、抗焦虑药

抗焦虑药是一类主要用于减轻焦虑、紧张、恐惧，稳定情绪兼有镇静、催眠、抗惊厥作用的药物。它与抗抑郁药不同，一般不引起自主神经系统症状和锥体外系反应。目前常用的有苯二氮䓬类和非苯二氮䓬类（5 - HT1A 受体部分激动剂）。

（一）苯二氮䓬类药的临床应用

苯二氮䓬类药物是作用于 γ - 氨基丁酸受体、苯二氮䓬类受体和氯离子通道的复合物。具体表现为四类药理作用：抗焦虑作用，可以减轻或消除患者的焦虑不安、紧张、恐惧情绪等；镇静催眠作用，对睡眠的各期都有不同程度的影响；抗惊厥作用，可以抑制脑部不同部位的癫痫病灶的放电不向外围扩散；骨骼肌松弛作用，系抑制脊髓和脊髓上的运动反射所致。常用药物有地西泮（diazepam）、氯氮草（chlordiazepoxide）、氟西泮（fludiazepam）、硝西泮（nitrazepam）、氯硝西泮（clonazepam）、阿普唑仑（alprazolam）、艾司唑仑（estazolam）、劳拉西泮（lorazepam）、奥沙西泮（oxazepam）、咪达唑仑（midazolam）等。

1. 适应证 因苯二氮䓬类药物作用谱广，故临床应用广泛。常用于治疗各类型神经症、各种失眠以及各种躯体疾病伴随出现的焦虑、紧张、失眠、自主神经紊乱等症状，也可用于各类伴有焦虑、紧张、恐惧、失眠的精神疾病以及激越型抑郁、轻型抑郁的辅助治疗，还可以用于癫痫治疗和酒戒断症状的替代治疗。

2. 禁忌证 严重心血管疾病、肾病、药物过敏、药物依赖、妊娠前三个月、青光眼、重症肌无力、酒精及使用中枢抑制剂时都应禁用。

3. 用药原则 使用药物时应根据患者的病情特点选择不同特性的药物，一般不提倡两种以上的药物同时使用。用药不宜超过 6 周，对确需长期服用者，连续用药不应超过 3~6 个月。急性期患者开始剂量可稍大，药物剂量依病情不同而定，剂量由小到大依次为镇静催眠用药、抗焦虑用药、酒戒断替代治疗。苯二氮䓬类药能够产生药物依赖，一般而言，半衰期越短，药物起效越快，作用时间越短，越容易产生依赖性。

（二）苯二氮䓬类药的不良反应及处理措施

苯二氮䓬类药的不良反应常见有困倦、乏力、头晕、嗜睡、口干、视物模糊、过度镇静，严重时可引起共济失调、吐字不清、暂时性遗忘，甚至出现谵妄、意识障碍。轻者无需处理，严重者应减药、输液帮助药物代谢。长期用药可产生难受和依赖性，依赖性包括躯体依赖和精神依赖。躯体依赖症状多发生在持续用药 6 个月以上者，突然停药会产生戒断症状，如失眠、焦虑、激越加重、肌肉震颤、多汗、头痛、恶心，甚至诱发癫痫。因此，抗焦虑药在使用过程中要尽量避免长期使用，停减药物时，应逐渐缓慢进行。

（三）5 - HT$_{1A}$受体部分激动剂的临床应用

5 - HT$_{1A}$受体部分激动剂常用药物有丁螺环酮和坦度螺酮。主要适用于各种神经症所致的焦虑状态，还可用于抑郁症的增效治疗。

1. 适应证 各种神经症所致的焦虑症状，如广泛性焦虑症。原发性高血压、消化性溃疡等躯体疾病伴发的焦虑状态。心身疾病（自主神经失调症、原发性高血压、消化性溃疡）所致的躯体症状及抑郁、焦虑、焦躁、睡眠障碍；神经症所致的抑郁、恐怖。

2. 禁忌证 对本品中任何成分过敏者禁用。

3. 用药原则 对惊恐发作疗效不如三环类抗抑郁药，起效比苯二氮䓬类药慢，与其他镇静药物、酒精合用没有相互作用。

（四）5 - HT$_{1A}$受体部分激动剂的不良反应及处理措施

5 - HT$_{1A}$受体部分激动剂主要的不良反应有嗜睡、倦怠感、步态蹒跚、恶心、食欲下降、情绪不佳等，但症状均比较轻，一般可以不予特别处理，注意观察症状的进展，防止药源性跌倒。

五、护理

护理人员在精神科药物治疗过程中起着重要作用。主要包括：治疗前资料的收集；参与患者治疗方式的选择与协调；有关药物治疗的健康教育；治疗效果和不良反应的观察与监测；药物治疗的护理；继续治疗的追踪；临床药物研究的参与等。

（一）护理评估

护理评估是一个动态的过程，在患者接受治疗前，护理人员应收集相关资料，作为患者用药前后症状改善与否的评判依据。在治疗过程中不断评估用药后的反应，包括治疗效果和不良反应，为今后患者能否坚持服药作为参考。评估的内容包括以下几个方面。

1. 病史方面 包括现病史、既往史、过敏史、家族史；尤其是既往史中的始发年龄、住院治疗情况、药物应用情况（种类、时间、剂量、效果及不良反应等）、有无禁忌证、有无藏药及使用精神药物进行自杀或企图自杀等。

2. 精神症状方面　包括感知觉、思维、情绪、情感、意志、行为等方面和疾病的严重程度、自知力等。

3. 躯体情况方面　包括生命体征、营养、排泄、睡眠、活动与运动、身体健康状况（实验室、物理检查等结果）。

4. 药物知识方面　患者对疾病和服用药物的关系是否了解，患者对所服用药物知识的了解程度，患者对药物治疗作用与副作用、维持用药时间了解情况，患者对维持用药重要性的认识情况。

5. 遵医行为方面　患者接受药物治疗的态度如何，是否合作，患者有无藏药、拒绝服药想法或行为，患者有无对药物不良反应的担心或恐惧？

6. 药物不良反应方面　患者既往用药后不良反应的发生情况，患者对不良反应的耐受性如何，有无情绪变化，拮抗药物对于缓解不良反应的效果如何？

7. 社会方面　包括人际关系、家庭情况、角色功能、社会文化、环境因素等。重点评估患者家属对精神病药物知识的了解情况，对患者的关心支持程度，家庭的经济状况等。

（二）护理措施

1. 建立良好护患关系，促进患者配合治疗　多数重性精神病患者无自知力，对治疗、护理不合作，建立信任的护患关系可促进患者的合作和提高治疗的依从性。

2. 认真执行服药制度，保证治疗安全和效果

（1）评估患者服药的真实心理，了解治疗依从性差的原因。

（2）采用动机访谈的方法向患者讲解药物治疗的利与弊，争取患者主动配合治疗。

（3）认真配药，严格执行"三查八对"制度。

（4）落实服药制度，保证"发药到手，看服到口，服药到胃"的措施落实，必要时检查口腔、手指等部位。如怀疑患者有吐药的可能性，让患者在服药后安置在护士身边观察30分钟。

（5）对服药不合作者，不应强行喂药或鼻饲，汇报医生给予改变给药途径，保证治疗的顺利进行。

3. 维持基本生理需要，关注躯体状况　保证患者的营养摄入是药物治疗顺利进行的基础。因药物反应导致吞咽困难的患者应注意防止噎食，避免进食有骨头、带刺的食物，必要时专人喂食、鼻饲或静脉补充营养。对于便秘患者应加强定时排便习惯的训练，鼓励患者多运动，多进食含粗纤维的蔬菜、水果。对尿潴留患者应及时处理，给予诱导排尿，必要时遵医嘱导尿。对体位性低血压、运动不能的患者，应注意指导患者活动或起床时动作要慢，多给予协助以防跌倒。

4. 密切观察药物治疗效果，处理不良反应 严密观察患者精神症状是否改善；药物不良反应是否明显严重；同时还需要注意观察患者的生理状况，如生命体征、血液生化检查、血药浓度等，发现问题及时汇报医生，立即采取相应的处理措施，以确保患者治疗的安全。

（三）健康教育

（1）向患者宣传相关疾病知识、治疗用药过程，以取得配合。

（2）向患者交待具体给药方法，按医嘱服药的重要性，并嘱其定期复查。

（3）指导患者预防和处理药物不良反应：如多饮水，多食高纤维素食物；不要突然改变体位以防发生体位性低血压；主动诉说身体的各种不适；配合各项处理措施等。

（4）做好家属的指导和教育工作，让他们了解相关精神障碍的诊断、防治知识；让他们意识到药物治疗对预防复发的重要性；了解相关精神药物的给药方法、剂量及对服药的监督、检查的重要性；创造良好的家庭氛围，减少不良刺激；指导患者参加一定的家庭、社会活动，避免其社会功能的丧失。

（张燕红）

第二节 物理治疗

一、脑循环和脉冲治疗

PPT

1. 概述 脑循环和脉冲治疗技术是通过脑循环综合治疗仪，应用生物信息模拟技术及计算机软件技术合成脉冲组合波形，通过头带，无创引入小脑顶核，对人的脑部进行电刺激治疗，当脑内固有的神经传导通路受到特定的电刺激，会影响脑循环和脑血管自动调节功能，扩张大脑血管，改善脑微循环，增加脑部血流量，促进神经功能恢复。脑循环和脉冲治疗在精神科中可作为抑郁症、焦虑症、强迫症、精神分裂症等精神疾病的辅助治疗手段。

2. 注意事项 患者准备：核对姓名、诊断、治疗部位，评估患者症状、相关因素、既往史及心理状态等，并协助患者取合理体位。

（1）治疗前应仔细检查仪器，保证电极片粘贴部位准确，粘贴良好，与皮肤接触充分。

（2）皮肤清洁使用生理盐水，禁用酒精。

（3）治疗仪在使用过程中，不可强行关闭电源，以免损坏仪器。

（4）应先将主输出线的夹持器取下，再关闭电源，以免造成输出线损坏或输出不良。

（5）避免靠近微波治疗等高频手术设备。

（6）避免靠近胸部使用，因其可使心脏纤颤的危险增加。

（7）应严格掌握治疗禁忌证：全身及颅内出血性疾病的急性期患者，颅内感染，颅内肿瘤，孕妇，重症心脏病及使用心脏起搏器的患者禁用。

（8）治疗中严密观察患者，重视患者主诉，对治疗做出及时、正确的调整。

3. 健康教育

（1）因治疗仪属于精密仪器，患者不可随意拉拽各类治疗线。

（2）告知患者治疗过程中局部出现针刺样感觉属于正常现象，是特定电刺激局部后产生的，消除患者对电刺激的顾虑，以取得患者配合。

（3）脑循环综合治疗仪在开机治疗过程中，患者不能自己触碰开关，以免造成设备损坏。

二、经颅磁刺激治疗

1. 概述 经颅磁刺激（transcranial magnetic stimulation，TMS）技术是 Barker 等在 1985 年创立的一种无电极刺激形式，是利用时变磁场，无创伤、无疼痛地穿过皮肤和颅骨作用于大脑皮层，通过不同频率对大脑局部神经元进行干预（兴奋或抑制）的一种检查和治疗技术。重复经颅磁刺激（repetitive transcranial magnetic stimulation，rTMS）是在其基础上对某一特定皮质部位给予重复刺激的过程。目前已被广泛应用于精神、神经、康复、疼痛等领域疾病的诊断、治疗以及相关科学研究，被誉为是21世纪脑科学四大技术之一。经颅磁刺激原理是依据法拉第电磁感应定律，将交变磁场无衰减地透过人体头部组织，引起细胞膜局部去极化，使组织兴奋，产生相应的生物学效应，如：影响神经可塑性、神经功能调控、同步震荡、引起脑血流的变化等，从而达到临床诊断和治疗的目的。

2. 注意事项

（1）治疗时患者不要随身携带金属物品、电子产品及磁卡类物品，不要接打电话；有癫痫病史及癫痫病家族史者禁止使用高频强刺激治疗（低频可有效治疗癫痫）。

（2）特别注意：治疗方案由医生下达，包括治疗部位、患者耐受性、强度、频率、时间界定等。禁忌证包括头颅内置有金属异物、戴心脏起搏器、有耳蜗植入物、有颅内压增高者等。不能接近电磁铁的人，均不可以接受 rTMS 治疗。孕妇、婴幼儿和不能表达自己感觉的人以及头皮处有外伤或严重皮损患者禁止接受 rTMS 治疗。

（3）治疗过程中由专业人士看护，不能脱离。

（4）患者治疗时的线圈拍定位（刺激部位、角度）非常重要，刺激参数的设置可以参考基础方案，再按患者的个体情况适当调整参数。治疗过程中及时与患者沟通，并实施调整强度使患者可耐受。

（5）治疗 10 次为一个完整疗程，可连续作几个疗程，但每天治疗不超过两次。

3. 健康教育

（1）治疗过程中不能随身携带手机等电子产品。

（2）因为刺激部位固定性，治疗部位不可随意活动，如需活动请告知看护人员进行调整。

三、无抽搐电休克治疗

1. 概述　无抽搐电休克治疗（modified electroconvulsive therapy，MECT）是目前精神科常用的一种现代物理治疗方法，能有效治疗某些严重精神疾病。它是在诱导麻醉状态下，给予肌肉松弛剂，利用短暂适量的电流刺激大脑，使大脑皮质广泛性放电，达到治疗目的。护理作为 MECT 过程中的重要组成部分，其作用体现在 MECT 过程的各个阶段，包括治疗前准备、治疗中配合和护理、治疗后观察等多个环节。

（1）适应证：MECT 一直被用于治疗情绪障碍，也是精神分裂症的一种有效治疗方法，并被认为对情感性精神障碍同样有效，对重度抑郁、妄想性抑郁、帕金森病等患者也有效。对于出现耐药或药物反应不足、自杀或明显嗜睡的患者也有效。对于某些临床情况，如紧张性昏迷、产褥期精神病，MECT 也有特别有效的临床证据。

（2）禁忌证：MECT 是一种安全的治疗方法，没有年龄或体征限制其使用，它没有绝对的禁忌证，但以下因素会增加 MECT 风险：不稳定或严重的心血管状况、动脉瘤或血管畸形、颅内高压、脑梗死、肺功能不全等。

2. 护理

（1）术前护理：采集完整的既往史及躯体情况，特别关注心血管、肺和中枢神经系统。在治疗前需要完成精神病学、医疗和麻醉的评估，并对患者面临并发症风险做好相应告知，取得患者同意后在医疗记录中记录在案。患者及监护人签字同意后，按照规定和精神科医生的指导来为患者进行术前准备。

告知患者治疗的目的、治疗时间、治疗前准备、注意事项、禁食、禁饮要求及其原因等，夜班护士观察患者的意识、情绪状态，进行相关告知，协助做好 MECT 前的准备工作，治疗前 8 小时进行安全检查，患者的零食、水杯等物品统一保管，避免进食进饮，悬挂"禁食、禁饮"标识牌，对于不合作的患者应单独安置或专人看护。测量生命体征并记录。

责任护士或家属陪同患者前往 MECT 治疗室进行治疗，治疗前协助患者取下义齿、眼镜和隐形眼镜及各种饰品，排空大小便，配合 MECT 治疗室护士的工作。

护士帮助患者移除发夹、头发喷雾和凝胶，这些可能产生短路的电流通过头发，会导致烧焦和烧伤，并干扰电极接触和癫痫发作。

按照身份识别制度要求做好患者身份识别、交接及记录。

（2）术中护理

①核对患者，安抚患者，消除患者紧张情绪，减轻焦虑、恐惧，争取患者更好地合作。

②协助患者仰卧于治疗床上，四肢自然伸直，尽量放松。松解患者的领扣、胸带和裤带，检查口腔，有无松动、破损的牙齿、唾液或异物。

③在患者颈部放置小枕，使头后仰，打开气道。

④安置多参数监护系统，将血氧探头夹于患者手指上，监测生命体征及血氧饱和度。协助医师安放 MECT 治疗电极。

⑤ 0.9% 氯化钠打开静脉通路，确定穿刺成功，遵医嘱顺序注射抗胆碱药物（硫酸阿托品注射液）、麻醉药物（丙泊酚注射液或依托咪酯注射液）至患者睫毛反射迟钝或消失，呼之不应，快速静脉推注肌肉松弛药（氯化琥珀胆碱注射液，10 秒钟注完），同时观察患者反应及肌颤（去极化），面罩持续正压给氧，维持静脉通道通畅。

⑥协助医师将牙垫置于患者上、下臼齿之间，以保护牙齿、嘴唇、舌头。

⑦经静脉给药后去极化结束肌肉已完全松弛，治疗仪器的刺激值调整完毕，立即协助医师紧托患者下颌，保护好患者头颈，牙齿闭紧，通电治疗，结束时面罩持续正压给氧，直至自主呼吸完全恢复。取出牙垫，拔出静脉针头，将患者送至醒复室，专人监护。

（8）整理用物，清洁、消毒物品备用。

（3）术后护理

①治疗后专人监护，维持呼吸道通畅，将患者头偏向一侧，仔细观察有无呼吸道阻塞或呼吸困难。

②观察意识恢复情况，防止患者在意识障碍过程中坠床和跌伤，加床档，必要时遵医嘱给予保护性约束。

③密切监测脉搏、呼吸、血压，直到意识完全清醒。详细填写护理记录单。

④观察注射部位，如出现肿胀或较重的紫斑要遵医嘱给一定药物外敷。

⑤注意观察有无治疗后的不良反应，及时向医师报告处理。

⑥意识恢复责任护士对患者进行标准吞咽功能评定（SSA），总分为 18 分方可进食和服药。午餐以半流质食物为主，严防噎食。防止出现吞咽困难。

⑦护士对患者进行肌力评估，肌力达到 5 级时方可自主下床活动。

（4）并发症护理

①行走不稳或跌倒：患者接受治疗后由于麻醉剂及肌松剂的残留作用，可能会出现行走不稳或跌倒的情况，患者接受无抽搐电休克治疗后要专人看护，做好肌力评估，保证患者在护士或家属的视线内，行走及如厕需跟随，必要时给予搀扶。

②谵妄：主要为意识障碍或者认知功能障碍，还可伴有行为障碍。治疗术后专人看护，对于躁狂兴奋、伤人毁物等患者应给予安全护理，语言安抚，抬起床档，尤其是高血压及 60 岁以上患者，需加强看护。

③轻度焦虑：认知功能及记忆损害是治疗最常见的不良反应。几乎所有患者接受 MECT 治疗后都会出现程度不等的记忆损伤，通常在数周至数月内逐渐恢复，但也有持续数年之久的。患者会产生焦虑情绪，需要给予心理疏导。在临床上，该副作用常常引起患者及家属的顾虑而拒绝此项治疗。MECT 引起记忆损伤的原因尚不明确。一般学说认为是类似癫痫样的发作使患者意识丧失，脑内神经元缺氧，内皮细胞损伤以及脑水肿。目前，经研究证实，经颅磁刺激治疗可促进患者记忆恢复，根据患者情况可进行相应治疗。

3. 健康教育

（1）由于患者对 MECT 治疗认识不够、知识缺乏等，治疗前会出现不同程度的焦虑、恐惧等心理应激反应。护理人员要对患者本人及其监护人/委托人讲解实施 MECT 治疗的科学性、先进性及安全性，可采用面对面讲座、图文教育、观看视频等方式进行，一对一介绍 MECT 治疗室环境、具体治疗流程、注意事项、治疗前准备工作、术中操作的目的及需要配合的事项、术后防跌倒相关知识，可能出现的不良反应及处理措施，消除患者、家属对 MECT 治疗的恐惧心理，纠正其错误的认识。门诊患者的健康教育由门诊护士或 MECT 治疗护士负责。

（2）指导患者治疗前 8 小时禁食、禁水。治疗前排空大小便，穿宽松内衣，取掉眼镜、活动义齿、各种饰品，去除指甲油。

（3）经过吞咽功能及肌力评估正常后方可饮食，正常活动，注意患者步态，防跌倒。

（4）治疗期间保证入量，以增加患者对治疗的耐受性。

（5）治疗后会有暂时的头痛、记忆力下降，随着治疗的停止，以上症状会逐渐减弱或消失。

四、生物反馈治疗

1. 概述 生物反馈治疗就是把求治者体内生理功能用现代电子仪器予以描记，并转换为声、光等反馈信号，因而使其根据反馈信号，学习调节自己体内不遂意的内脏功能及其他躯体功能，达到防治身心疾病的目的。

由于此疗法训练目得明确、直观有效、指标精确，因而求治者无任何痛苦与副作用。据国内有关报道证实：生物反馈疗法对多种与社会心理应激有关的身心疾病都有较好的疗效。运用于生物反馈治疗的设备有：肌电反馈仪、皮肤湿度反馈仪、脑电反馈仪及脉搏反馈仪等。仪器的操作者需经过专业训练，以保证结果的可靠性与科学性。精神科常用脑电反馈仪，使患者通过反复训练，改变行动模式，达到抗应激的作用。

生物反馈作用原理为通过反馈仪的信息反馈，使患者获得自身内脏活动信息的感知，以自身的主观努力去改变内脏活动的信息，通过反复学习与训练，学会有意识地控制、调整生理、心理活动，改变不良的生理、心理模式，起到调节功能的作用，缓解紧张，提高应激能力。

2. 注意事项

（1）每次治疗记得打开头带，进行信号匹配。

（2）头带上面的信号颜色与患者的放松状态有关，会随着患者的状态颜色发生变化。

3. 健康教育

（1）生物反馈治疗不是一次就能完全解决患者的问题，需要时间和量的积累。患者要放松心态，每日坚持，会收到想要的效果。

（2）治疗过程中，患者要集中精力，跟着引导去做，将思绪拉到治疗语境中。

五、下肢压力循环治疗

1. 概述 研究证据显示，服用抗精神病药物会增加深静脉血栓及肺栓塞的风险。下肢压力循环治疗是为了促进静脉血液回流，改善下肢血液循环，通过分段分部位给予下肢一定的压力，促进下肢血液回流；可以预防血栓，减轻淋巴的水肿，缓解身体的疲劳，也有扩张血管的效果；为组织供血供氧，促进静脉血液和淋巴液的循环。

原理是充气泵通过连接管向肢体护套内充气，从而使受控压力轻轻地按压肢体。可以用于预防深静脉血栓（DVT）、静脉曲张；预防糖尿病引发的神经末梢炎；神经损伤、长期卧床及老年患者的康复；骨科、普外科、脑瘫等术后康复。

2. 操作的注意事项

（1）每次操作前检查仪器的包腿拉链处，确保不漏气。

（2）注意主机与下肢垫管道连接是否紧密以免影响治疗效果

（3）治疗过程中要注意观察患者的病情变化，如果出现头晕、头疼、胸闷、气短、心悸、面色改变等，要立即停止治疗。

（4）在治疗过程中出现患肢疼痛或不适，首先检查足踝部是否自然放松，位置是否合适，足踝不要呈背曲位，足趾有无叠加、弯曲。

（5）对于双下肢需要治疗的患者，应先施行一侧肢体的治疗，待休息30~60分钟后再做另一侧肢体，以免两侧肢体同时加压，使回心血量骤增发生意外。

（6）对于伴有下肢静脉血栓形成的患者，必须是病情已过急性期，且病程须已超过50天以上，才可以做这项治疗，以免挤压导致血栓脱落，发生肺栓塞等并发症。

3. 健康教育

（1）向患者及家属介绍此项治疗的作用、适应证和禁忌证，取得患者配合。

（2）向患者及家属告知，如有任何身体不适，及时告知周边工作人员，暂停治疗。

六、计算机认知矫正治疗

1. 概述 计算机认知矫正治疗（CCRT）是指通过计算机信息技术，运用无错化、程序性学习、语音强化等方法，通过一系列有针对性的计算机程序化的认知矫正任务，循序渐进地提高患者问题解决和信息处理能力的思维技巧训练方法。其对多种原因导致的认知功能损害有治疗作用，能明显改善注意（持续注意、分散注意、注意转移）、记忆（言语工作记忆、视空间工作记忆等）、精神运动、计划、执行功能及问题解决等多种认知功能。计算机认知矫正治疗（CCRT）系统在改善精神疾病患者认知功能障碍方面的显著疗效得到了国内外同行认可，并逐渐应用于精神科临床治疗与康复。

CCRT系统的矫治任务涵盖六个治疗模块：运动速度；注意警觉；知觉加工；工作记忆；执行功能；社会认知。

CCRT系统包括以下五种治疗方案。

（1）CCRT–综合治疗方案：包含30项训练，适用于大部分存在认知缺陷的各类精神疾病患者，可全面改善认知功能。

（2）CCRT – 注意治疗方案：包含 16 项训练，适用于存在明显注意缺陷的精神疾病患者，重点改善注意尤其是持续注意水平。

（3）CCRT – 记忆治疗方案：包含 16 项训练，适用于存在记忆障碍尤其是短期记忆障碍的患者，重点改善记忆尤其是工作记忆水平。

（4）CCRT – 计划治疗方案：包含 16 项训练，适用于存在计划和执行能力障碍的患者，重点改善计划功能和执行能力。

（5）CCRT – 科研训练方案：包含 24 项训练，适用于 CCRT 相关的疗效研究和机制研究，可全面改善患者的认知功能。

2. 注意事项

（1）CCRT 系统的适应证：并不是所有患者都适合做 CCRT，这项治疗主要用于精神疾病导致各种类型的认知障碍，如注意、言语、情绪管理和记忆障碍等，常见疾病有精神分裂症、伴有认知损害的抑郁症、多动与注意障碍（ADHD）、注意障碍（ADD）、学习障碍、精神发育迟滞等；脑器质性损伤（卒中、外伤、肿瘤、手术、感染等）造成的认知损害；老年期认知损害，包括记忆障碍、轻度认知障碍（MCI）和老年痴呆的早中期等。

（2）由于此设备是电脑系统，因此要求被治疗者具备一定的文化水平。对文字阅读、简单电脑操作有障碍的被治疗者不适合此项治疗。有冲动、毁物、严重自伤自杀行为等高风险患者，病情稳定后可以参与治疗。

（3）程序中断保护机制：单项训练完成后即保存数据，在训练过程中如发生意外断开，当前训练之前的数据会保留，下次开始时从断开处继续。数据保存和恢复，通过在 Microsoft SQL Server 2008 数据库上设置维护计划，每天对数据库进行增量备份。意外发生时可通过备份文件，还原数据库。

3. 健康教育

（1）告知患者及家属认知矫正治疗的作用，提高患者对治疗的依从性，通过认知矫正治疗能够提高患者的认知功能，逐步改善患者的社会功能缺损，使患者保持一定的社会能力。

（2）该项治疗的题目由易到难，越到后面题目会越难，要有心理准备。

（3）每次治疗时间为 15～20 分钟，最终会有成绩得分。

（刘　晓）

第三节 康复治疗与护理

一、精神障碍患者院内康复

（一）精神康复的基本原则

精神康复的基本原则是功能训练、全面康复、重返社会、提高生活质量，从医疗康复、心理康复、社会康复、职业康复四个方面实现患者生理、心理、社会功能的全面康复，从而达到提高患者生活质量、重返社会、自食其力的最终目标。

1. 医学康复 即利用医疗手段促进康复。医学康复通常在医疗机构或康复中心进行，由专业的医疗团队提供服务。这些团队包括精神科医生、护士、心理治疗师、职业治疗师、言语治疗师等。他们将根据患者的具体病情和需要，制定个性化的康复计划，并提供相应的治疗和支持。

（1）帮助患者了解疾病诊断、治疗、预后、护理等知识；告知其定期复诊及药物治疗的必要性；告知患者所服药物的常见不良反应及应对措施；告知疾病复发先兆；指导家属对患者的居家照料等。

（2）告知患者及家属药物治疗的必要性和局限性，让患者在服用药物的情况下最大化地适应生活。

（3）进行服药技能训练，帮助患者学会正确的药物自我管理，逐渐独立地使用抗精神病药物。

2. 心理康复 护理人员要给予家属或患者以希望，采用个体和小组治疗相结合的方法，进行认知矫正，调整情绪，提高患者应对挫折的能力。

（1）建立良好的护患关系，充分评估患者心理状态。患者在疾病过程中存在各种心理负担，如面对社会压力的冲突、人际关系方面的冲突、社会的偏见与歧视、对婚姻的担忧、对经济状态的担忧、对于疾病的治疗与预后方面的不确定等。不同疾病时期的患者也面临着不同的心理压力，护理人员应充分评估不同患者的内心需要。

（2）在充分评估患者心理状况的前提下，针对不同患者心理康复需要，提供支持性心理护理和指导，帮助其提高心理调控能力，以健康的心理状态适应社会。

3. 社会康复 采取与社会生活有关的措施，促进精神障碍患者重返

PPT

社会。

（1）进行生活技能和社交技能的训练，促进功能的恢复：精神康复旨在让患者最大化地恢复健康，而不是一味地强调症状减少的程度，能够让患者带着症状去生活、工作、学习等。

（2）促进患者适应不同的环境：进行社会角色和行为技能的训练，帮助患者能够适应不同的环境。

（3）为患者提供完善的支持系统：为患者提供一个安全依赖的环境，使患者可以放心地表达自己内心真实的情感，模拟真实的生活环境，训练患者的社交技能。

（4）文娱治疗：设置多种参与性、学习性和竞技性的活动，丰富患者住院生活，通过鼓励患者参加游戏、棋牌、音乐、绘画、体育比赛等活动，培养患者的集体意识，增加患者的生活情趣，从而促进精神康复。

4. 职业康复　进行工作能力训练，帮助患者获取工作技能，取得就业机会。而对于慢性精神障碍患者，生活自理能力训练也是不可或缺的一个重要方面。

（二）康复训练措施

1. 服药技能训练　训练前需要评估患者的病情，确定患者是否适合参加训练；评估患者对服药的认识；介绍服药技能训练的内容、计划、分级的要求及升降级的准则。训练形式有两种，一是小组集中学习再辅以个别辅导，目的是使患者获得有关抗精神病药物的知识；二是行为训练，目的是使患者学会正确的自我药物管理。

（1）小组学习：主要学习抗精神病药物的种类、作用、不良反应及应对，理解全病程治疗的理念，掌握预防复发的技巧，知晓服药技能训练的目的、分级训练的标准。可以采用先理论学习再角色扮演的方式进行。

（2）行为训练：按照患者的自主服药程度不同，服药技能训练分为五级，从患者需要护士督促协助服药到患者完全能够自己保管药物、自己配药、自主服药。分级如下：

①第一级：药物由护士管理，摆好药物后发药让患者服下。每次发药时护士向患者介绍药物的名称、剂型、剂量，认识其药物外形。利用 2 周时间，让患者掌握药物的名称、剂型、剂量、外形。患者能连续一周准确认出每次所服药物的名称、性状和剂量以及没有拒服药物的行为，病情稳

定，进入第二级。

②第二级：药物由护士管理，摆好药物后，患者按指定的时间到指定的地点自行取药、服药。利用 2 周时间养成按时服药的习惯。患者一个月内没有出现 3 次及以上无原因不能按时服药以及没有拒服药物的行为，病情稳定，进入第三级。

③第三级：药物由护士管理，患者自己准备三餐所服药物，护士给予核对，并按指定的时间在护士面前服药。利用 4 周时间学会药物的自我管理。患者一个月内没有 3 次及以上未能按时服药或取错药的情况，以及没有拒服药物的行为，病情稳定，进入第四级。

④第四级：药物存放在病房内的个人药柜内，患者定时取药服药，无须在护士面前服药，学会药物的自我管理。在持续三次药物清点中（每周一次），药量的差距在 2 日以内，以及没有拒服药物的行为，病情稳定，进入第五级。

⑤第五级：药物由患者自行保管在所属储物柜内，自行定时服药，无须工作人员督促。如患者将药物随处摆放，丢弃药物等或精神状态出现问题，降回第三级。

2. 社交技能训练 精神障碍患者普遍存在社交功能缺陷，主要表现为不会主动发起谈话、难以表达自身情感和解决现实问题的能力差等多个方面。社交技能训练旨在训练患者四项基本技能（倾听、表达积极的感受、提要求、表达不愉快的感受）和会谈技能、有主见的技能、处理矛盾的技能、交友约会的技能、职业技能和维护健康的技能共 6 方面的常用技能。社交技能训练的步骤如下所述。

（1）明确为什么要学习社交技能，增加进行训练的动力。

（2）讨论技能步骤：将技能步骤写下来张贴在房间的固定位置，让所有参与患者都能够看到。

（3）进行角色扮演：小组工作人员进行角色扮演，并与患者一起回顾角色扮演的每一个步骤是否表演出来并进行评价。

（4）患者进行角色扮演：要先从合作并且技能水平比较高的人开始进行角色扮演，这样有利于技能水平比较低的成员在随后的角色扮演中模仿水平较高的成员。

（5）给予肯定的反馈：在患者进行角色扮演后，马上找到真正的优点给予正面反馈。可以由工作人员给予肯定的反馈，也可以是工作人员引导其他学员给予反馈。

（6）给予纠正的反馈：纠正反馈应该是简短的、非批评性的、中肯的，越是针对具体的行为越好。

（7）安排同一名患者用同样的场景再进行一次角色扮演：再次用同一场景进行角色扮演前护士要给予指导，患者要根据纠正反馈做出一到两处小的变动。

（8）给出进一步的反馈：第二次角色扮演后也要给出肯定和纠正的反馈。

（9）安排其他患者进行角色扮演并做出反馈：每一次角色扮演适用于每名患者的原则是都是同样的：针对具体行为的反馈和针对每一次微小进步的充分赞扬。

（10）布置课下作业并在下一次训练的开始进行复习：社交技能训练成功的关键是要在现实环境中使用技能，所以课下作业很重要。

（11）分享作业：每次训练开始的时候先分享上次的作业。

3. 生活技能训练 生活技能训练的目的是使患者重获原有的生活技能，提升自我照顾能力，提高处理生活问题的能力，转移、淡化疾病对患者的影响，锻炼患者动手动脑能力，起到延缓衰退的作用。生活技能训练包括以下三个方面的内容。

（1）个人卫生训练：包括督促生活懒散的患者晨起后洗脸、刷牙、漱口、梳头，按时修剪指甲，对男患者还要督促其刮胡子，定时洗澡，及时更换衣裤、被服，保持个人卫生；按照气候、季节的变化更换衣服，按照不同的场合选择衣服。

（2）居家训练：如做一些力所能及的劳动，如打扫卫生、铺床叠被；建立良好的生活作息规律，如有规律地起床、睡眠、进餐等；学会利用公共设施，如乘坐公共交通工具等；掌握简单的炊事作业、网络资源的使用、智能手机的使用等。

（3）理财训练：学会合理地理财，有计划地用钱，增加患者对经济情况的掌握。

生活技能训练的步骤如下：①根据训练项目提前准备好用物，说明训练目的。②相关知识讲解或播放讲解视频。③实际操作练习。④进行小结。⑤布置课后作业并练习。

4. 工作技能训练 "工作治疗（简称工疗）"作为康复手段由来已久，

对患者的社会技能恢复有明确的效果。从康复的角度来看，可以将"工作"视为在一定时间内有目的的活动，其活动具有社会含义。

（1）工作的基本技能训练：可以由康复治疗师带领，以小组形式学习、训练。具体内容包括：准时上班；个人卫生及职业着装；正确利用工作休息时间；正确接受工作中的表扬与批评；听从具体的指令；完成工作的责任感；帮助同事及求助于同事的能力；遵守工作中的规则、纪律等。

（2）职业康复训练：参加工作是心理社会康复的最终目标。职业康复训练的第一步是在庇护工厂中从事低压力、非竞争性的工作；第二步是过渡性就业，由社区或康复机构与企业签订协议，担保完成某项初级的工作；第三步是辅助性就业，患者在康复机构的安排下以正常雇员的身份工作并获得相应薪水，但需要精神卫生服务者的评估、协调和支持；最后是独立就业，同正常人一样从事竞争性的工作岗位。

（三）健康教育

依据家属要求及患者实际需要，对患者或家属进行以下几个方面的健康教育。

（1）了解什么是心理健康，树立正确的健康观。了解精神疾病的大致分类和影响因素。

（2）了解正常的精神活动分为哪几个方面，了解常见的精神症状以及见于哪些疾病、具有哪些影响和危害。

（3）了解精神科常用药物的分类，常用药物的主要特点与作用，并掌握药物治疗的意义、服药过程中的注意事项等。了解常见抗精神病药物的常见不良反应及处理。

（4）了解康复医学的发展历史与概念，了解康复科的各种康复活动及其意义。了解家庭康复的意义和如何进行家庭康复。

（5）了解精神疾病痊愈与复发的概念，熟知精神疾病复发的先兆、复发的影响因素，并掌握精神疾病复发的预防和应对。

（6）了解心理治疗的含义与重要性，简单了解心理治疗的几大流派，熟知心理治疗与药物治疗的关系。

二、精神障碍患者社区康复

精神障碍患者社区康复是指在社区环境中由专业医疗团队提供的精神

障碍患者的康复服务。它是一种综合性的康复模式，旨在帮助患者解决精神障碍，提高生活质量和社会适应能力。

（一）社区康复的目的及原则

1. 精神障碍患者社区康复的目的

（1）预防精神残疾的发生：早期发现患者，给予及时、合理、充分的治疗和全面康复措施，争取最好的治疗效果，努力使大多数患者达到治愈和缓解。在精神障碍的缓解期，加强巩固治疗措施，防止复发，防止精神残疾的发生。

（2）尽可能减轻精神残疾程度：对难以治愈的患者，要尽可能防止其精神和社会功能衰退；对已经出现精神残疾者，设法逐步提高其生活自理能力，减轻残疾程度，从而减轻家庭和社会的负担。

（3）提高精神障碍患者的社会适应能力：只有提高患者的社会适应能力，才能减少对社会的不良影响，提高患者的生活质量。

（4）恢复工作能力：通过各种康复措施和训练手段，使患者恢复和维持生活和工作技能，充分发挥患者保留的各项能力。

2. 精神障碍患者社区康复的原则

（1）早期性、连续性和终身性：早期性指从服务对象患病开始或在判定精神残疾或智力残疾出现时即进行康复护理。连续性是因社会功能和智力水平提高显效缓慢，治疗护理时间长，需要连续地坚持康复护理，还包括对患者从医院转回社区后的康复护理衔接性。终身性是指对一些不能恢复到病前社会功能及智力水平的患者，需要给予终身的补偿性护理。

（2）渐进性、全面性、综合性：渐进性康复护理指先易后难，先少后多、有计划的循序渐进性护理。全面性康复护理则指康复护理内容包含服务对象心身健康和心身疾病的需求。综合性康复护理为综合多学科理论知识与护理技能设计和实施医学的、心理的、教育的、家庭的康复护理。

（3）主动性：由替代护理逐步转向自我护理，激发患者逐渐独立完成活动。

（4）多种角色融于一体：融教育者角色、照顾者角色、治疗者角色于康复护理活动中，对患者及其照顾者进行康复健康教育、康复训练指导和康复咨询等护理服务。

（二）个案管理

个案管理是一种专业的健康管理方法，通过对个人的整体情况进行综合评估，制定个性化的健康管理计划，实施计划并评估效果，以达到保持或提高个人生理、心理和社会功能的目的。精神障碍患者个案管理是由精神科医师、精神科护士、职业治疗师、社会工作者、心理治疗师、基层医疗卫生机构医务人员、基层干部、公安干警、其他社区康复服务人员为重要专业力量的多功能团队来完成。个案管理服务主要体现在制订和实施个体服务计划（individual service plan，ISP）。一个完整的个体服务计划包括7个环节：评估现况→明确问题→确定目标→制订指标→采取策略→明确责任→检查进度。

1. 评估现况 对个案的精神状况、躯体状况、危险性、社会支持、残疾情况、经济状况等进行全方位的评估。通过评估，找出精神康复方面的主要问题，为日后实施康复策略提供依据。

2. 明确问题 根据评估的情况，明确主要的问题，作为确定目标和提供各项服务的依据。在不同的阶段，主要问题可能不同，一般来讲，每次评估后设定的主要问题不能太多，以不超过 3 ～ 4 个为宜。

3. 确定目标 根据明确的问题，设定相应的可行的近期目标和远期目标。康复目标要因人而异，目标制订要切实可行，个案能够做得到。目标要具体且具有针对性，不同阶段可制订不同目标。在具体实施个体服务计划时也要注意分阶段实施。

4. 制订指标 根据确定的目标，制订几个细化的客观指标来检验康复的效果。这些指标要切合实际，有可操作性。

5. 采取策略 个案管理分为医疗和生活职业能力康复两部分。医疗部分主要包括病史采集，精神、躯体状况、危险性、服药依从性和药物不良反应检查评估，制订用药方案。生活职业能力康复部分主要包括个人日常生活、家务劳动、家庭关系、社会人际交往、社区适应、职业与学习状况、康复依从性与主动性检查评估，提出康复措施等。制订和实施个案管理策略首先应该从保证医疗开始，逐步增加生活职业能力康复。在现有的社区资源环境下开展积极服务，提供力所能及的服务。

6. 明确责任 在个案管理中，个案、家属和个案管理员都是非常重要的角色，在制订个体服务计划时，三者的参与和协商是非常必要的。个案是服务对象，又是团队成员，他们要按照既定的计划去做，做好了可以受到奖励和表扬，做不好要受到批评或惩罚。家属在患者康复中作用明显，家属要在个案管理人员的指导下，监督计划的实施，调解家庭情感表达，协助观察个案疾病复发的征兆、对管理的态度和反应，帮助解决日常生活问题、督促个案接触社区，利用社区资源等。个案管理员是团队中的专业人员，要对个体服务计划的科学性、可行性负责。提供精神病学医疗和康复服务，对计划实施进行监督和检查。

7. 检查进度 根据个案的特点和病情，按工作规范要求，数周或数月检查一次进度，评估所制订指标的完成情况，并制订下一步个体服务计划。考评进度时鼓励为主，先考评是否完成，个案完成服务计划时要及时鼓励、奖励。对没有完成者要首先询问和分析原因，再根据情况检查是否原个体服务计划制订得不合理，或是合作团队中谁没有尽职尽责。最后进行目标调整，保证能够完成。个案管理效果评估，至少每 3～6 个月评估 1 次。

（三）复元理念

1. 复元理念的概念 1993 年 Anthony 提出了一种关于复元理念应用最为广泛的定义，他认为复元理念是一种与个体密切相关的、独特的过程，在这个过程中个体的态度、价值观、情绪、目标、能力和角色等发生变化；复元理念是一种生活方式，在这种方式下个体虽受疾病限制但仍感到满足和充满希望，并能做出贡献；复元理念包含了超脱精神疾病的灾难性后果而不断成长并在生命中寻找新的意义和目标。"个体密切相关的、独特的过程"强调以人为本，认为每一位精神疾病患者都是独特的，其需要、优势、缺陷、经历、背景及期望也都是独特的，精神康复服务应根据个体的实际需要而制定。"虽受疾病限制仍感到满足和充满希望，并能做出贡献"是指精神疾病患者能够康复，纵使其精神疾病未得到完全医治或病症未能完全清除，精神疾病只占生命中的一小部分，患者仍可以在其社区生活中扮演不同角色及肩负不同的责任，可以建立起精神疾病以外的身份和生活，可以发展自己的才能及兴趣，享受有意义的人生。"寻找新的意义和目标"则强调精神疾病患者需要充满希望、具有动机、具有个人责任感，有自己的目标，能够积极参与群体活动并充分实现他们的潜能。

2. 复元理念的基本内容　美国药物滥用和心理健康服务管理局（the substance abuse and mental health services administration，SAMHSA）提出复元理念的基本内容有 10 项：①自主自决：强调精神疾病患者是自己生命的享有者和决策者，相信他们能够行使他们的选择权，决定自己的康复历程，同时能承担选择的结果。②个体化服务：认为每位精神疾病患者的需求都是不同的，复元理念的开展应该以个体的特点为基础。③赋权：精神疾病患者拥有权利，可以自主选择适合自己的康复服务，可以参与其康复的所有决定，可以和其他人一起生活，表达他们的愿望。④整体性：复元理念强调整体，认为精神疾病只是个体生命中的一小部分，不是全部。复元不聚焦于消除症状或稳定病情，而是着重于个体全方面参与，注重覆盖生活的不同层面，强调个体作为整体的重要性及个体的各个部分相互依存。⑤起伏中成长：个体的康复不是一步一步逐渐上升的过程，而是有起伏的。在这个过程中，精神疾病患者可能遭遇挫折或病情复发，但这些困难都是个体成长所必需的。⑥重视个体优势：强调建立和发展个人的资源、个人内在所具有的多种优势和能力；通过建立优势，重拾自信，使个体能够以新角色重新参与生活。⑦同伴支持：精神疾病患者相互之间不但可以分享自己的康复经验和生活技能，同伴的成功经验更可成为榜样，同伴支持鼓励，精神疾病患者之间互相效仿、互相学习并勇于做出尝试。⑧尊重：尊重每一位精神疾病患者的价值，尊重每一位精神疾病患者的独特性，不因其患有精神疾病而歧视。⑨个人责任感：精神疾病患者有照顾自己、参与自己精神康复的责任，他们需要在康复过程中体验和明晰自己，并将复元理念中学到的经验赋予意义。⑩希望：复元理念提供美好的愿景，相信精神疾病患者可以跨越困难和障碍。希望是复元的推动力，可以帮助启动整个复元过程，并使其延续。

3. 复元理念的操作方法

（1）成立基于复元理念的疾病康复服务团队：选择包括心理咨询师、社会工作者、精神科医生、精神科护士、精神康复师、复元知识培训师、社区医生等多学科的康复服务团队，建立定期督导、培训制度。

（2）接触与建立关系：团队成员与精神疾病患者接触并建立平等、专业、友谊的关系，既不同于专业权威角色也不同于纯友谊的关系，与患者接触，取得信任，建立合作伙伴关系。

（3）复元理念知识培训：培训复元理念的十项基本内容，结合患者的学习与接受能力设定培训课时。

（4）复元优势评估，确定优势资源和需求：团队成员对精神疾病患者进行复元优势评估，评估内容包括日常生活状况、职业/教育、社会支持、休闲娱乐、财务或保险、健康、宗教信仰等方面的现状、未来的愿望及过去的资源，找出患者精神康复方面存在的主要问题。

（5）制定复元服务计划：团队成员针对精神疾病患者的优势评估结果，制定个体化的近期和远期目标计划，目标计划的制定应当具体、及时可测量、可达到，远期目标以近期目标为基础。

（6）健康复元行动：采取药物治疗与心理社会康复措施相结合的原则，完成复元服务计划。

（7）制定进度表：根据精神疾病的特点，个体服务计划要兼顾短期和长期利益；根据精神疾病患者的特点，确定检查时间表。个体计划制定后，每月检查一次进度，评估效果，根据实际情况制定下次的个体复元服务计划。

（8）督导：由复元理念培训师和资深社区康复领域的专家对精神疾病患者复元过程进行定期或不定期督导，促进患者的复元。

以复元理念为基础的新型社区精神康复服务模式符合当前精神疾病患者的多元化服务需求。复元理念强调以患者为中心，帮助患者从一个崭新的角度认识自身、认识疾病；将精神疾病患者视为普通人，视为有优势的、完整的个体，认同他们的潜能，尊重他们的选择，肯定他们所取得的成绩，通过调动并帮助发掘其个人的、社会的资源，不断实现其预期目标，消除其自卑心理，增强复元的意识和期望，从而促进其康复。

（四）职业治疗

1. 职业治疗的定义 职业治疗是指依据人类发展学、心理学、行为治疗、学习理论和系统理论，应用各种活动，以个体或团体的方式，帮助精神障碍患者认清或满足自我的需要，增加对自我的认识及自我能力了解，建立符合现实的人生观和价值观，培养日常生活所需的各种技巧和休闲爱好，建立正常和规律的生活作息，改善社交技巧，促进良好的工作态度及工作能力。

2. 职业治疗的原则和步骤 职业治疗的主要目标是促使个人能够在一生中进行有意义和有目的的活动。职业治疗师的主要职责是，通过各种职业治疗手段来维持、恢复或者促进患有躯体疾病、精神疾病或发育障碍患者的日常生活能力和工作技能。职业治疗师对日常生活和职业能力受到限制的患者进行评估和治疗，帮助患者恢复失去的职业技能，进一步发展患者的社交技巧和职业能力，维护和促进患者独立的日常生活工作，并最终促进他们的健康。

职业治疗的过程包括：①对患者进行个体化地评估，在此过程中，患者、患者家庭成员或照料者与职业治疗师共同参与并制订个人的职业治疗目标。②确定具体的、个体化的干预措施，目的是提高个体日常生活能力和工作能力，从而达到所制订的治疗目标。③对个体的治疗预后和结局进行评估，目的是监督干预措施是否达到所制订的目标以及治疗的进展情况。在整个职业治疗的操作过程中，所选用的干预措施应该重点关注患者对工作和生活环境的适应、职业治疗措施的修改、患者职业技能的学习，以及对患者、患者家庭成员及照料者的教育，最终增强患者参加日常活动和职业参与的能力。

3. 职业治疗的过程 每种职业治疗的过程都包括评估、干预和结局。

（1）评估：①患者的职业概况：主要了解和掌握患者的职业历史和经验、日常生活模式、兴趣、价值观和职业需求。在此过程中，需要识别患者所存在的问题以及患者对职业和日常生活活动的关注度，选择并确定患者优先关注的问题。②对患者的职业表现能力进行分析：确定患者的职业优势、目前存在的问题及潜在的问题。通过观察患者的实际能力，分析这些能力所具备的支持因素和阻碍因素，同时也要考虑患者的职业表现技巧、职业表现方式、既往职业背景资料和职业需求，制订有针对性、具有优势的干预目标。

（2）干预：①制订干预计划：职业治疗师与患者、患者家属或照料者共同合作，以所选择的职业治疗理论体系为基础，制订出治疗措施和计划。②实施干预：实施治疗计划，采取治疗行动，促进患者职业和生活能力改善。在干预过程中，需要密切监控患者的反应并详细记录。③对干预进行回顾：在干预阶段性完成之后，需要对患者所实施的计划和过程以及达到目标预后的过程进行回顾和总结。

（3）结局：主要是确定干预措施是否达到预期，也就是对服务计划的结局进行评估，所获得的评估信息将用来指导和修订患者下一步的干预措施。

职业治疗师帮助患者掌握自我照料和照顾他人的以下技能：按治疗计划时刻表持续参与治疗、应对技巧、药物管理、就业、教育、获取社区资源并参与社区生活、社交技能、休闲活动、金钱管理及育儿等方面。

（五）护理及健康教育

按照护理程序工作要求做好社区精神障碍患者的护理。

1. 护理评估 评估对象包括患者、患者家属及社区环境。可通过访谈、观察的办法来进行。需要评估患者的生理、心理、治疗、社会功能状况、文化背景及适应情况等；评估患者的家庭资源、家庭结构、家庭内部情感的交流方式、家庭气氛、家庭成员对疾病的观点和态度、家庭成员的精神卫生状况、家庭的社会支持如何、家庭经济状况等；还需评估社区的人口学资料、经济水平、总体医疗水平、宗教信仰、政府对精神卫生的重视情况、社区内的文化背景、社区内现有精神卫生资源的运作情况、社区内居民对精神障碍患者的普遍态度、目前社区内精神卫生护理的基础。

对某一具体患者则应重点评估患者与社区的接触情况、群众对患者的接纳情况，如患者的社交活动，休闲活动情况，患者与社区精神卫生及非精神卫生机构的接触情况，是否持续主动接受治疗，是否安排了工作，是否参加团体活动，是否对家庭护理情况进行了追踪和评估等。

2. 社区护理常见的护理问题 护理诊断方面包括个体、家庭及社区互动中的潜能和问题。

3. 护理措施 为了精神障碍患者能在社区内正常生活，需要医护人员、患者及患者家属共同努力。作为护理人员应做好以下几方面。

（1）日常生活护理：根据患者的实际情况，与医生、患者及患者家属一起制订个体化的治疗康复计划，定期家访，督导执行，评估疗效，适时调整改进。内容包括饮食、睡眠、居住环境、药物维持治疗、娱乐活动的安排、每日作息安排等。

（2）安排康复场所：根据社区条件，安排患者进入中途宿舍、康复之家或庇护工厂之类的康复场所接受康复治疗，使其平稳过渡到正常的社区生活。

（3）指导社会功能康复：包括生活技能训练、职业技能训练、人际交往训练等。

（4）对特殊精神症状的护理：特殊精神症状主要包括幻觉、妄想、兴奋躁动、自杀等可能危害社会治安及社区居民安全的症状。社区要为辖区内严重精神障碍患者建立健康档案，提供随访管理、危险性评估、服药指导、转诊、与医院对接等工作。

4. 健康教育 对社区内的患者定期进行集体心理辅导，鼓励患者之间交流康复成功的经验；也可以进行个别辅导，发放健康教育宣传材料，介绍精神卫生知识；对精神障碍患者家庭做好居家护理指导等。

（朱孔美）

第四节 常用的心理治疗技术

一、心理治疗

（一）心理治疗的定义

心理治疗师利用精神医学及心理学的原理，通过言语、表情、举止行为及特意安排的情境，积极影响患者或来访者，以帮助他们采取正确的应对方式解决学习、工作、生活等方面的心理问题，从而能更好地适应内外环境的变化，保持心理和生理健康。

（二）心理治疗的原则

1. 尊重原则 良好的医患关系是实施有效心理治疗的基础。在心理治疗过程中，对患者保持尊重、同情、关心和支持的态度，使患者相信医护人员愿意并且有能力帮助他，是心理治疗有效的重要保证。

2. 保密原则 心理治疗会涉及患者的隐私，执行保密原则有利于保护患者，并保证资料的客观、真实，使患者得以正确、及时的治疗，同时也维护心理治疗本身的声誉和权威性。保密原则体现了医护人员基本的职业道德。

3. 针对性原则 进行心理治疗时，应根据患者的具体问题，有的放矢地选择治疗方法，并将治疗方法、治疗程序、实施时间、治疗目标形成计划。在治疗过程中应详细记录各种变化，有利于病情变化的比较和下一步治疗方案的确定。

4. 灵活性原则 在治疗过程中应根据病情变化和疗效及时调整治疗方案，结合其他疗法，确保治疗最佳化。

（三）心理治疗常用的方法

1. 支持性心理疗法 支持性心理治疗是临床护理工作中使用较多的心

理治疗方法。其适应范围较广，各种心理疾病和躯体疾病都常以支持治疗作为治疗的基础，其主要方法包括解释与指导、鼓励和安慰、保证与支持等。

（1）解释与指导：患者疾病知识缺乏和对治疗护理措施不了解而产生各种心理压力，甚至发生心理障碍，如手术前的焦虑和恐惧，对疾病预后的担心、恐惧等。解释与指导是医护人员运用通俗的语言，实事求是地向患者解释疾病的原因、性质、程度、转归，帮助患者消除疑虑，缓解紧张、焦虑的情绪和树立战胜疾病的信心。在实施各种治疗护理操作前，医护人员通过解释操作目的，指导患者做什么、怎么做，帮助患者学会和掌握处理问题的合适办法，可减少患者对操作的恐惧，取得合作。

（2）鼓励与安慰：慢性疾病患者、重症患者和老年患者在疾病过程中往往会产生情绪低落、悲观失望、缺乏自信心等负性情绪，甚至自卑感。医护人员应采用换位思考的方式，站在患者角度去理解和安慰患者，获得患者的认同和信任，同时通过语言和非语言等各种方法鼓励患者，帮助患者振作精神、树立信心，提高与疾病斗争的能力和应付危机的能力。

（3）保证与支持：治疗者以充分的事实为依据，明确地说出疾病的可能预后，给患者以确切的保证，可唤起患者的希望，使其客观地认识自己和对待疾病；消除患者的疑虑，从焦虑、紧张、束手无策中走出来。

2. 行为疗法　行为疗法是一种以行为学习及条件反射理论为指导，按一定的程序对个体进行训练，以消除或纠正异常或不良行为的心理治疗方法。行为疗法重视患者异常或不良外显行为矫治和症状改善，强调行为改变中的认知和意识的作用。常用的行为疗法有系统脱敏疗法、满灌疗法、厌恶疗法、奖励疗法和放松疗法等。

（1）系统脱敏疗法：适用于焦虑症、恐惧症、各种原因引起的情景性焦虑和紧张。此种疗法因治疗过程中是有序而连续地减轻恐惧、焦虑和敏感，故称为系统脱敏疗法。系统脱敏治疗可分为3步，第一步是划分等级，把能引起患者焦虑或恐惧反应的情景按焦虑、恐惧强度由弱到强顺序排列。第二步是学会放松，在系统脱敏治疗中关键因素是学会放松，通过松弛训练，患者在出现焦虑、恐惧时能运用放松进行对抗。第三步是脱敏训练，首先进入能引起焦虑、恐惧的最低情景等级，患者用松弛技巧应对焦虑、恐惧症状，到症状消除时该等级的脱敏治疗完成，可进行下一等级的脱敏，如此循序渐进。如果在某一等级患者反应过于强烈，就退回到前一等级重新训练。系统脱敏疗法的关键是由轻到重，有序进行。

（2）满灌疗法：又称冲击疗法，适用于焦虑、恐惧症治疗。满灌疗法以现实情景或想象、模拟方式（如录像、幻灯片等）一下子呈现最强烈的恐惧、焦虑刺激（冲击），迅速纠正或消除这种刺激引发的恐惧、焦虑反应。在治疗过程中不采用松弛技术，也不允许患者回避恐惧和焦虑情景（如采取闭眼睛、堵耳朵、哭喊等）。在这种情况下，患者虽然可能出现心跳加快、呼吸困难、面色苍白等症状，但由于患者最恐惧、最焦虑的可怕后果并没发生，恐惧、焦虑反应自然减弱或消退。治疗中应有医护人员陪伴，并向患者保证无危险发生。该疗法对患者身心冲击较大，应谨慎使用，对于有器质性疾病如心血管疾病等不予采用。

（3）厌恶疗法：适用于性心理障碍、酒精成瘾、强迫症、肥胖症、赌博等。厌恶疗法将不良行为与某种负性刺激结合起来，当症状出现时立即出现一种厌恶性或惩罚性的刺激，从而使患者对不良行为产生厌恶使其逐渐消退。常用的方法有电击、弹拉橡皮筋等物理方法；有使用黄连、阿扑吗啡等药物的化学方法；还有通过想象引起患者痛苦、羞辱、恶心等的厌恶想象方法。厌恶疗法会给患者带来不愉快甚至痛苦的体验，因此在使用前应向患者解释相关的伦理问题和不良反应问题，取得患者的理解和配合，并在严格控制下使用，对不良行为的改变应随时进行鼓励，同时注意新行为的建立。

（4）奖励疗法：适用于智残儿童、行为障碍儿童、严重行为衰退的慢性精神分裂症患者的新行为塑造。奖励疗法根据操作条件反射的原理，用奖励的方法强化所期望的正性行为。其主要内容是将所期望发生的正性行为按难易度不同规定奖励标准，并用代币、小红星等作为兑换奖励的物品，只要患者出现相应的正性行为就立刻给予奖励强化。奖励可以是物质的，也可以是精神的，但一定是患者需要和喜欢的。对于患者的负性行为则不强化，让其自然消退。

（5）放松疗法：适用于解除紧张和焦虑等负性情绪，保持心态的平衡稳定，在临床护理中常用于解除手术和重症患者的紧张、焦虑，也用于个体自我心态调整。具体过程是按一定程序进行躯体运动，通过降低肌肉紧张和自主神经兴奋来减轻焦虑，从而使身心放松。常用的放松训练有渐进性肌肉放松、自主训练、生物反馈疗法等。

3. 认知疗法 认知疗法是根据认知影响情绪和行为的理论假设，通过认知和行为技术来改变患者不良认知的一类心理治疗方法的总称。认知疗法以改变患者不良认知为基本目标，运用解释、讨论、询问等技术改变患者不良认知，同时运用行为疗法的技术矫正患者的行为，达到标本兼治，以取得较好的疗效。认知疗法可以采取个别、小组和家庭等多种形式，常用的认知疗法有理性情绪疗法和贝克认知疗法。

（1）理性情绪疗法：由美国心理学家艾利斯在 20 世纪 60 年代创立并逐步发展成熟。ABC 理论是理性情绪疗法的基础。A 指外来的生活事件；B 指患者内在的认知系统；C 指出现在患者身上的不良结果。ABC 理论认为，产生不良情绪的重要原因是 B，即患者内在的非理智的认知系统，外界事件 A 是中性的，不同的认知系统会用不同的"自我说明"对中性事件做出理性的或非理性的解释，进而产生积极或消极的情绪或行为反应。理性情绪疗法的治疗原则是认知纠正。其基本技术是主动指导，用阅读疗法、家庭作业法改变认知；用想象法、面对法等消除不良情绪；用系统脱敏法改变适应不良的行为。

理性情绪疗法一般分 4 个阶段：①使患者认识不合理的非理性观念与消极情绪之间的联系。②让患者明确自己对不良情绪和行为等结果负有责任，促进其积极参与治疗过程。③帮助患者改变不合理的想法，放弃不合理的信念。④学习合理的观念，减少或避免受不合理信念的影响。

（2）贝克的认知转变法：主要适用于抑郁障碍的治疗。抑郁障碍是一种消极认知的结果，患者的负性自动想法通常围绕三个方面：①对自我的消极认知。如把自己看成是有缺陷的、无能力的、被人抛弃的，从而产生无价值感，伴消极情绪体验。②对自己经验的消极解释。他们对自己要求过高，好像在实现生活的道路上有着不可克服的障碍，常觉得快乐与自己无缘。③以消极的态度认识未来。以上消极认知构成了抑郁认知三联征。

贝克的认知转变技术基本过程为：①建立关系，对患者的抑郁程度进行评估，制定治疗目标。②监察消极的自动思想，通过提问和自我反省技术让患者发现自己思维中的不合理想法。③检验不合理的自动思想的真实性。这是贝克认知疗法的核心，通常运用建议、演示和模仿等方式，告诉患者这些认知并非事实，只是预测、推论。④巩固新观念。以家庭作业的形式让治疗情景在现实生活中再现，帮助患者进一步用新的思维方式和正确的情绪反应和行为模式适应社会。

二、临床护理常用的心理技术

心理技术是指为实现心理治疗目标而使用的具体方法和程序。以下介绍几种与护理相关的心理技术。

（一）支持性心理技术

支持性心理疗法是心理治疗中最基本的方法之一，各种心理疾病和躯体疾病都常以支持性心理疗法作为治疗的基础，其常用的支持性心理技术包括以下几种。

1. 倾听技术 倾听是心理治疗的第一步，不仅是了解情况的必要途径，也是建立良好的治疗关系和给予患者帮助的有效手段。倾听并非仅仅用耳朵去听，更重要的是要用心去听，要设身处地地感受患者的体验。倾听不但要听懂患者通过言语、行为表达出来的信息，更要听出患者在交谈中所省略的和没有表达出来的，甚至患者本人都没有意识到的心理倾向。倾听不单是听，还要注意思考和感悟患者所讲述的事实、体验的情感和持有的观念等。在倾听过程中治疗师可以进一步了解和掌握患者存在的心理问题和心理障碍，患者也可以宣泄负性情绪，释放内心的痛苦体验，从而感受治疗师的真诚关心和理解，拉近医患之间的心理距离。在倾听过程中注意不要随便打断患者的谈话，还要通过如目光、表情、动作等体态语言给予鼓励，传递同情和理解。

2. 提问技术 通常提问方式有两种：开放式提问和封闭式提问。开放式提问通常不能简单作答，而是需要做出解释、说明或补充。开放式提问常以"什么原因""怎样理解"等形式发问。开放式提问应以良好的治疗关系为基础，不然可能使患者产生一种被询问、被窥探、被剖析的感觉，从而产生心理阻抗，其目的在于了解和掌握与患者问题有关的具体事实、情绪反应、看法和推理过程等。封闭式提问是治疗者事先对患者的情况有一种固定的假设，而期望得到能印证这种假设正确与否的回答。封闭式提问通常以"是不是""要不要""能不能"等形式发问，而来访者多以"是""否"或其他简短的词语作答。其目的在于澄清事实、缩小讨论范围或集中探讨某些特定问题。另外，提问要注意问句的方式、语气语调，要由浅入深、从易到难、循序进行。

3. 鼓励技术 鼓励技术是指治疗者通过言语或非言语等方式对患者进

行鼓励，促使其进行自我探索和改变的技术。其作用是表达治疗者对患者的接纳，对所叙述的事情感兴趣，希望按此内容继续谈下去。所用的技巧就是直接地重复患者的话或说出一些肯定、赞许的话，如"嗯""好，讲下去""还有吗"等和点头、微笑强化患者叙述的内容。目的在于：①鼓励或引导患者表达。②营造促进沟通、建立关系、解决问题的氛围。③通过对患者所述内容的某一点或某一方面做选择性关注，引导其在该方面做进一步深入探索。④建立信任的沟通关系。

4. 内容反应技术 内容反应，也称释义或说明，指治疗者把患者的言语与非言语的思想内容加以概括、综合与整理后，再用自己的言语反馈给患者。治疗者选择患者所表达的实质性内容，用自己的语言将其表达出来，最好是引用患者言谈中最有代表性、最敏感、最重要的词语，例如，患者："我和女朋友已经相爱半年了。可我父母有不同意见，我母亲喜欢我女朋友，但我父亲反对我在大学里谈恋爱，我为此很烦恼，书也看不进去，晚上常失眠，不知怎么办好。"治疗者："你认为你和女朋友彼此相爱，你的母亲也同意，但你的父亲不赞成，因为他不希望你在大学期间谈恋爱，是这样吗？"内容反应使患者有机会再次剖析自己的困扰，重新组合那些零散的事件和关系，使所述内容更加明朗化。

5. 情感反应技术 情感反应是治疗者把患者用言语和非言语行为中包含的情绪、情感，加以概括、综合与整理后，再用自己的言语反馈给患者，以表达对患者情绪、情感的理解，促进沟通。情感反应与内容反应很接近，但有所区别，内容反应着重于患者言谈内容的反馈，而情感反应则着重于患者的情绪反应。情绪往往是思想的外露，经由对患者情绪的了解可进而推测出患者的思想、态度等。

一般内容反应与情感反应同时使用。比如，"你说你的同事在背后挑拨是非"，这是"内容反应"；而"你似乎对他非常气愤"，是"情感反应"。若是"你的同事在背后挑拨是非，你为此感到非常气愤，是这样吗？"则是同时使用了内容反应和情感反应两种技巧。情感反应技术的作用是澄清事件背后隐藏的情绪，推动患者对感受及相关内容的讨论。

6. 面质技术 面质是治疗者通过语言描述患者的感受、想法和行为中存在的明显差异、矛盾冲突和含糊的信息，并当面提出质疑。面质的目的在于：①促进患者对自己的感受、信念、行为及所处情境进行深入思考。②激励患者消除有意或无意的防御、掩饰心理，直面自己、正视现实并进行有建设性的探索。③协助患者实现言语与行为、理想自我与现实自我的统一。④协助患者明确其自身潜在的能力、优势并加以利用。虽然面质是一种必要的治疗技术，但因其具有一定的威胁性，因此应谨慎使用。

（二）认知重构技术

认知重构技巧是一种被广泛应用的方法，可以有效帮助患者改变他们的负面思维模式和态度，从而提升他们的心理健康和生活质量，包括以下三个步骤。

1. 认知失真的辨认与纠正 在生活中有些人会产生理性信念，有利于他们采取适应性的应对方式应对生活中的各种刺激和创伤。但是也有一些人会产生一些非理性的信念，使当事人产生情绪和行为障碍等非适应性的应对方式。常见的非理性的信念有以下几种。

（1）非黑即白的思维方式：对事件的评价只用非此即彼两个范畴，如"如果你不是我的朋友，就是敌人""如果我不是最好的那个，那我就是个彻头彻尾的失败者"。

（2）灾难化的思维：将一些鸡毛蒜皮的事情都认为是天大的事情，从而变得惶惶不可终日。

（3）情绪化推理：认为自己的情绪状态是社会现实的反映，如认为消极情绪是压力直接造成的。其实消极情绪的产生是人脑对压力性事件的认知评价所致，同样的事情，不同的观点可能会产生不同的情绪，因此情绪可以通过改变观点而改变。

（4）戴有色眼镜看事物：看不到事物积极的一面，什么事物都想到的是事物消极、悲观的一面。

（5）自我指向问题：问题发生后，即使与自己没有关系，也将事物的原因往自己主观上联系，自寻烦恼，如"父母离婚都是我的错，是我给他们带来了不幸"。

认知重建的第一步就是帮助患者识别这些非理性的信念并加以纠正，从而帮助其更好地适应环境变化，正确应对各种生活事件。

2. 替换负面思维 负面思维是许多心理问题的根源之一，例如焦虑和抑郁。在心理治疗中，替换负面思维是一种常用的认知重构技巧。教导患者如何识别自己的负面思维，并将其替换为积极和建设性的思维。

首先，患者需要意识到他们的负面思维。治疗师可以指导患者通过自我观察和记录来识别负面思维的模式。例如，患者可能在遇到困难时常常产生"我无法应对""我是个失败者"等消极的自我评价。

然后，治疗师会引导患者替换这些负面思维。一种常见的方法是积极对待自己的问题和挑战。例如，当患者产生"我无法应对"思维时，治疗师可以鼓励他们思考自己过去成功解决问题的经验，并提醒他们每个人都会遇到挑战，困难并不意味着失败。

3. 重构核心信念 核心信念是一个人对自己、他人和世界的基本信念和价值观。它们对个体的思维方式和行为产生重要影响。重构核心信念是一种以根本性方式改变患者认知的重要方法。

治疗师会帮助患者批判性地审视他们的核心信念，并尝试重新构建更加积极和适应性的信念。通过与治疗师的合作和不断地思考，患者可以逐渐改变他们的核心信念，并获得心理上的成长和发展。

（三）处理躯体不适和情绪障碍的技术

我们在受到各种精神或躯体创伤后，或多或少都有可能会产生某些情绪和躯体上的不适。下面介绍两种与放松有关的心理技术。

1. 放松训练 放松训练是通过帮助患者体会主要肌群的紧张感与放松感，进而学会调控自己的肌肉放松，自己进行反复的放松练习，达到消除紧张的目的。具体方法是按一定的顺序，让患者从头到脚逐一对肌群进行"收缩－放松－收缩－放松……"训练，并提示其注意相应的身体感觉。

2. 冥想 常用的方法是坐禅、祈祷等。基本机制是在经过一段时间专业人员指导后进行自我催眠，诱导出生理－心理性的放松反应，包括进入催眠性的"出神"或"入静"状态。这种方法需要安静的环境，头脑中有一定的意念、想象作为注意对象，采取舒服的体位。常用的方法是闭目，调整呼吸节奏，并相应地默念简单词汇或无意义单音，或作轻松、愉快想象，体会、暗示身体出现放松感。也可以在每次吸气时默念一个"数字"，然后在每次呼气时默念"舒服"，每次冥想放松为 5～10 分钟。

（张秀英）

精神疾病治疗的健康教育

第四篇 精神障碍患者家庭护理及社区管理篇

第十二章　家庭治疗与护理

　　精神疾病具有病程长、症状反复、复发率高等特点。良好的家庭治疗能够为患者提供一个安全、稳定的支持系统。家庭成员的理解和支持可以让患者发泄不良情绪，学会一些人际交往的技巧，并对自身及自身疾病有更深入的了解和认识，从而降低患者的孤独、无助、羞耻的感觉。因此患者出院后的康复效果除了自身因素外，良好的家庭、社会环境及治疗均对患者的康复起着决定性作用，是减轻病情、提高精神疾病患者社会康复的有效措施之一。

第一节　家庭治疗

一、家庭治疗概述

　　家庭治疗是指患者好转或治愈出院后，由自己和（或）家人帮助继续遵医嘱进行药物治疗、康复训练、心理支持等措施，有效促进患者疾病康复，充分发挥其生理功能、情绪调试、职业能力及社会生活适应能力。

二、家庭治疗的原则

　　1. 患者病情稳定，配合治疗　参与家庭治疗的患者一般为好转或治愈出院的患者，应在出院前对患者进行病情评估，为其及家属做好健康教育，使其采取自愿原则，同意并配合家庭治疗，签署相关知情同意书。

　　2. 家庭支持系统较好　家属能够尊重、理解、关爱患者。家庭支持系统及家属的心理状态往往严重影响患者的心理，所以家属要避免精神过度紧张，多与患者进行沟通，了解患者的痛苦，鼓励患者解除思想顾虑，帮助解决困惑，使其获得慰藉，减轻孤独感，增强安全感，有利于稳定患者情绪。此外，患者家属参与治疗可使患者得到心理上的满足和亲情的关爱。良好的家庭关系有助于患者的身心健康，家庭成员间的关心、支持及精神安慰也是社会支持系统十分重要的内容，对病情及疗效均有明显的良性影响。

3. 遵医嘱治疗 患者出院时由医生和护士为患者及家属进行出院指导，告知具体药物的用量、服用方法、复查时间以及各项社会功能锻炼的注意事项等，患者和家属应认真执行医嘱，如有问题，及时和医生联系或就诊。

三、家庭治疗的内容

1. 遵医嘱用药并注意观察药物不良反应

（1）药物交给家属保管，遵医嘱按时服药，包括药物的剂量、服用方法、服药时间等，家属监督患者服药。

（2）患者服药过程中，若出现药物不良反应或病情反复，应及时与医生或护士沟通，不能擅自增、减药量或停药。

（3）定期遵医嘱及时复诊。

2. 建立良好的家庭信任关系 良好的家庭关系是家庭治疗和护理有效落实的基石。家庭成员间的关心、支持及精神安慰能够增加患者战胜疾病的信心。如何建立良好的家庭关系？一是要加强沟通，遇到矛盾时，及时沟通，才能化解危机。二是多一点宽容，在一个家庭中父母与子女、配偶之间出现意见分歧时，需要相互理解，而不是争吵。三是塑造认同感，无论是父母、配偶的付出，还是子女的成长都需要获得认同，当感到自己在家中的价值被肯定时，就会幸福感加倍。

3. 制定家庭治疗计划 由医生、护士、患者、家属在患者出院前共同制定家庭治疗计划，根据患者的职业特点和家庭环境制定详细的服药计划、生活作息表、康复训练计划、休闲娱乐等。在医务人员随访或患者复诊时对家庭治疗计划的执行情况进行评估，工作人员对患者和家属的积极表现进行鼓励和正向强化，对出现的消极行为进行评估，给予健康教育或修订计划，并加强随访，督促和鼓励患者执行家庭治疗计划。

4. 鼓励患者进行康复训练，参加社会活动 患者出院后进行适当的康复训练，不仅可以稳定患者的病情，更有利于患者社会功能的恢复。家属为患者创造良好的康复训练和社会活动环境，鼓励患者认真执行家庭治疗计划，进行康复训练和参加社会活动，对患者的积极表现给予鼓励，对患者的受挫行为给予心理支持和帮助，使患者养成康复训练的习惯。常用精神康复训练技术有生活行为康复训练、学习行为康复训练和工作行为康复训练。

（1）生活行为康复训练

①日常生活活动训练：主要是针对病程较长的慢性衰退患者。具体措施可着重培训个人卫生、饮食、衣着、排便等日常生活能力，坚持手把手地督促、教导和训练，并辅以奖励机制。除了严重衰退者效果不显著，大多数患者在进行2～3周训练后生活能力明显改善；但这种能力训练必须持之以恒，一旦放松，便恢复原状。

②文娱体育活动训练：着重于培养社会活动能力，加强社会适应力，提高情趣和促进身心健康。培养患者参与群体活动，扩大社会交往，包括一般性娱乐与观赏活动，如听音乐、看电视等；带有学习和竞技的参与性活动，如唱歌、舞蹈等。家属可根据患者的个人特点和家庭实际状况来选择合适的活动。

③社会交往技能训练：患者的社会交往能力往往因脱离社会生活而削弱，慢性患者甚至严重至丧失。这项技能对提高患者参与社会生活的能力起着重要作用，能够尽可能促进其恢复。

（2）学习行为康复训练：训练患者学会处理、应付各种实际问题的行为技能，主要从一般教育性活动和家庭生活技能两方面展开。

①一般性教育活动：如卫生常识教育、科技知识教育、疾病知识教育，以提高其常识水平，培养学习新事物和新知识的习惯，以免过分脱离社会现实。

②家庭生活技能训练：主要训练患者重新掌握家庭生活技能，包括家庭清洁卫生、家庭布置、物品采购、食物烹饪、钱财管理及社交礼节等。

（3）工作行为康复训练：指劳动作业与职业活动方面的技能训练。

①简单劳动作业：工种较简单易做的，如贴信封、糊纸袋、打扫家庭卫生等。

②工艺制作活动：内容包括各种编织，如织毛衣、织网袋等；各种美术品，如绘画、书法等；布制或木制玩具，如各种模型制作，书籍装订等。对参加训练的患者，可按其完成任务多少，给予适当的奖励，以提高其参加活动的积极性。

③回归社会前职业训练：这是回归社会就业前的职业训练活动。

5. 鼓励患者建立自信，减轻病耻感 家属应接纳、理解患者的疾病，消除患者内心的"自我歧视"，同时给予患者无微不至的关心，并鼓励、支持患者，使患者自我角色认同，进行基本的家务劳动和工作事务，提高患者生活能力，从而获得尊严感，提高自我效能和生活质量，缓解焦虑、抑郁情绪，建立自信，减轻病耻感。

6. 严密观察患者病情变化 家属关心、体贴患者，多与患者沟通，注意观察患者的病情变化，如果发现患者有言行、情绪、睡眠、躯体情况等异常表现，应警惕是否为精神疾病复发，及时到医院就诊，采取有效的措施，防止病情进一步发展。

7. 积极参加社区活动 患者由于住院期间长时间处于封闭式管理，以及社会上存在着对他们的污名化，即使治疗后回到熟悉的社区，由于社交隔离严重，社会交往能力也会逐渐丧失。在此背景下，患者在出院后积极参加社区活动有助于重新融入社会并建立支持系统。患者可以寻找合适的社区活动，如参加社交团体、志愿者工作、运动俱乐部、文艺活动等，帮助患者保持身体健康和心理健康，缓解压力，获得成就感和满足感。同时，社区活动通常会为参与者提供一些实际帮助和支持，这些都有助于患者的康复。

第二节 家庭护理

一、家庭护理概述

家庭护理是以家庭系统为单位，把家庭看成一个整体，并在特殊环境中进行心理治疗、康复治疗及护理的过程。其具体做法是借助家庭内沟通与互动方式的改变，以护理人员为主体，直接实施和指导，协助患者家属实施对患者的护理，以帮助患者能更好地适应其生存空间。

二、护理干预

1. 护理评估 精神障碍患者的家庭护理评估是通过对患者及其家庭环境的全面评估，从而了解患者的状况、需求和困难，以制定适宜的护理计划和支持措施。

（1）对患者的评估

1）一般状况

①健康史：了解患者的个人基本信息，详细评估患者既往史、家族遗传史、有无药物过敏史、有无外伤等，患者的用药情况，对治疗的合作程度，既往有无类似疾病发作，此次发病情况，既往有无自杀、自伤或冲

动、外走等危险行为。

②生理功能：评估患者生命体征、营养、排泄、饮食、睡眠情况、卫生状况、生活方式、检查结果、自理能力等。

2）精神状况

①认知：评估患者有无感知觉障碍、思维障碍，评估患者的记忆、理解、注意力、定向力、自知力等认知功能是否完好。

②情感情绪：评估患者是否存在情绪不稳、情感倒错、焦虑、抑郁等症状以及出现的严重程度，了解由情绪问题而引发的其他行为。

③意志行为：评估患者有无意志行为的改变，如意志增强、意志减退及木僵等。

④自知力：评估患者对疾病及治疗的认识能力。

3）心理社会功能：评估患者的兴趣爱好、个性特征、生活事件、应对挫折与压力能力、社会支持系统等；评估患者在家庭及社会活动中的依从性、角色功能及人际交往能力等；评估患者工作、学习状态等。

4）危险性评估：参照攻击风险因素评估量表将攻击行为分为Ⅰ级、Ⅱ级、Ⅲ级、Ⅳ级。

（2）对患者家庭的评估

1）家庭功能：评估家庭功能是否健全，家庭是否具有提供患者生存、成长、安全等生理、心理、社会方面基本需要的功能。

2）家庭结构：了解家庭结构是否健全，家庭文化背景与知识水平，包括每一位家庭成员在家庭中的位置、角色、承担的责任与权利，家庭系统运转的规则和价值观等。

3）家庭社会支持系统：评估家庭情感氛围与家庭环境、家庭成员心理健康水平、对相关疾病护理知识掌握的程度及预测病态行为的能力。

4）家庭协调能力：评估家庭对患者疾病的看法，对病情的观察和判断能力，能否向医务人员提供充足、可靠的资料等，及时与医护人员沟通，必要时到医院复诊。

2. 护理问题

（1）有暴力行为的危险（对自己或他人）：与幻觉、错觉、妄想、极度焦虑或惊恐发作有关。

（2）外走。

（3）睡眠型态紊乱：与环境或生活方式改变、生活不规律等有关，与抑郁、焦虑、欣快等精神行为症状发生有关。

（4）营养失调：低于机体需要量，与不能自行进食有关。

（5）健康维持无效：与其认知功能受损、个人应对无效、缺乏保持基本健康措施的知识、缺乏寻求健康行为的能力和家庭支持系统不良有关。

（6）治疗依从性差：服药需督促、拒药。

（7）自理能力缺陷（沐浴、进食、穿着、如厕）：与意志减退、行为退缩、思维障碍、自知力缺乏等有关。

（8）社交障碍：与行为退缩不易进行沟通，幻觉、妄想状态，社会行为不被接受，心理障碍和个人资源不足有关。

（9）不合作：与否认有病有关。

（10）无自知力或自知力缺如。

（11）照顾者角色困难。

（12）应对无效：与社会支持不足、缺乏适应性应对方式有关。

3. 护理目标　应根据护理问题和家庭实际情况制定目标。

（1）协同医护人员制订计划和实施：家庭成员能主动协同医护人员共同制订家庭护理的治疗、日常生活及康复训练计划，督促患者实施。

（2）掌握疾病及药物的相关知识：家庭成员能了解精神疾病及药物的相关知识，同时能及早识别疾病复发及暴力倾向的先兆，并能及时、正确处理。

（3）培养患者独立生活能力：帮助患者学习并逐渐发展独立生活所需的日常生活技能，恢复独立生活的能力。

（4）恢复患者社会功能：患者的病情稳定后，家庭成员鼓励患者重新融入社会和参与社会活动，逐步恢复社交技能、建立健康关系，以提高其自信心和生活质量。

4. 护理措施

（1）一般护理：患者的居住环境要求安静、安全、简洁，避免强光和噪声的刺激。家属需督促、协助患者料理个人卫生，培养自我照护的习惯；注意患者的饮食卫生和营养搭配。

（2）睡眠护理：家属应为患者营造良好的睡眠环境，帮助患者制定规律的睡眠时间表，养成良好的睡眠习惯。白天适量运动，避免午睡过久。入睡前避免咖啡因和刺激性食物的摄入，可饮用热牛奶、热水泡脚、洗热水澡等放松身心。家属还可以与医护合作，并在需要时提供相应的非药物干预措施,如行为疗法、放松训练等。必要时按医嘱使用镇静安眠药,以辅助睡眠。

(3)用药护理:护理人员指导家属做好药物的妥善管理,监护患者按时按量服用,不可随意调整药量。同时指导家属加强对患者服药后的观察,能够识别药物不良反应,及时寻找资源应对。

(4)病情观察与护理:家庭成员是患者日常生活的陪伴者,因此护理人员要指导家庭成员辨别一些常见的幻觉、妄想等精神症状,不与患者争辩病理性内容,不试图说服患者,对其感受和行为表示理解和接受,持中立的态度,引发患者进行思考,转移患者的注意力,鼓励其积极配合药物治疗,及时复诊。

(5)攻击行为的护理:做好精神障碍患者的攻击风险评估,并根据攻击风险级别,进行分类干预。①针对病情稳定且攻击风险评估等级为Ⅰ级的患者,指导家属如何识别和应对患者的情绪行为变化,给予患者关心、理解、接纳,并随时与社区工作人员联系。②针对病情基本稳定且风险评估等级为Ⅱ级的患者,指导家属了解和掌握暴力发生的先兆和原因,不与患者争辩,不指责患者,避免激惹患者,防止暴力升级;同时及时寻求医护人员的专业帮助。③病情不稳定且攻击风险评估等级为Ⅲ级、Ⅳ级的患者,指导家属做好安全防护,不流露紧张和恐惧表情,必要时需采取保护隔离的措施,避免患者自伤和伤人,对症处理后立即转诊到上级医院。

(6)消极行为的护理:指导家属通过患者的情感变化、言行等早期辨认自杀意念及可能采取的方式,严加防范;尤其在凌晨和午夜时段要特别注意;禁止患者单独活动及在危险场所逗留;对患者任何细小反常现象都要持续追踪,善于识别患者为达到自杀目的的伪装行为,及时干预;鼓励患者表达需要,增强自信心,采取积极的态度来应对困境,及时复诊。

(7)外走行为的护理:指导家属与患者建立信任关系,观察患者的病情变化,了解其外走的原因和想法,给予安慰及解释,指导患者正确解决生活中的矛盾和问题,满足其合理需求。一旦发生患者出走情况,应立即组织人员寻找,必要时报警寻求帮助。

(8)心理护理:待患者病情恢复,大多数患者可能想到在发病中自己的言行对他人造成的伤害,因而感到自责或羞耻,产生了消极情绪甚至行为,危及自己生命。所以家庭成员应重视患者的心理护理,平等对待患者,满足患者的合理需求,不歧视、讽刺、指责患者;经常与患者沟通,了解其情感和内心的变化，并鼓励患者表达内心感受和负性情绪，与患者共同探讨应对方法，引导患者全面接纳自己；指导家属学习有效的心理应对机制，积极帮助患者解决实际问题。

（9）康复护理：指导家属训练患者家庭生活技能，参加力所能及的劳动和适当的躯体康复锻炼。鼓励患者积极主动地融入社会，参加社会活动，活跃情绪，提高人际交往能力。

5. 健康教育 通过多种方式，向患者及其家属提供一些有利于疾病康复的知识，消除他们对疾病的某些偏见与误解，使他们对治疗的态度从单纯的被动变为主动参与。对精神障碍患者及家属进行健康教育指导，能有效地提高患者及家属对精神疾病知识的认识，改善患者的治疗依从性，降低复发率和再入院次数，提高患者的社会功能。

（1）患者健康教育

①指导患者坚持服药，维持治疗。

②保持规律的生活作息，保证充足睡眠，注意劳逸结合，养成良好的生活习惯。

③注意饮食卫生，不宜暴饮暴食或进食过少，保证营养饮食，保持二便通畅。避免过量饮酒、喝浓茶或咖啡等刺激性食物，禁忌高空作业。

④做一些力所能及的家务，切忌整日卧床、饭来张口、衣来伸手、无所事事的生活。多参加有益身心的社会活动，增加知识面，早日融入社会。

⑤指导患者学会定期门诊复查。

⑥教会患者预防疾病复发的知识和技能。

⑦心理康复指导：告知患者要保持良好的心理状态，避免精神紧张、过度疲劳及烦躁。指导患者学会自我情绪调节方法，提高其对家庭、社会环境的适应能力。

（2）家属健康教育

①服药：对于无自知力或者自知力缺如的患者，家属需妥善保管药物，每次服药时做好监督工作，严防藏药并做好服药后的观察。对于自知力完好并主动配合治疗的患者，可以尝试指导患者自我管理药物。

②情感：患者虽然已经康复出院，但许多情况下可导致情绪的变化，因此家属平时要多与患者沟通，在遇到问题时及时给予劝慰和引导，努力使患者消除压力，引导患者学会根据所处的环境条件来平衡自己的心理状态。

③生活：在生活中家属要为患者创造有利于康复的家庭氛围，提供患者日常生活的物质条件，合理安排患者的作息时间和家务劳动，养成良好的生活习惯。

④饮食：家属需要做好患者的饮食管理，一日三餐要荤素搭配，避免摄入过多油腻、辛辣刺激的食物，督促患者多吃些蔬菜和水果。

⑤复发识别：精神疾病是一种高复发的疾病，如果患者出现了以下表现，希望家属能够及早察觉，并了解其可能的原因，及时复诊。如睡眠的改变：包括早醒、失眠、易醒、入眠困难等；情绪的改变：如无故情绪低落，情绪高涨、烦躁，易怒等；社交改变：包括社交活动减少、孤立退缩或与他人关系矛盾；生活学习能力是否下降及生活规律是否改变；自知力改变：原本认识到自己患有精神疾病，能够自觉服药的，又变得不承认有病，甚至拒绝服药；出现片段的精神症状：如一过性幻觉、妄想、举止言谈异常等。

（雷志洁）

精神障碍患者家庭护理

第十三章　精神障碍社区管理

"社区服务"是在当地政府倡导之下，以街道、乡镇和居（村）委会的社区组织为依托，为满足社区成员的就业、教育、医疗卫生、社会安全等方面的需求而开展的服务工作。

社区精神卫生服务是社区服务工作的组成内容之一，主要为精神科医生、护士、全科医生、社会工作者等专业技术人员，通过相应的组织形式和措施开展工作，为社区居民提供预防保健、早期干预、医疗康复及健康教育等服务，进一步满足人们精神卫生需要并解决精神卫生问题，使区域内的社区居民具有良好的应激能力和社会适应能力，避免和减少心理和行为问题的发生。

第一节　社区精神卫生服务

一、社区精神卫生服务的相关内容

社区精神卫生服务的内容和范围是随着时代的发展而不断增加和扩大的，是一个不断健全和完善的过程。主要内容包括以下几个方面。

（1）普及精神卫生知识，为社区普通人群提供心理咨询。社区精神卫生服务机构，可以通过多种途径为社区普通人群提供心理咨询，普及精神卫生知识。如在社区居民进行健康体检的过程中，有针对性地进行心理活动的测评、干预和宣教；通过举办线上和线下科普讲座、实施健康调研、组织咨询活动、制作宣传展板、发放科普宣传书籍等形式，向社区群众普及精神卫生科学知识，提高其心理健康水平。

（2）开展精神疾病线索调查。对社区精神障碍患者进行线索调查，是开展社区精神卫生服务的首要任务，同时是动态掌握社区精神障碍患者疾病变化的重要手段。为了提高社区精神障碍患者的建档立卡率，社区精神卫生服务机构需定期组织精神科医生，对社区内的精神障碍患者进行免费健康检查。如社区的精神障碍患者因病情反复加重，需紧急到精神卫生机构进行住院治疗，出院后其住院治疗相关情况将被及时转入社区，以供社区卫生服务中心继续进行社区精神康复治疗。

（3）开展社区康复治疗，促使早日融入社会。社区个案管理员在对区域内精神障碍患者开展随访的同时，还要对患者进行社区康复治疗。社区康复治疗的内容包括心理健康指导、家庭护理指导、劳动能力训练、就业康复指导和文化休闲等。康复机构的形式包括工疗站、农疗基地、康复活动中心、日间照护中心、中途宿舍、职业技能培训中心等。

（4）定期跟踪随访，对重性精神疾病患者进行管理治疗。社区精神卫生服务机构的个案管理员至少每个月要主动对建档立卡的社区精神障碍患者进行家庭入户随访，通过随访互动与患者及其家属保持密切联系，并取得患方的信任、理解及配合。随访内容涵盖患者的治疗效果、服药情况、情绪状态等，并指导其家属开展精神疾病的相关家庭护理。

（5）建立应急处置机制，避免不良事件发生。针对以精神分裂症为主的重性精神疾病，要以管理、治疗为首要目的，是有效避免不良事件发生的重要途径。社区卫生服务机构与精神卫生医疗机构建立健全应急处置机制，制定应急处置预案及流程，通过最直接的渠道，在最短的时间内，以最恰当的处置方式做出应急动作及反应，避免不良事件的发生。

（6）建立双向转诊机制，提供全面无缝隙服务。精神卫生医疗机构主要负责为社区精神障碍患者确定诊断和拟定治疗方案，社区卫生服务机构则负责精神障碍患者的社区管理治疗和精神康复指导。精神卫生医疗机构与社区卫生服务机构建立双向转诊机制，从根本上可为社区精神障碍患者提供全面、无缝隙的诊疗康复服务。

二、社区精神卫生服务开展的条件

社区精神卫生服务旨在通过提供全面的关怀、支持、培训、指导和服务，帮助精神障碍患者重新融入社会，增强其自理能力、社交能力和就业竞争力。为此，需具备以下开展条件。

（1）精神障碍患者的社区服务工作是一个多部门协调、共同参与的工作。按《中华人民共和国精神卫生法》的规定，我国不断完善社区医疗保障体系，把心理健康、精神疾病防控等工作融入到医疗保障的实践中，构筑了市、区县（市）、街道（乡镇）、社区（村）精神卫生服务四级业务网络，形成了以专业技术人员为骨干，社区干部、治安民警、患者家属及邻居等组成的多元参与的医疗保障体系。

（2）建立科学、有效、系统的精神卫生服务管理机制，通过严格有效落实《全国精神卫生工作规划》，改善现有的医疗、教育、司法等多种手段，实现完善机制、健全体系、完善救治救助制度和促进公众心理健康四个方面的发展，加强医疗、教育、司法、宣传、文艺、科技等多种活动，以达到改善患者的身心状态的最终目的。

（3）为了实现社会化工作的目标，政府应该建立一个由分管领导担任组长的机制，并设立一所专门的精神卫生机构来提供技术指导；乡镇卫生服务机构应当拥有一名精神疾病防治医生；同时，应该为每一位精神障碍患者设立一个专门的看护小组，并且给予他们一份完整的康复档案。通过不断改进社区精神卫生工作模式，为精神障碍患者提供全面的防治和康复措施。

（4）充分发挥社区精神卫生服务的潜在价值，努力开发更多优秀的社区精神卫生专业人才，积极招募有丰富的临床经验、良好的文化素养和职业道德以及丰富的教学经验的社会志愿者，有效帮助区域患有精神疾病的居民。通过全面的社会心理健康教育、实践活动、监测考核以及模拟演练，实行体现专业服务价值激励导向的薪酬分配制度，持续推动社会心理健康服务的质量与标准的进步。

第二节　社区精神障碍患者的特点及护理

一、社区精神障碍患者的特点

（1）轻症精神障碍患者较多，如焦虑障碍、人格障碍、适应障碍及发育障碍等。

（2）慢性精神障碍患者、精神残疾和智力残疾的患者较多，这些患者日常生活不能自理，人际交往存在障碍，心理应变能力低等，最重要的问题是患者的社会功能障碍或缺陷，不能完成应有的社会角色。

二、社区精神障碍患者自我护理

1. 保持生活规律

（1）良好的卫生习惯：保持身体清洁，床铺干净、整洁，以及养成良好的个人卫生习惯，如勤剪指甲、勤洗手、勤换衣服，勤洗澡等。同时要早睡早起，保持规律的作息时间。

（2）规律的饮食健康：要了解患者的饮食习惯和喜好，根据具体情况制定饮食计划。精神疾病患者应禁止喝酒及含酒精类的饮料、食品，以避免病情复发。在日常生活中，患者应注意饮食卫生及安全，避免暴饮暴食。重点看护老年人、抢食患者，以避免噎食风险。

（3）自我睡眠管理：保证患者有足够的睡眠时间，避免因睡眠不足而引起病情复发。同时，应养成良好的睡眠习惯，如睡前不看刺激性强、情节紧张的影视节目，不从事过度紧张、兴奋的活动；睡前可以喝热牛奶，泡脚使全身放松。

2. 遵医嘱服药 药物维持治疗是预防某些重性精神疾病，如精神分裂症、情感障碍等复发的主要措施之一。坚持系统用药，按照"早期、足量、足疗程"的原则。遵医嘱给予药物治疗，服药前向患者及家属讲解药物的作用、疗效和不良反应，取得他们的理解与配合。向患者说明服药的目的，让其了解按时按量服药可以减少精神症状的发生和维持病情稳定。密切观察患者服药后的不良反应，不良反应严重时，应及时联系医生，考虑换药。服药早期，采用每日发药的形式，准备温开水，看护患者将药服下。为预防急性期患者向慢性和残疾转化，要向患者及家属讲解长期服药的重要性，让其了解精神疾病是一种复发率很高的疾病，且每复发一次，病情就加重一次，增加治疗难度。因此，长期坚持规律服药，是预防复发的核心。

3. 定时复诊 精神疾病复发率很高，而且复发次数越高，给患者带来的损害越严重，给家人及社会带来的负担也越大。很多人对于精神疾病都不陌生，但是真正了解的寥寥无几，患此病多半是由于心理问题造成的，虽然可以治愈，但是如果平时护理不正确还会导致疾病复发，对患者及家属带来很大影响，所以定时复诊很关键。

（1）家属要定期带患者去门诊复查，由医生根据患者的具体情况调整用药剂量。对精神疾病患者而言，复诊的目的是检查药物疗效和不良反应，及时发现新问题，对病情进行动态观察、监测，以便及时调整治疗方案。定期复诊对家属而言，能及时了解患者病情变化，有效预防疾病复发。

（2）持续用药治疗。通过对复发者的调查发现：在复发者中自行停药者占54%~77%。维持用药治疗的患者复发率为40%，而没有维持用药治疗的患者复发率高达80%。因此，患者和家属都要高度重视维持治疗，不要因为"好了伤疤忘了疼",或者因为怕"上瘾",怕药物伤脑、伤肝等顾虑而自行终止服药。有的女性患者为了生育,怕药物造成胎儿畸形;有的患者谈恋爱或结婚时隐瞒病情,怕对方发现而不敢服药,造成长期停药,导致病情复发。

（3）患者复诊时家属要介绍精神疾病患者上次就诊以来的变化,包括症状、服药情况、疗效、副作用、生活状态、工作情况等。家属要明确就诊目的,应注意以下几个方面:①提供病史要真实、客观。②叙述简单明了,重点突出。③最好做书面准备。④记录谁在场,谁不在场。⑤保留患者的文字材料,记录患者的原话。

4. 参与社会活动　社会活动理论认为参与社会活动具有增益效应,能够帮助患者获得更多物质、经济和人力上的支持,了解各种有益信息,提高生活满意度。参与途径有以下几个方面。

（1）参与社区活动:患者积极参与社区中的跑步、游泳等运动和公益活动,可以提升其自信心。

（2）社会交往正常化:与亲友、同学、同事、熟悉及陌生人群的交往,可以促进患者回归正常生活。

（3）培养职业技能:精神障碍患者是否可以正常工作或学习是检验社会功能恢复程度的标尺。培养按时起居作息、与同事正常交往、忠于职守、按时完成工作任务等可以为患者最终回归社会打下基础。

5. 运动

（1）运动疗法:运动有助于缓解负性情绪,改善个体的身心健康。精神障碍患者通过运动疗法可以转移注意力,减少幻觉、妄想等症状,减轻病态体验,克服焦虑、抑郁等负性情绪,纠正病态行为。作为非药物治疗措施,可降低长期服药的患者产生肥胖、糖尿病及心血管等疾病的风险,改善患者社会、认知功能。

（2）运动疗法的实施:患者根据自己的实际情况进行柔韧性、平衡、力量方面的训练,例如健身操、传统健身功法、有氧运动等,可以减轻患者的焦虑、抑郁、恐惧等不良情绪,改善心境。

6. 认识疾病、识别疾病复发先兆　有研究表明82%的患者在5年内有复发,多数患者每复发一次,病情将进一步恶化,对治疗反应差。因此,应尽量减少复发的频次。

（1）复发有三个关键症状:幻觉、不寻常的思维内容和概念瓦解。患者原有的这三个症状已被控制到轻度或较低程度，但随后至少有一个症状迅速发展到重度或非常严重，表明患者疾病复发。

常见的复发先兆有：①自知力动摇：原先能自觉服药的患者，不承认自己有病，甚至拒绝服药。②睡眠障碍：无故出现睡不好觉或白天过多地卧床不起。③生活能力减退：患者的个人生活能力突然发生变化，生活懒散、不讲究个人卫生或过度讲究、终日忙碌着打扮自己。④工作或学习效率下降：工作能力下降，纪律松散，不负责任，工作、学习时心不在焉，注意力很难集中，成绩和效率也大不如前。⑤社会适应障碍：患者情绪改变，易激惹、情绪波动大、淡漠、孤僻、不愿社交、急躁冲动、蛮不讲理、敏感多疑、心神不宁、多话、对人过于热情等。⑥躯体不适：如头疼、头昏、无力、心慌、食欲不佳。⑦出现原来发病时的异常表现：原精神症状再现。

一旦出现以上某种情况，患者与家属要及时与医生联系，给予必要的药物指导和心理干预，把复发控制在萌芽阶段。

（2）制定预防复发的处理计划：一般认为，做好以下几点，对预防疾病复发有重要意义：①坚持服药。②识别复发早期的"预警症状"并予以相应处理。③正确处理社会心理应激因素。④有效和便利的求助策略。⑤保持良好的社会角色。⑥避免使用非法药物。

7. 练习社会交往 精神障碍患者进行社会交往能力训练，可以帮助其早日回归社会。良好的社会交往能力可以扩大个人的社会交往范围，提高自信，适应社交环境，深化社会关系，提高生活质量。练习社会交往的方式有以下几种。

（1）主动与他人交流：主动与邻居、朋友、家人等进行交流，可以保持良好的社会关系。

（2）积极参加社交活动：参加社区组织的各种社交活动，与他人互动，可以增加社交经验。

（3）主动学习社交技巧：学习社交技巧，如肢体语言、倾听、表达、沟通等，可以提高社交能力。

（4）积极寻求支持：寻求家人、朋友、医生或心理咨询师的支持和帮助，获得情感上的支持和建议，能够增强应对社交困难的能力。

社区精神障碍患者在自我护理时，要根据自己的实际情况和医生的建议，选择适合自己的社交方式和方法，不要过度强求自己，保持耐心和信心，避免社交焦虑和抑郁等情绪的发生。

三、社区精神障碍患者专业护理

1. 康复护理贯穿于护理服务全过程　社区中慢性精神障碍患者有人格、适应及发育方面的精神障碍，以精神分裂症患者为多，是社区精神卫生服务的重点对象。所以护理的特点之一就是对患者进行康复护理，促进患者生活功能和社会功能水平的提高，这些康复护理措施贯穿于护理服务的全过程。

2. 系统、持续、全方位的护理过程　护士与精神科医生、社会工作者等共同合作为社区门诊、医院、日间医院、夜间医院、家庭病床及工娱疗法治疗站的患者提供医疗护理服务并进行家庭访问。

3. 防治结合与健康教育为一体的护理服务　社区精神卫生工作，应调动患者与其家庭成员积极参与。他们既是护理服务的对象，又是护理计划的制订者和执行者，为他们提供咨询和指导，对精神障碍的康复和预防复发起着重要的作用。重视社会、心理因素的收集和处理，通过防治疾病和健康教育来完成护理工作。

4. 调动和利用各种资源　护理活动中社区基层保健机构、学校团体、患者单位及亲友家属等现有力量和条件，均可参与护理服务；积极地取得他们的支持，妥善地利用人力和物力是护理服务中重要的资源。

第三节　社区个案管理

一、服务理念、功能和内容

1. 理念

（1）以人为本、个性化的服务。精神疾病患者在群体中往往受到歧视和排斥，需要得到理解、支持和尊重。个案管理通过协调整合资源，以高质量、低成本的方式满足患者需求。它超越疾病视角，以人为本，强调尊重和关怀。通过个案管理，我们能够深入了解患者的需求、愿望和困难，并为他们提供个性化的服务。这种管理方式能够建立起稳固的互信关系，给患者带来情感支持，并提供他们实现康复目标的积极动力。

（2）全面综合的康复服务。个案管理中的全面管理是指在患者康复过程中提供全方位的康复服务，以帮助患者恢复功能、提高生活质量和实现社会融入。

它通过以下方式实现。

①建立患者个人档案。对患者进行评估并收集患者的综合信息，建立个人档案。

②制订个案管理计划。个案管理团队、患者及家属共同参与计划的制定。

③履行个案管理计划。根据团队分工针对患者的情况进行个案管理，由个案管理员促进和协调个案管理计划的实施。

④评价和反馈。个案管理小组每 2 周举行 1 次碰头会，及时反馈患者的现况，对患者的管理实施效果进行评价，了解预期目标的达成情况。

⑤社区访视。个案管理需长期追踪服务的效果，根据实际情况进行相应的调整，保证服务的针对性和有效性。

这种服务模式能够为患者提供连续、不间断的服务，强调个体化和综合性，旨在满足患者的多样化需求。

（3）积极的社区参与：社区参与旨在通过社区的参与和支持，帮助患者实现康复和社会融入。这种模式强调患者的自主权和自决权，鼓励他们积极参与决策过程，并提供必要的支持和资源。社区在个案管理中扮演着重要角色，可以为患者提供以下支持和资源。

①组建社区支持小组：让患者与其他有类似经历的人分享经验，互相支持和鼓励。

②设立康复中心：提供康复活动、职业培训和社交机会。

③整合社区资源：包括医疗服务、心理健康服务、就业机会等，为患者提供全面的支持。

④加强教育和宣传：开展心理健康教育和宣传活动，提高社区对精神障碍的认识和理解，减少对患者的歧视和偏见。

（4）专业团队服务机构的精密合作：社区个案管理需要不同专业的人员共同合作，包括精防医生、社会工作者、心理咨询师、康复师等。这些专业人员通过协作和协调，共同制定个体化的个案计划，以及计划的实施和效果评价。

专业团队服务机构的紧密合作是社区个案管理的重要组成部分。通过多学科团队的合作、信息共享、协调管理、联合培训和社区资源整合，可以确保患者得到全面的服务和支持。这种合作可以提高复元质量、减少服务断裂，并为患者提供更好的康复和社会融入机会。

2. 功能 个案管理服务形式是社区干预中的一项关键技术，可以帮助患者获得并利用促进健康的社会资源，其目标是预防性和康复性的。个案管理有5个功能：评估患者的需求，制定计划以满足上述需求，提供综合服务，监督并评定服务体系，以及随访并对患者进行评定。

3. 内容 精神障碍患者社区个案管理模式的服务内容涵盖了建立健康档案、病情管理、生活正常化、定期随访、社会融入、心理和情感支持。

（1）建立档案：为每位精神障碍患者建立健康档案是社区个案管理的重要组成部分。通过建立健康档案，社区个案管理者可以全面了解患者的病情，为患者提供更有针对性的服务。

（2）病情管理：个案管理员与案主共同制定和实施病情管理计划，引导案主进行自我管理，一方面利用社区治疗资源，推动案主进行复查，另一方面制定药物管理计划，推动案主规律服药，培训良好的服药习惯。

（3）生活正常化：个案管理员以案主的衣、食、住、睡等日常生活为主，从案主易上手且感兴趣的方面入手，引导案主在仪容整洁、作息等方面做好康复计划，重启案主正常化生活，以此推动案主回归正常、规律的个人日常生活。

（4）定期随访：了解患者的病情变化、治疗及日常生活等情况。随访频率可根据患者情况进行调整，通常为每月一次或者每季度一次。随访内容包括患者的精神情况、社会功能、药物治疗等方面。在随访过程中，关注案主的需求，与案主保持良好沟通，及时调整治疗方案及管理策略。

（5）社会融入：把案主放在社区、社会的环境中，推动案主参与社区活动，丰富日常生活，锻炼社会功能，同时与社区居民互动，提高社区接纳和包容度。需注意：案主从家里走出进入社区是不容易的，需要更多的陪伴、理解，鼓励案主做出逐步的改变，并及时肯定案主的变化。

（6）心理和情感的支持：在服务过程中，当案主遇到社区歧视、家人不理解时，案主经常会向个案管理员倾诉。个案管理员应通过倾听、共情等方式给予情感支持，通过认知疗法寻解导向等方式给予心理支持，当案主消极情绪严重时，转接精神科医生提供心理服务。

二、社区个案管理模式

1. 基本的康复技能训练

（1）生活技能训练：内容见图13-1。这些训练需要根据患者的具体情况和需求进行个性化的制定和实施，并且需要与专业的康复团队合作，包括康复医生、治疗师、社会工作者和家庭支持人员等。康复训练的目标是帮助患者最大限度地恢复和提高独立生活能力，以实现社会融入和自主生活。

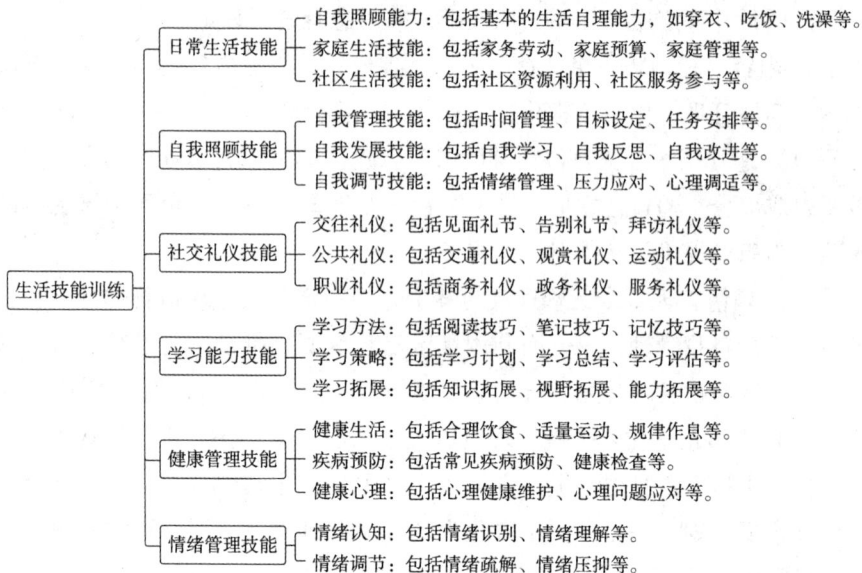

图 13-1　生活技能训练计划

生活技能操作流程如下所述。

①训练形式：以小组形式进行。

②入组标准：生活自理能力差，不具备简单的生活技能的患者。

③排除标准：有严重躯体疾病的患者；无法进行有效沟通的患者。

④训练方式：小组每组 6~7 人，每周开展 3 次，前 2 次为学习，最后 1 次为强化练习，时间为 30~40 分钟作业。

⑤训练流程：介绍本次活动目的及步骤，演示基本方法，实地操作。

⑥注意事项：根据每次活动内容提前准备好物品，多鼓励患者积极参与生活技能小组，每节课前要提前告知内容以便组员提前做好准备。

（2）服药技能训练：内容包括为什么急性期、恢复期和维持期都需要药物治疗；按时服药的重要性；服药时的注意事项；常见药物不良反应的识别、处理和求助。

操作流程见图 13-2。

①服药技能训练的原则包括早期介入、鼓励自主、循序渐进和执行统一，相信患者也是重要的原则之一。

②在进行服药技能训练前，需要进行评估，包括患者对服药的认识和

病情的了解。同时，需要向患者介绍训练内容和计划，以及分级制的要求和升降级的准则。

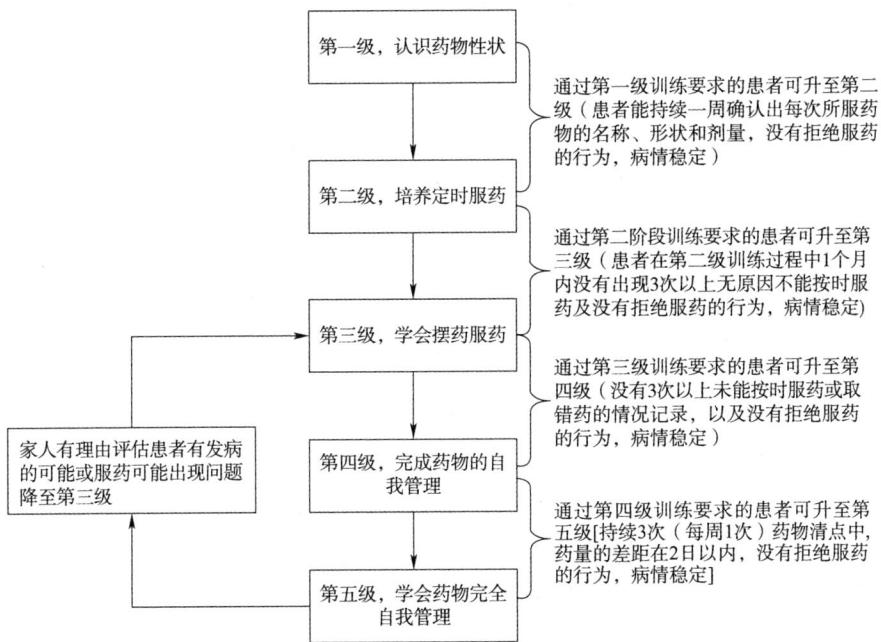

图 13 - 2　服药技能训练操作流程

③服药技能训练的形式包括服药依从性训练和服药习惯训练。其中，服药依从性训练采用小组的方式进行，每周 2 次，每次 30~40 分钟，共持续 2 周；服药习惯训练则是学会正确的自我药物管理。

（3）社交技能训练：许多患者因为社交技能的缺陷而难以建立和维持社会关系、独立生活和就业，这严重影响了他们的生活质量和社会功能。通过提高社交技能，患者可以更好地利用婚姻、友谊、工作等有利的支持资源，减少挫败感，降低疾病复发的风险。

具体的社交训练课程旨在训练四项基本技能（倾听、表达积极的感受、提要求、表达不愉快的感受）和六方面的常用技能（会谈技能、有主见的技能、处理矛盾的技能、交友约会的技能、职业技能和维护健康的技能），对于很多社交场合来说，这些技能都是很重要的，因此所有参加社交技能训练的患者都能从学习这些基本技能中受益。

社交技巧训练的流程见图 13 - 3。

（4）体能训练：体能训练对于精神障碍患者整体健康和康复具有重要

289

意义，通过适当的锻炼和训练，可以改善身体状况和精神状态，在控制体重、增强免疫力、提高睡眠质量及增强自信心和幸福感等方面都有着积极的影响。当然，在制定体能训练计划时，应该根据患者的实际情况和能力水平来制定合适的训练计划，以确保其安全和有效性。同时，患者和家属应该充分了解体能训练的重要性和作用，积极配合医生和康复治疗师的治疗方案，以实现更好的康复效果。

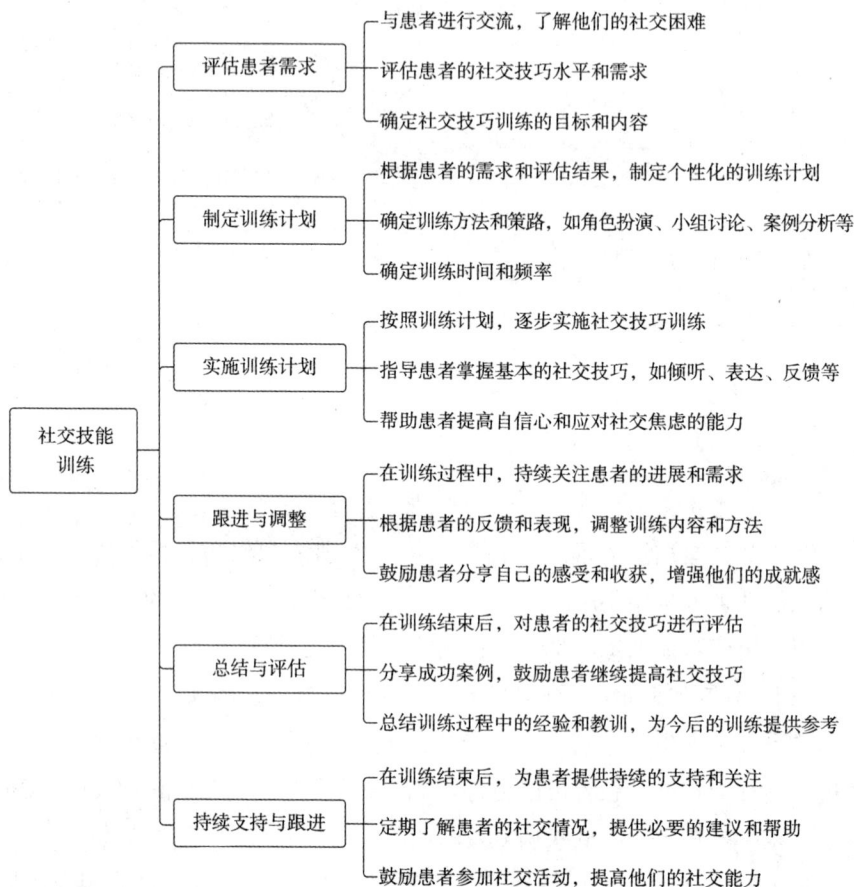

图 13 - 3 社交技巧训练流程图

体能训练包括：①体育小组操作流程。②各项体育活动的具体操作课程。③相关体育知识介绍。使用者在具体操作时需根据场地、人员配备等因素的不同，灵活调整课程各部分内容的时间和侧重点。

精神障碍患者体能训练操作流程如下所述。

①评估与设计：对精神障碍患者进行体能评估。根据评估结果，为患

者制定个性化的体能训练计划，设定训练目标，包括提高心肺功能、增强肌肉力量、改善平衡和协调能力等。

②训练准备：选择合适的训练场地和设施；准备训练所需的器材，如哑铃、瑜伽垫等；确认患者的健康状况，了解其用药情况和禁忌证。

③热身与拉伸：在训练前进行适当的热身运动，如慢跑、跳绳等。指导患者进行拉伸运动，防止运动损伤。

④体能训练：按照训练计划进行有氧运动，如快走、游泳、骑自行车等；进行力量训练，如举哑铃、深蹲、俯卧撑等；进行平衡和协调训练，如单脚站立、平衡板等；调整训练强度和持续时间，以适应患者的身体状况。

⑤放松与恢复：在训练结束后进行适当的放松运动，如慢走、深呼吸等；提供充足的休息时间，确保患者身体得到恢复。

⑥反馈与调整：定期评估患者的体能状况和训练效果，根据反馈调整训练计划，以保持训练效果。

⑦心理支持：关注患者的心理状况，提供情感支持，鼓励患者积极面对挑战，增强自信心。

⑧持续跟进：定期回访患者，了解其训练情况，提供持续的指导和支持，帮助患者保持良好的生活习惯和锻炼习惯。

（5）其他康复技能训练：将多种康复手段融入康复者的生活当中，例如艺术创作（绘画、手工）、音乐、舞蹈、戏剧、园艺、游戏以及放松和冥想等多种康复训练。这些训练方式不仅为患者提供了丰富多彩的娱乐选择，还可以改善他们的社交功能，培养其兴趣爱好，增强其自信心，提高其生活质量。

在实施康复手段时，应根据每个患者的具体情况制定个性化的治疗方案，确保每位患者都能在最适合自己的环境中得到最佳的康复效果。同时，这些康复手段的实施也需要得到专业的指导和支持，以确保其有效性和安全性。

2. 职业康复 是通过对精神障碍患者开展职业训练和技能辅导，提升其就业能力，进而帮助他们恢复社会功能，实现社区参与和社会融入目标的康复方法。职业康复在帮助精神疾病患者获得工作机会、回归社会等方面具有显著作用。

（1）精神障碍患者的再社会化过程：确立较明确的职业康复目标，从学习技能知识、重构职业期待、重塑行为方式、转换自我认同四个方面促进精神障碍患者的再社会化。

（2）职业康复的步骤

①职业康复咨询：为患有精神疾病的个案提供职业康复服务，可以有许多来源，包括精神科医生、案主或个案管理员。转介时应明确说明原因及情况，并附有全面的资料，以便为职业康复进程提供指导。医学报告、工作说明、工作场所表现报告等都十分有帮助。

②职业评估（分析、解释和规划）：这一步涉及应用临床推理，以了解个案的优势和局限性，包括以下内容：了解个案的职业兴趣、需要和目标，并确定如何实现其工作目标；提供个案真实的职业评估反馈；提供适当的机会，如培训信息、教育和工作；协助个案制订职业生涯规划，包括短期和长期目标。

③职业干预：各种职业干预策略因疾病、教育背景、工作经历、现有资源不同而受到影响，可与传统心理社会干预手法一起使用，如压力管理、冲突管理、放松疗法等。

④个案管理（case management）：有助于协助精神障碍患者重返工作岗位。职业个案管理活动包括咨询和鼓励、转介服务、提供协调服务、支持和促进工作。

⑤支持性就业（supportive employment）：采用"安置-培训"的思路，先帮助出院后患者积极就业，然后再提供在职培训。在充分考虑精神障碍患者的能力、兴趣和选择权的前提下，帮助患者在一体化环境中获得有竞争力的就业机会。

⑥职业培训：个案可以在大学、学院、学校、培训中心和特殊培训机构参加正规职业培训项目，作为职业康复方案的一部分。作业治疗师在这种情况下的作用是帮助个案选择适当的培训课程，协助申请和办理入学程序，协助个案确定需要，并在适当情况下要求合理的住宿。一旦个案开始接受培训，作业治疗师应定期提供支持性的后续行动。经过正规培训或再培训，大多数个案重新进入安置服务的职业康复设施。

⑦安置：促进安置或重返工作是精神障碍患者的理想结果。各种工作计划包括竞争性就业、支持性就业或庇护性就业，从最初的面试开始就已经融入所有的评估和计划中。许多国家制订了保护残疾人权利和确保工作场所平等的立法，通过实施这些法律，能够促进合理的住宿安排和信息管理。

（3）职业康复方法：传统的职业康复方法（traditional vocational rehabilitation）主要有职业俱乐部（house model）、过渡性就业（transitional employment）、日间治疗（day treatment）、庇护性就业（sheltered workshop）等。传统职业康复采取的是"培训－就业"的思路，即先给予精神障碍患者足够的培训，然后再帮助其逐步就业，最终使其达到完全独立的工作状态。

综合性支持就业是当前职业康复领域的最新发展模式，由个体支持性就业和社交技能训练两部分构成。不同于传统职业康复模式，综合性支持就业采取"安置—培训"的理念，先帮助精神障碍患者获得工作岗位，再为其提供职业技能训练与社交技能训练。综合性支持就业方法包括七项康复流程：接纳精神障碍患者、建立良好合作关系、评估职业需求与目标、制订职业康复计划、训练岗前社交技能、获得工作岗位、支持持续追踪。社交技能训练分为两步：首先建立行为认知目标，然后通过强化、激励手段恢复精神障碍患者的社会交往和沟通技能。训练内容包括表达感受与请求、倾听与协商等。

3. 远程医疗、互联网"＋"

（1）远程医疗的概念：远程医疗是使用通信技术实现远程临床诊断、健康教育、公共卫生和健康管理的一种方式。通过大数据获取和处理患者信息，通过区块链技术妥善保存并且快速获取患者信息，并运用互联网技术获得患者身体健康状况报告，远隔千里的患者和医生可以实现有效交流，从而极大地缩短了问诊时间。在疾病管理方面，已有研究证实远程医疗可以促进自我管理。目前随着我国移动技术的不断进步，远程医疗将进一步打破时空、地域的限制，以更多的形式、更多的可能促进患者的康复和医疗卫生事业的发展。

（2）远程医疗在精神疾病患者自我管理的应用方式

①手机应用程序（application，APP）：随着智能手机的快速发展和普及，APP功能日益多样化和智能化，通过APP获取健康服务已经被证明是可行的。因此，使用APP对精神障碍患者进行自我管理，可以提高他们的生活质量和治疗依从性。

②微信：微信作为中国主流的即时通讯平台，已逐渐被用于医学教育和患者随访，并取得了良好的效果。微信在加强精神障碍患者自我管理方面具有很大的潜力。可以建立微信公众号，其公众号模块包括服药指南、饮食指导、体重管理以及自我报告等。

③短信、电话：短信提醒及电话随访能提高患者的自我管理能力，促进健康行为。电话具有快捷、简单、易接受等优势，以电话为基础的自我管理计划可以减少医生随访所需的时间以及成本，并在有限的资源内更大限度地服务到更多的患者。电话中可以涵盖以下五个主题的个性化回答：病情变化，药物服用情况，药物不良反应，定期体检日期，随时预约医护人员。

④视频会议：视频会议通过计算机、智能手机、平板等进行线上视频开展远程会诊，用于评估患者的临床状态及其康复方案的适用性和安全性。通过视频对患者进行每日远程会诊，指导其用药、治疗、预防疾病复发，减少再入院率，提高患者满意度。

⑤其他：其他方法还包括基于网络平台和远程监控设备的精神障碍患者自我管理干预应用。创建自我管理网站，形成网络社交平台，患者可以通过网站上的文字、图片、视频等方式获得个性化的自我管理技能。

4. 同伴支持

（1）同伴支持的概念及特征：同伴支持服务（user and family expert，简称 UFE）是由具有相似生活环境、文化背景、经历、社会地位并具有共同关心话题的个体，在相互尊重的基础上，进行情感交流、信息分享和支持反馈等的一种服务方法。它不同于传统护理管理，而是更重视患者经验价值，在理念和过程上更强调患者参与和互惠，使得康复在一种能够被同伴理解和支持的关系中得以实现。

（2）同伴支持要素：见图 13 - 4。

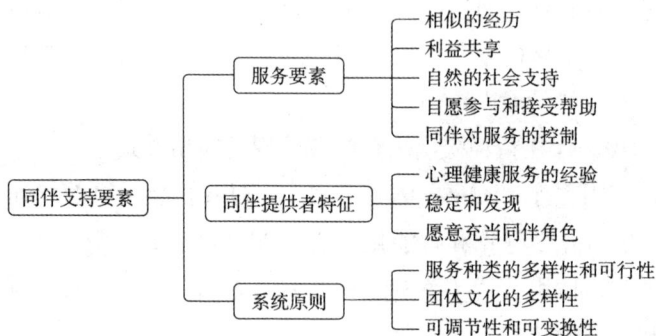

图 13 - 4　同伴支持要素

（3）同伴支持开展流程：见图 13 - 5。

精神康复同伴支持服务是由病情相对稳定，有一定组织协调能力及言语沟通能力的康复期患者作为同伴辅导员，在督导员的指导下，带领其他精神疾病患者定期开展各类康复护理小组活动，在相互尊重的基础上，进行疾病健康信息分享、情感互助和支持反馈等。

同伴辅导员：提供同伴支持服务的患者
同伴：接受同伴支持服务的患者

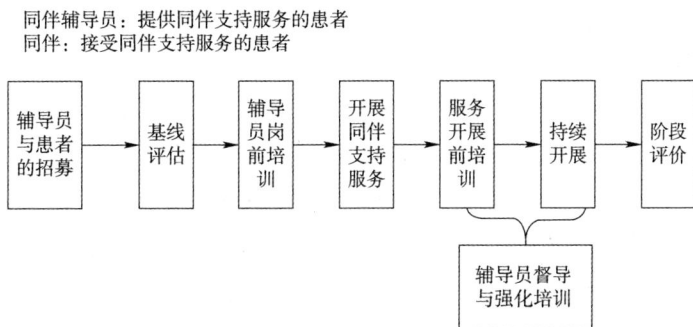

图 13 - 5 同伴支持服务模式技术流程

规范的招募是开展同伴支持服务的重要保障（图 13 - 6）。科学的评估可以促进同伴支持服务的长效发展。

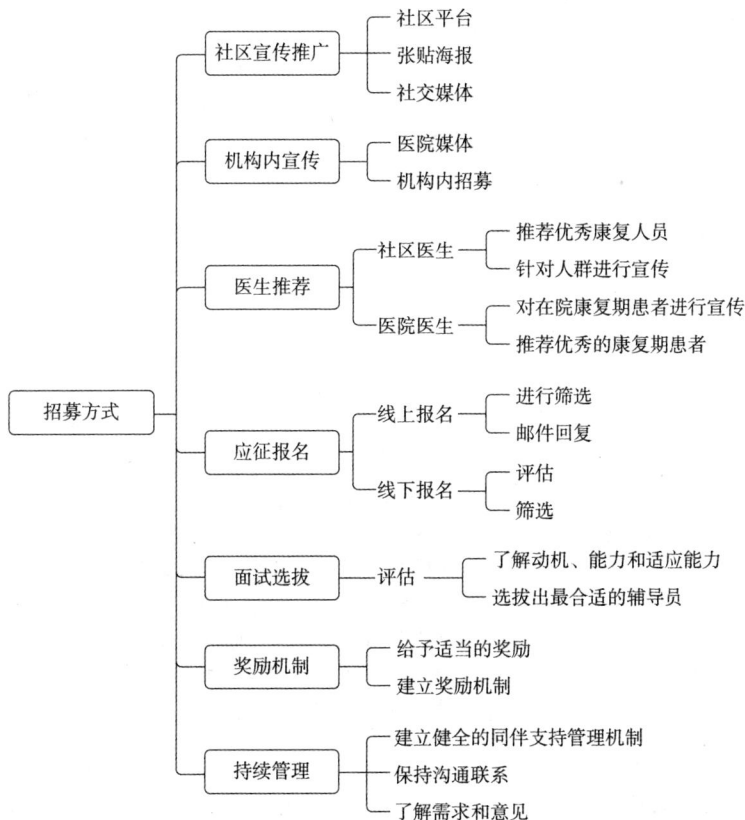

图 13 - 6 招募方式

1）同伴支持辅导员招募标准：①诊断为精神分裂症、双相情感障碍、妄想性障碍、分裂情感性障碍的患者。②年龄18～60岁。③住院次数≥1次。④目前处于疾病的临床稳定期>6个月。⑤从无药物滥用/依赖问题。⑥有帮助他人的意识与参加群体活动的意愿。

2）同伴入组标准：①诊断为精神分裂症、双相情感障碍、妄想性障碍、分裂情感性障碍、癫痫所致精神障碍、精神发育迟滞伴发精神障碍的患者。②年龄18～65岁。③目前处于临床稳定期，至少3个月以上没有严重的精神病性症状和暴力行为。④最近6个月内没有药物滥用/依赖。⑤能够自我料理并自愿参与活动。

3）基线评估：基线调查通俗地讲就是摸底调查，是同伴支持服务设计与项目评估所做的一种断面调查，通过调查确定优先解决的问题，为后期活动开展提供方向和着力点。

评估者：精神科医生、访谈者。

被评估者：辅导员、同伴、家属。

评估内容：个人基本信息、文化程度、婚姻状况、诊断、病程、服药情况、近三年住院治疗次数、目前疾病情况、家庭经济收入、社会功能和支持情况、生活满意度及诉求。

4）常用量表：见表13－1。

表13－1　常用量表

常用量表	功能
生活满意度指数（LSIA）	生活满意度指数是生活满意度量表中的一个自评量表
自尊量表（SES）	目前是我国心理学界使用最多的自尊测量工具
个人与社会功能量表（PSP）	通过四个不同维度进行评估，包括对社会有益的活动，包括工作和学习；个人和社会关系；自我照料；扰乱及攻击行为。全面了解患者的社会功能现状，评定过去1个月内的功能水平
简明精神病评定量表（BPRS）	按焦虑忧郁、缺乏活力、思维障碍、激活性、敌对性五类因子进行记分，并将量表协作组增添的两个项目（工作和自知力）也包括在内
满意度调查问卷	针对该同伴支持服务项目的满意度调查，内容包括：服务态度、准备工作、服务内容、服务质量和实际效果，每项6级进行评分

专业的培训是同伴支持服务的有力保证。

①社区卫生服务同伴支持团队组建和培训：推荐多学科背景的工作人员合作形成团队开展培训，提供专业的同伴支持培训教材。培训团队包括精神科医生、心理治疗师或心理咨询师、社会工作者、有经验的社区医生和辅导员等。培训目标：a. 掌握同伴支持服务的基本理念、工作原则与要求；b. 了解优势和复元的概念，并将其运用到日后提供同伴服务的过程中；c. 学习并掌握提供同伴支持服务所需的相关知识与专业工作技能，包括精神疾病相关知识、小组活动的设计与组织、沟通技巧、压力管理、情绪表达、办公技能等。

②建立针对性强的辅导员培训课程：介绍环境、制度以及服务过程中所需知识、技能、方法等内容，采取多元化、情景化的培训方法，重视为同伴赋能，强化辅导员的服务意识，定期从"精神卫生知识、心理健康、能力提升、就业指导"等方面进行强化培训，在培训中鼓励辅导员分享康复经验，促进能力提升。

③所在社区组织多学科团队从督导者、社区医疗工作人员、辅导员、同伴等多个角度出发编写《严重精神障碍患者同伴关系支持服务操作手册》：从同伴支持相关理论知识、管理、培训、评估、沟通技巧、危机干预等内容，综合各个领域的专业知识和经验，为同伴服务的开展提供全面的指导和支持。

（4）同伴支持活动模式：由辅导员带领同伴定期开展小组活动，活动一般分为自我介绍、热身活动、主题活动、分享和讨论四部分（图13-7）。

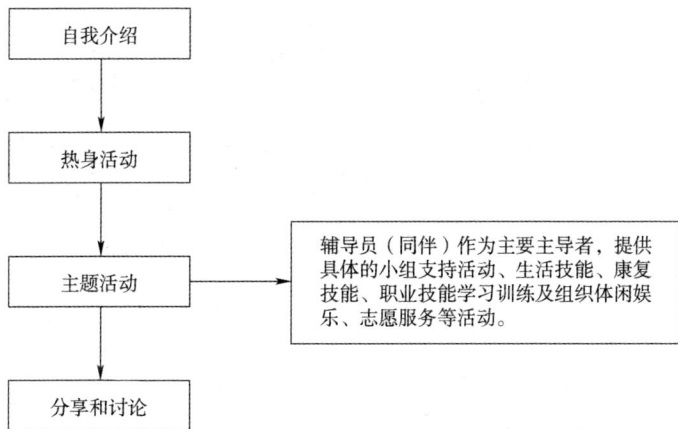

图13-7 同伴支持活动流程图

活动过程中，同伴们通过分享，可以在团队内部传递知识和积累经验，促进整个团队的学习和成长，辅导员以总结的形式结束活动。它可以帮助团队成员回顾重点和收获，归纳经验和教训，引导大家去反思和改进，加强团队的凝聚力。

（5）同伴支持小组活动应用举例：见表 13 - 2、表 13 - 3。

表 13 - 2 　　　××街道/地区同伴服务活动方案计划书

活动目的	提高厨房生活技能，学习使用小家电，学会分享，增进小组凝聚力		
活动时间	2023 年 01 月 25 日 15 时	持续时间（分钟）	105 分钟
活动地点	××社区卫生服务中心行政楼四楼会议室		
活动计划和流程	具体活动内容		持续时间
	辅导员向大家介绍活动安排，强调同伴支持项目理念，带领大家朗读《同伴之歌》，自我介绍环节		15 分钟
	热身活动		10 分钟
	辅导员一边演示，同伴们一边学习一边制作		50 分钟
	分享、交流、总结		20 分钟
	进行包装，将蛋糕带回给自己的家人品尝		10 分钟
所需资源	材料：鸡蛋 5 个、低筋面粉 90 克、细砂糖 80 克（50 克用于打发蛋白，30 克加入蛋黄里）、纯牛奶 50ml、色拉油 50ml		
	设备：不锈钢盘 2 个、分蛋器、面粉筛、电子秤、量杯、活底的蛋糕模、电动打蛋器、橡皮刮刀		
	有关人员：辅导员杨 M、李 K、全体同伴、督导员王 X		
	其他：包装盒、彩带、小卡片		
预算	300 元		
备注	1. 社会工作者负责购买相应的食材，准备物品、烤箱等设备 2. 辅导员杨 M 负责了解蛋糕制作流程，准备热身游戏的小故事，熟悉活动流程以及相关的引导语 3. 活动前两天辅导员与社会工作者沟通活动流程和细节，进行活动模拟		

组织辅导员签名：杨 ×

表 13 - 3 　　　××街道/地区同伴服务活动记录表

活动时间	2023 年 01 月 25 日 15 时	持续时间（分钟）	105 分钟
主持辅导员	杨 M		
活动目的	☑互相支持　☑增加自信　☑改善自尊　□改善注意力 ☑学习技能　☑改善沟通交流能力　□加强正确认知 □预防复发　□减轻症状　☑其他＿＿＿＿＿＿＿＿＿＿＿		

活动主题	"烘然心动、为爱加焙" ——手工蛋糕制作
活动安排及摘要	1）记录辅导员李 K 为落座的同伴递交了签到表。所有人员签署了自己的姓名和到场时间，辅导员核对人数之后开始活动 2）辅导员向大家介绍此次活动的组成部分。先大概介绍支持项目理念，之后带领大家铿锵有力地朗读《同伴之歌》（5分钟） 3）辅导员介绍活动内容（5分钟） 4）自我介绍环节（5分钟） 5）热身活动：在同伴辅导员的口令下完成表现"小雨""中雨""大雨"和"暴雨"的动作："小雨"——手指相互敲击，"中雨"——两手轮拍双腿，"大雨"——大力鼓掌，"暴雨"——跺脚，"雨过天晴"——双手比作太阳。辅导员首先发出口令："现在开始下小雨，小雨渐渐变成中雨。中雨变成大雨，大雨变成暴风雨，暴风雨减弱成大雨，大雨变成中雨，又逐渐变成小雨……，最后雨过天晴"，轮换几次，可以换同伴来喊口令（10分钟） 6）辅导员演示制作每一步蛋糕的制作过程，同伴们跟随一起制作（50分钟） 7）同伴之间分享自己做的小蛋糕，依次交流活动感受，辅导员总结发言，给予大家鼓励和肯定（20分钟） 8）进行包装，将蛋糕带回给自己的家人品尝（10分钟） 9）记录员填写同伴服务活动记录表 10）两名辅导员讨论并确认下周活动的辅导员和记录员，并由辅导员确定下次的活动计划
成员表现及发言	整个活动过程中大家都表现积极，对动手形式的活动很感兴趣，活动过程中能相互带动、协同完成蛋糕的制作 王 X：我过去没有做过饭，但通过参加今天的活动，我觉得做饭也是一件很有趣的事情，我也准备把烹饪作为自己的兴趣爱好 刘 X：辅导员很耐心，刚开始我不会做，他讲的很细致，手把手教我怎么做，很感谢他。 陈 X：我很喜欢和大家一起活动，觉得自己很有价值 郭 X：我想把自己做的蛋糕带回家，送给我女儿吃，她一定会觉得我很棒 杜 X：我平时也做饭，但从来没有做过蛋糕，家里烤箱也落满灰尘，通过今天活动我也想回家学着做一做，很有趣 杨 X：我一直很喜欢烹饪，但父母都觉得我不行，通过今天的活动我坚定信念，回家想和父母商量去专业的学校学习一下，也许还可以开个店解决我的工作问题
成员对活动的反馈	1）希望多安排这种动手互助性活动 2）认为活动时间可以再安排的长一些
备注	

记录者（辅导员）签名：李×

（雷志洁）

参 考 文 献

[1] 吴文源,张明园.社会精神医学[M].北京:人民卫生出版社,2011.

[2] 许冬梅,马莉.精神卫生专科护理[M].北京:人民卫生出版社,2017.

[3] 王刚.社区康复学[M].2版.北京:人民卫生出版社,2018.

[4] 巩周荣,刘蔚.社区护理[M].北京:中国医药科技出版社,2021.

[5] 戴尊孝,梁小平,吴斌.精神心理疾病社区管理[M].西安:陕西科学技术出版社,2019.

[6] 于欣,陈博文.社区精神分裂症病案管理(试用)[M].北京:北京大学医学出版社,2008.

[7] 崔勇,许冬梅.精神障碍康复与护理[M].北京:中国医药科技出版社,2018.

[8] 程艮.社区精神障碍患者的护理[M].北京:中国协和医科大学出版社,2006.

[9] 王诚,姚贵忠.实用精神疾病康复手册[M].北京:人民军医出版社,2015.

[10] 闫彦林、李奎成.社会心理作业治疗[M].北京:电子工业出版社,2019.

[11] 余敏.精神科中心理护理的应用进展[J].养生保健指南,2019(2):26,36.

[12] 杨萍,冉超群.家庭治疗和护理干预对精神分裂症恢复期的疗效分析[J].现代医药卫生,2008,24(23):3538-3539.

[13] 宗延灵.恢复期精神分裂症患者的家庭治疗与护理[J].中国民康医学杂志,2003,15(8):499.

[14] 陈正.精神分裂症住院患者家属的心理状况及家庭负担调查[D].复旦大学,2012.

[15] 刘平.家庭关系对精神分裂症患者的病情及疗效的影响[J].现代护理杂志,2001,7(3):42.

[16] 胡雪梅,王秀芹,尹竹芳,等.自我角色认同护理干预对康复期精神分裂症患者的影响[J].齐鲁护理杂志,2019,25(23):28-31.

［17］韩明威.社会工作者介入精神障碍者复元的研究［D］.哈尔滨工业大学,2023.

［18］赵兰民,张伟红.精神病患者康复期的家庭护理［J］.实用医药杂志,2008,8(25):08.

［19］沉碧月,杨丽明.家庭护理在精神病患者痊愈后院外照护的应用［J］.中国民康医学,2013,3(25):05.

［20］霍艳.精神病患者的家庭日常护理［J］.中国卫生产业,2012,31:57.

［21］张天生.精神病患者家庭护理要点［J］.中国民康医学,2011,4(23):08.

［22］栗克清,张云淑,张勇,等.重性精神疾病医院社区一体化管理模式的实践与探索［J］.精神医学杂志,2014,27(1):3.

［23］陈秀丽.社区精神卫生工作展望［J］.临床心身疾病杂志,2008,014(006):535－537.

［24］喻月慧,冉茂盛.社区精神卫生服务和精神卫生社会工作的发展［J］.社会建设,2019,6(05):22－31.

［25］范晓倩.社区精神卫生服务研究进展［J］.中国健康心理学杂志,2015(08):1268－1273.

［26］黄宣银,文红,黄国平,等.制订我国《精神卫生综合管理工作实施办法》的建议［J］.四川精神卫生,2018,031(001):57－61.

［27］刘燕林.我国社区精神卫生服务的发展概况、存在的问题及对策［J］.中国社会医学杂志,2013,30(6):379－380.

［28］刘庆.社会活动参与、自我效能感与深圳流动中老年人的生活满意度［J］.中国老年学杂志,2020,16:3559－3561.

［29］邹桂元,许晓宁,厉彦飞,等.精神分裂症患者运动疗法的研究进展［J］.护理学杂志,2018,33(20):99－101.

［30］张卫国,李海忠.初级卫生保健中同伴支持对严重精神障碍患者社会功能的影响［J］.河北医药,2023,45(15):2376－2380.

［31］陈伟,程飞飞,李文婷.运动疗法配合心理疗法治疗康复期精神分裂症的效果［J］.心理月刊,2022,17(01):83－84,147.

［32］钟紫春.精神障碍患者在社区康复过程中的社会交往能力提升研究［D］.广州大学,2023.

［33］马怡乐.社区康复精神分裂症患者个案管理研究［D］.重庆工商大学,2023.

［34］高媛媛.精神障碍患者社区康复的个案管理介入研究［D］.广西师范大学,2023.

［35］陈文丽,王承敏,张星,等.个案管理在严重精神障碍患者社区康复服务中心的应用［J］.中国康复,2021,36(7):4441－4444.

［36］曹迪,吴莹.职业康复与青年精神障碍者再社会化［J］.青年研究,2023(01):23－34,94－95.

［37］严云鹤,林雨晨.精神康复 UFE 同伴支持服务模式本土化研究——以北京大学第六医院绿丝带志愿者协会为例［J］.中国社会工作,2021(27):44－48.

［38］王华,王静.同伴支持与心理健康研究［J］.湖南第一师范学报,2009,9(04):139－141.

［39］Smith J, Yeowell G, Fatoye F. Clinical and economic evaluationof a Case Management Service for patients with back pain［J］. J EvalClin Pract, 2017,23(6):1355－1360.

［40］Boothroyd RI, Fisher EB. Peers for progress:promoting peer support for health around the world. Fam Pract,2010,27(1):62－68.